营养免疫
身体保卫战

主编 杨月欣

北京大学医学出版社

YINGYANG MIANYI——SHENTI BAOWEIZHAN

图书在版编目（CIP）数据

营养免疫：身体保卫战 / 杨月欣主编 . —北京：
北京大学医学出版社，2023.6（2024.1 重印）
ISBN 978-7-5659-2861-1

Ⅰ．①营…　Ⅱ．①杨…　Ⅲ．①保健－基本知识　Ⅳ．
① R161

中国国家版本馆 CIP 数据核字（2023）第 037508 号

营养免疫——身体保卫战

主　　编：杨月欣
出版发行：北京大学医学出版社
地　　址：（100191）北京市海淀区学院路 38 号　北京大学医学部院内
电　　话：发行部 010-82802230；图书邮购 010-82802495
网　　址：http://www.pumpress.com.cn
E - m a i l：booksale@bjmu.edu.cn
印　　刷：北京金康利印刷有限公司
经　　销：新华书店
责任编辑：陶佳琦　　责任校对：靳新强　　责任印制：李　啸
开　　本：710 mm×1000 mm　1/16　印张：21　字数：330 千字
版　　次：2023 年 6 月第 1 版　2024 年 1 月第 2 次印刷
书　　号：ISBN 978-7-5659-2861-1
定　　价：69.00 元

编者名单

主　编　杨月欣

副主编　何　丽　王兴国　余焕玲

编　者（按姓名汉语拼音排序）

陈　朝　陈　伟　何　丽　蒋　燕

廖　静　刘培培　罗小琴　唐梓进

王　静　王兴国　谢立刚　邢青斌

杨月欣　姚　颖　余焕玲　张　娜

张新胜

秘　书　陈希民　史云洁

前　言

　　这本书的编写起于 2020 年秋，完成于 2022 年底，作者和专家组用了 2 年多的时间，酝酿提纲和内容，试图用简洁明了的语言描述膳食、营养素对我们身体和免疫系统的滋养和影响。2022 年 12 月 7 日，国务院应对新型冠状病毒肺炎疫情联防联控机制综合组发布了《关于进一步优化落实新冠肺炎疫情防控措施的通知》，过去 3 年严格的防控政策逐步放开，作者们也和大家一样，经历了身体和心理上的"免疫"，以及免疫力对身体保卫的深切感悟。

　　简单地说，免疫力是人体自身的一种防御机制，它可以识别和消灭外界入侵的病毒和细菌，处理衰老、损伤、死亡、变性的自身细胞，是人体识别和排除"异己"的一种生理反应和防御功能。人类感染病原体以后，会不会发病，以及发病的严重程度，是由病原体的数量和毒力，以及人体的免疫力共同作用的结果。所以，有些新型冠状病毒感染患者会在 5 ～ 7 天出现明显的好转，逐步康复；有些患者出现因感染新冠病毒导致的长期健康问题；有些有基础病的重症患者甚至会失去生命。除了感染性疾病，还有很多种疾病（如白血病、尿毒症、某些癌症等无法根治的疾病，糖尿病、肾病、心血管疾病等慢性病）的发生、发展及预后与自身的免疫力密切相关。

截至目前，治疗新冠病毒的特效药尚未出现，战胜病毒主要依靠人体自身的免疫力。免疫力是我们最好的朋友，即使将来有特效药上市，免疫力依然是我们最重要的"特效药"。要想远离疾病，健康生活，提高免疫力是关键。

本书的作者主要由中国疾病预防控制中心、首都医科大学、大连市中心医院等单位的专家组成。本书将用 7 章内容介绍我们的免疫系统是如何工作的，膳食、营养素如何"养育"我们的免疫力，以及不同人群的日常问题和解决方案，提供十余种方法帮助读者开展自我评估和诊断。希望这些知识和技能，能够给广大读者朋友提供一定的帮助，通过简单的方法，提升自身免疫力，做自己健康的第一责任人！

杨月欣

亚洲营养学会联合 主席

中国疾病预防控制中心营养与健康所 教授

2022 年 12 月于北京

目 录

第 7 章　疾病相关问题 / 253

附录 / 304

第 1 章

不生病的奥秘

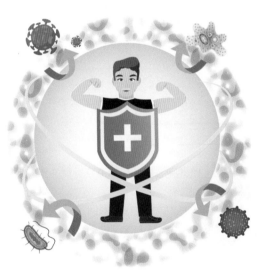

这两年，"提高免疫力"成为大家抗战疫情的信条，它也是不生病的奥秘所在。免疫通常是指机体免疫系统对一切异物或抗原性物质进行非特异或特异性识别和排斥清除的一种生物学功能。免疫功能（即免疫力）是由机体的免疫系统来执行的，是人体抵抗病原体和消除自身病变细胞的能力。免疫力是我们身体健康的保证，代表着人体对抗疾病的能力。免疫力的强弱在一定程度上决定着我们是否会感染疾病，以及患病后痊愈的速度。当病原体侵袭时，免疫力强的人能够抵挡，而免疫力弱的人则容易被病原体感染，导致患病。

这一章让我们一起先来了解人体免疫系统的组成和它是如何发挥功能来保护我们的身体的吧。

一、我们的身体

细胞是构成人体的基本单位，形态相似的细胞构成了组织，组织又构成了器官、进而构成了系统。

我们的身体由运动系统、神经系统、内分泌系统、循环系统、呼吸系统、消化系统、泌尿系统和生殖系统八大系统构成，这些系统互相协调配合，使人体内各种复杂的生命活动能够正常进行。

我们所处的环境中有很多已知、但大部分未知的微生物，它们与我们朝夕相处。我们的身体还有一套防护系统，它可以识别并清除进入体内的病原体，起到抵抗疾病、维护健康的作用，这就是我们熟知的免疫系统。免疫系统每天都在跟病毒、细菌等病原体进行大大小小的战斗，默默守护着身体健康。

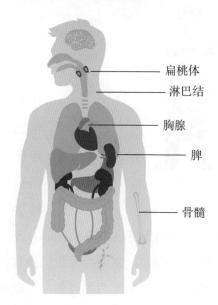

- 扁桃体
- 淋巴结
- 胸腺
- 脾
- 骨髓

二、免疫系统

1 免疫系统的三道防线

人体免疫系统由三道防线把守，皮肤和黏膜是抵御病原体入侵的第一道防线，是阻挡其进入人体的"城墙"；侥幸突破人体第一道防线的病原体会被体内的溶菌酶溶解或是被吞噬细胞吃掉，这些溶菌酶和吞噬细胞是抵御病原体入侵的第二道防线；免疫器官（如骨髓、肠道、脾、胸腺、淋巴结等）、免疫细胞（如吞噬细胞、巨噬细胞，B 细胞、T 细胞等淋巴细胞）、免疫分子（如各种细胞因子、抗体、补体等）组成了人体的第三道防线。三道防线分工合作，协同作战，可以杀死细菌、中和病毒、阻止病毒在细胞内增殖。作为保护人体健康的防线，如果免疫系统在战斗中失败，人体就会生病。

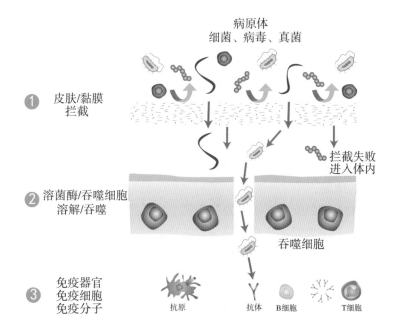

② 免疫系统的三大作用

免疫系统对内清除损伤或衰老细胞、癌变细胞和感染细胞，对外防御细菌、病毒等病原体，同时维护机体健康稳定的内环境，简单总结如下。

（1）**免疫防御作用**：识别和清除外来入侵的抗原，如病原微生物等，使人体免于病毒、细菌、污染物质的攻击。

（2）**免疫监视作用**：识别和清除体内发生突变的肿瘤细胞、衰老细胞、死亡细胞或其他有害的成分，包括体内经免疫反应后遗留

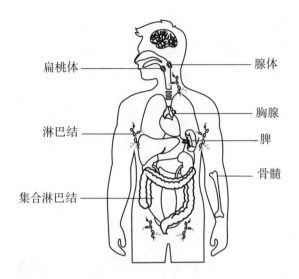

扁桃体 —————— 腺体

淋巴结 —————— 胸腺

—————— 脾

—————— 骨髓

集合淋巴结 —————

下来的病菌和病毒死伤尸体，都必须借由免疫细胞加以清除。

（3）**免疫稳定作用**：通过自身免疫耐受和免疫调节使免疫系统内环境保持稳定。修补免疫细胞，修补受损的器官和组织，使其恢复原来的功能。

一个人的免疫力好了，发生疾病的危险性就会降低。比如在感冒等呼吸道感染的流行期，在同样的接触环境下，有人得病有人不得病，体现的正是免疫力的不同。

三、有力量的免疫器官

免疫器官包括中枢免疫器官和外周免疫器官。

1 中枢免疫器官

中枢免疫器官包括骨髓和胸腺，它们是免疫细胞发生、分化和成熟的场所。骨髓就像是制造参与战斗的士兵的工厂，是各类血细胞和免疫细胞的发源地。造血干细胞在骨髓造血诱导微环境的作用下，分化为髓样干细胞和淋巴样干细胞，前者最终分化为红细胞、血小板、单核细胞、粒细胞等，后者若继续在骨髓中发育，最终分化为成熟的 B 细胞，并被输送到外周免疫器官这个主战场发挥作用。

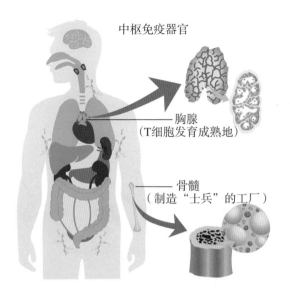

中枢免疫器官

胸腺
（T细胞发育成熟地）

骨髓
（制造"士兵"的工厂）

胸腺由处于不同发育阶段的胸腺细胞和胸腺基质细胞组成。骨髓中的淋巴样干细胞通过血流迁移至胸腺，在胸腺微环境中，分化发育成熟为 T 细胞。T 细胞离开胸腺，经血液循环至外周免疫器官发挥作用。

❷ 外周免疫器官

外周免疫器官包括淋巴结、脾和黏膜相关淋巴组织，相当于免疫系统的"兵站"。成熟的 B 细胞和 T 细胞在此定居，这里是免疫战斗的"主战场"之一。咽炎发作时，不少人常会发生扁桃体、颌下淋巴结肿大，这是因为免疫系统召集了大量的"兵力"，与病原菌激烈厮杀，以防止感染蔓延。

（1）淋巴结：体内淋巴结多成群分布，青年人有 400 ～ 450 个淋巴结，T 细胞约占淋巴结内淋巴细胞总数的 75%，B 细胞约占 25%。当病原体随淋巴液进入局部引流淋巴结，巨噬细胞就开始吞噬工作了；同时，早已等候在这里的 T 细胞或 B 细胞识别病原体后活化、增殖、分化，T 细胞分化为效应 T 细胞，B 细胞分化为浆细胞并产生抗体；效应 T 细胞和抗体除在淋巴结内攻击病原体外，还通过输出淋巴管经胸导管进入血流，到达全身发挥抗感染作用。

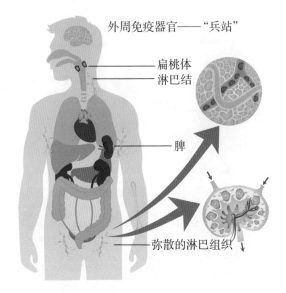

外周免疫器官——"兵站"

扁桃体
淋巴结

脾

弥散的淋巴组织

　　（2）**脾**：人体最大的外周免疫器官。B 细胞约占脾淋巴细胞总数的 60%，T 细胞约占 40%。体内约有 90% 的循环血液流经脾，脾内的巨噬细胞和树突状细胞均有较强的吞噬作用，可清除血液中的病原体、衰老死亡的自身细胞等抗原性异物，净化血液。脾也是发生免疫应答的重要部位。作为外周免疫器官，脾与淋巴结的主要区别在于：脾是对血源性抗原产生免疫应答的主要场所，而淋巴结主要对由引流淋巴液而来的抗原产生应答。

　　（3）**黏膜相关淋巴组织**：又称为黏膜免疫系统，主要指消化道、呼吸道及泌尿生殖道黏膜固有层和上皮细胞散在的淋巴组织，如扁桃体、小肠派尔集合淋巴结及阑尾等。它构成了一道免疫屏障，是发生黏膜免疫应答的主要部位，在黏膜局部抗感染、免疫防御中发挥作用。

四、免疫细胞

　　免疫细胞指参与免疫应答或与免疫应答相关的细胞。

　　免疫细胞在骨髓和胸腺中发生、分化和成熟，主要有淋巴细胞、自然杀伤细胞（NK 细胞）、树突状细胞、单核细胞、巨噬细胞、中性粒细胞、嗜酸性粒细胞、嗜碱性粒细胞、B 细胞、T 细胞等，它们是免疫系统里冲锋陷阵的"士兵"，分工不同，各自执行具体的免疫功能。

这些免疫细胞有的属于先天性免疫系统，有的属于获得性免疫系统（表1-1）。先天性免疫的范围广，是人类在漫长的进化过程中获得的遗传特性，获得性免疫具有特异性。两者相辅相成，共同构成人体的防御网络。

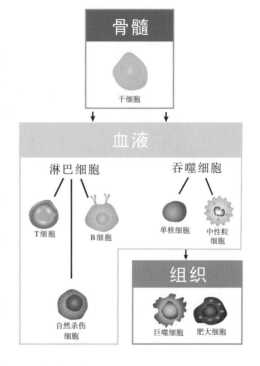

表 1-1　免疫细胞

先天性免疫	获得性免疫
吞噬细胞、巨噬细胞、树突状细胞、NK 细胞、肥大细胞	B 细胞 T 细胞

Ⅰ　人体的"特种兵"——T 细胞

T 细胞就像人体里面战斗力十足的"特种兵"。它们在骨髓出生，并前往人体的胸腺接受一段时间的"训练"。当再次走出胸腺这个"训练工厂"时，它们已成为一个个可以随时出征的"特种兵"。

T 细胞不像其他白细胞那样，看见一个病毒就不管三七二十一，集体上去进行群殴；T 细胞会爱憎分明地选择性出击，派出一种 T 细胞，专门去对付这种特定的病毒。小小的细胞，却有大智慧。人家真是做到了精准打击，专一负责！

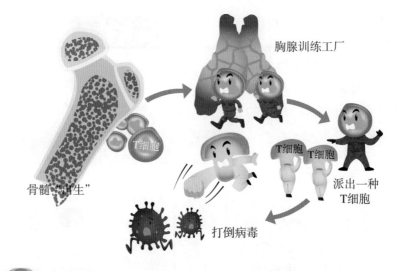

胸腺训练工厂

T细胞

骨髓"出生"

派出一种T细胞

打倒病毒

② 人体里的"导弹库"——B 细胞

T 细胞之所以非常重要，是因为它是一把能去打开人体对付病毒的"导弹库"的钥匙。那么，这个"导弹库"又是什么呢？就是 B 细胞。

在病毒入侵身体后不久，B 细胞其实已经获得了一些病毒的入侵信息，但它并没有着急动手，为什么呢？原来它需要等 T 细胞过

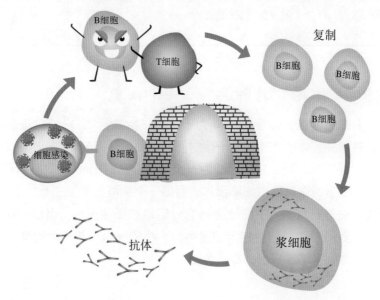

B细胞

T细胞

复制

B细胞

B细胞

B细胞

细胞感染

B细胞

浆细胞

抗体

来跟它交流信息，做好最后的确认工作。当 B 细胞被 T 细胞激活后，接下来它会怎么做呢？跟 T 细胞一样，首先就是在短时间内大量复制，扩充自己的数量。随后，不断地制造"导弹"，装了一肚子导弹的 B 细胞开始慢慢变大，看上去胖胖的，人们又把这时的 B 细胞叫做浆细胞。最后一步，就是发射了！一秒钟内，一个浆细胞大约能发射 2000 发"导弹"！而这些导弹，学名叫抗体。

如果你不知道什么是抗体，你一定听说过 IgM 和 IgG，化验单上常有的符号，这就是病原体进入机体后刺激 B 细胞增殖分化为浆细胞后产生的一类能与相应病原体特异性结合介导产生体液免疫效应的球蛋白。IgG 可以长期存在，是机体免疫系统的重要组成部分。

③ 亡羊补牢的"卫士"——自然杀伤细胞

自然杀伤细胞又称 NK 细胞，属于白细胞的一种，是免疫细胞中的核心细胞。作为人体忠诚的"卫士"，它的主要任务是"亡羊补牢"——消灭那些已经被病毒感染的细胞，从而把病毒消灭在"摇篮"中。

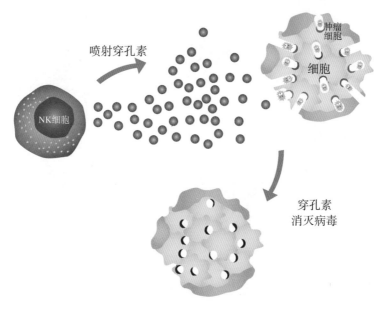

它们也会追杀身体里面的肿瘤细胞。自然杀伤细胞使用的秘密

武器名为"穿孔素",当它把穿孔素"喷"在细胞上时,能在细胞上打出一个个小洞,千疮百孔的细胞就被消灭掉了,躲在里面的病毒无处藏身,也将被消灭掉。

NK 细胞是负责杀伤老化的细胞、癌细胞、病毒等最主要的"卫士",不需要与其他细胞合作,就能杀伤这些外来细胞,还具有很强的免疫细胞功能,与机体其他多种免疫细胞相互作用,调节机体的免疫功能。

4 战场上的"联络兵"——树突状细胞

树突状细胞外形独特,因有很多树枝状突起而得名。平时它们在身体各处站岗放哨,一旦发现病毒就会猛扑上去,将其迅速吞食。之后再对这个病毒进行加工,提取病毒的特征"碎片",并把这个碎片扛在自己肩上,接着开始长途跋涉,去寻找并联络可以对付这种病毒的 T 细胞。

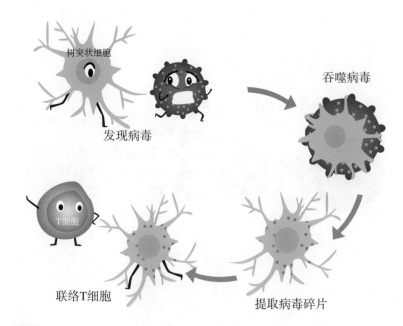

树突状细胞

发现病毒

吞噬病毒

T细胞

联络T细胞

提取病毒碎片

5 会"七十二变"的大细胞——单核细胞

单核细胞是血液中最大的血细胞,它不仅会变身,还有很强的运动能力，能从血液中游走出去。如果身体里某个地方出现了炎症，那么单核细胞的任务就来了：它会在 8 ~ 12 小时内，快速聚集到感染组织部位，既能吞噬病菌，也能清除受伤和衰老的组织细胞及其碎片。

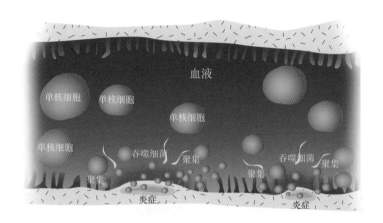

6 人体"清道夫"——巨噬细胞

当单核细胞从血液中游走出去，来到组织中时，体积增大，就变身成为了一个更加强大的人体斗士——巨噬细胞！巨噬细胞是人体的清道夫，一直在为我们的身体做清洁工作，它们会吞掉那些进

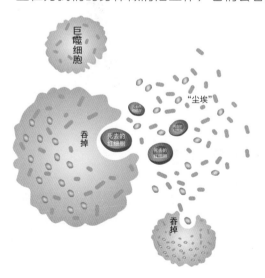

入肺里面的细小尘埃，维持肺部健康；还会吞掉那些死去的细胞，比如死去的红细胞等。当你受伤了，皮肤内的小血管破裂，红细胞就会流出血管外，红细胞在血管内是宝，可在血管外却对我们没有任何好处，反而会有坏处。但是，不用担心，死细胞的清理工作会由巨噬细胞来完成。如果忙不过来，巨噬细胞还会召唤很多同伴一起来战斗。作为人体的强大卫士，巨噬细胞可以吞掉大量病菌。

7 冲锋的"敢死队员"——中性粒细胞

中性粒细胞是哺乳动物血液中最主要的白细胞，来源于骨髓，生成很快，寿命也只有两三天。当病原菌进入体内后，中性粒细胞就如巡逻兵一样开始吞噬破坏病原菌，在机体非特异性免疫防御中起着非常重要的作用，犹如"敢死队员"。

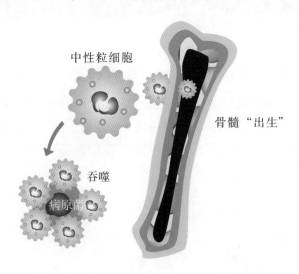

中性粒细胞

骨髓"出生"

吞噬

病原菌

五、流动的体液

人体内的免疫细胞能合成并分泌具有免疫活性的分子，如抗体、补体、细胞因子等，它们可以杀死突破人体第一道防线的细菌、抵抗病毒等，是免疫大军必不可少的武器弹药，能够极大提高免疫系统的协同作战能力。

Ⅰ 人体内的"导弹"——抗体

（1）抗体分布在哪里，如何消灭病毒？

抗体在病原体感染人体后产生（见"人体里的'导弹库'——B细胞"一节）。另一种获得抗体的方式就是疫苗注射，如新冠疫苗接种1～2周体内产生抗体。

抗体分子结构包括抗原结合片段（Fab段）和可结晶段（Fc段），Fab段可以识别"罪犯"病原体，Fc段执行"判决"功能，它可以结合吞噬细胞或激活补体，让吞噬细胞或者补体将病毒消灭掉。

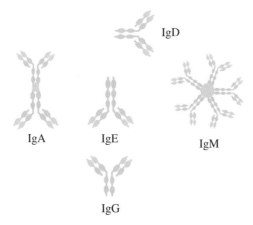

抗体有5类，分别是免疫球蛋白G（IgG）、免疫球蛋白A（IgA）、免疫球蛋白M（IgM）、免疫球蛋白D（IgD）、免疫球蛋白E（IgE），其中抗感染免疫的主要抗体是IgG和IgA。IgA有两种类型，其中的分泌型免疫球蛋白A（sIgA）分布于身体中与外界接触的呼吸道、消化道和泌尿生殖道的黏膜表面。

当病原体进入人体后，黏膜表面的特异性sIgA像导弹一样很快与其结合，阻断其与黏膜上皮细胞结合的位点，这样它就无法继续向身体内部入侵了。

如果病原体毒力很强，就能穿越黏膜免疫屏障，到达体内；此时抗体的Fab段会很快识别并与病原体结合，Fc段通知吞噬细胞将病原体吞入胞内消灭掉。抗体的Fab段能力非常强，一个Fab段可以结合多个病原体，形成较大团块，这样的团块吞噬细胞很喜欢。

Fc 段还能够召唤更具杀伤能力的 NK 细胞，杀死被病原体感染的细胞，使病原体无处藏身。

（2）**人工制备抗体**：当身体遇到自身免疫系统无法战胜的病原体或毒素时，可以利用他人或者其他动物含有相应抗体的血浆／血清进行被动免疫，如破伤风抗毒素、抗蛇毒血清、新型冠状病毒肺炎（简称新冠肺炎）康复者的血浆。除了人体自身产生的抗体，在医学和研究中，还有大量需要"人造抗体"的情况，比如在这次新冠肺炎治疗中使用的单克隆抗体治疗。

疫苗是一种用病原微生物（如细菌、立克次氏体、病毒等）及其代谢产物，经过人工减毒、灭活或利用基因工程等方法制成的用于预防传染病的自动免疫制剂。如我们知道的百日咳、伤寒、卡介苗、麻疹疫苗等。

疫苗保留了病原菌刺激动物体免疫系统的特性，且不具有伤害力，但能刺激免疫系统产生少量的抗体并产生记忆；当人体再次接触这种病原菌时，免疫系统就会产生特异性抗体，杀死病原菌。

② 抗体的辅助——补体

（1）**补体的激活及效应**：补体为非特异性免疫分子，是免疫系统中的一个独立系统。由 30 多种蛋白质组成的军队，也称为补体系统。

通常情况下大多数补体成分以无活性形式存在于体液中。

在不同激活物的作用下，补体各成分可按照不同途径依次活化，形成级联反应，最终产生溶细胞效应。它可以伤害敌人，激活免疫系统，并在敌人身上穿孔，直到敌人死掉。

补体系统活化依据其激活物和起始顺序的不同，可分为三条途径：经典途径、凝集素途径和旁路途径。旁路途径的激活物就是某些菌体成分，当病原菌突破皮肤黏膜屏障进入体内后，激活补体 C3 成分，补体旁路途径则活化产生溶菌效应；同时，体内甘露糖结合凝集素等成分会大量产生，激活补体的凝集素途径产生溶菌效应；如果感染 1～2 周后，病原体仍然未被完成清除，此时抗体产生，抗原-抗体结合，引起抗体空间构象变化，即可激活补体经典途径产生溶菌效应。

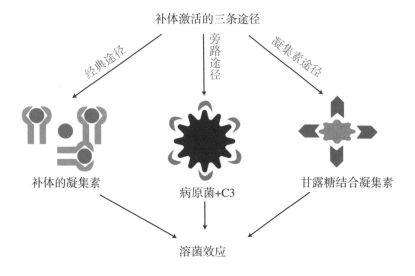

（2）**补体与疾病**：补体系统作为天然免疫的重要组成部分，同时也是连接天然免疫和获得性免疫的桥梁，参与大量炎症（如脓毒症、抗体介导的移植排斥反应）或自身免疫性疾病（神经退行性变、慢性溶血性疾病等）的发生发展。近年来，研究表明，补体系统在免疫和炎症反应中介导多种生物学效应，其中补体 C3 起到重要作用。

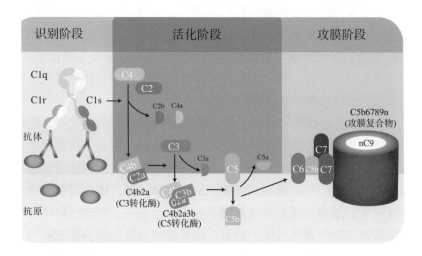

3 细胞因子

细胞因子是体内多种细胞产生的小分子多肽或糖蛋白，具有多种生物学活性。细胞因子种类众多，根据结构和功能可分为 6 类：干扰素（IFN）、白细胞介素（IL）、肿瘤坏死因子（TNF）、集落刺激因子（CSF）、趋化因子（CK）和生长因子（GF）。

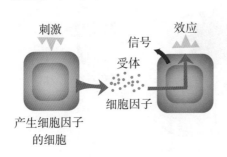

细胞因子是细胞间的"信使"，通过与细胞表面相应的细胞因子受体结合而发挥作用。它们的主要作用包括：调节先天性免疫和获得性免疫应答、促进造血功能、介导炎症反应、刺激细胞增殖分化等。

细胞因子主要通过自分泌、旁分泌方式发挥作用。比如：新冠病毒感染的呼吸道黏膜上皮细胞可产生干扰素，作用于邻近上皮细胞产生抗病毒蛋白，干扰病毒复制，抑制病毒感染和扩散。

六、先天性免疫和获得性免疫

免疫系统还可按照先天性和获得性分为先天性免疫（又称固有免疫）和获得性免疫（又称适应性免疫）两种，人体的免疫系统是先天性免疫系统和获得性免疫系统叠加的产物。前者为基础防线，而后者则有特异性且具有记忆的特点。两个系统相互协作、相互补充，为机体提供有效的抗感染免疫防护。

先天性免疫是生物体的天然免疫防御体系，又被称为固有免疫，主要由组织屏障、固有免疫细胞和固有免疫分子组成，三者形成三道严密的守卫。第一道物理性守卫是由皮肤黏膜及其附属成分组成的屏障，负责阻挡外界病原微生物进入机体。第二道吞噬杀灭守卫是体液中的杀菌物质和吞噬细胞，如中性粒细胞、巨噬细胞等，作用是吞噬、消灭进入机体的细菌、病毒等病原微生物。第三道守卫是血液、组织液和各种分泌液中存在着的多种抗微生物物质，如唾液中的溶菌酶可以溶解进入口腔的细菌。

　　获得性免疫是人出生后，在与环境接触后逐渐建立起来的。类似于人类的不断进化，免疫系统不断扩展、适应、变强大。获得性免疫系统由免疫器官（胸腺、淋巴结和脾等）、免疫细胞（T细胞、B细胞等）、免疫因子（免疫球蛋白、补体、细胞因子和趋化因子等）构成。获得性免疫又称特异性免疫或适应性免疫，这种免疫只针对某一种病原体，如同现代化部队般"精准""专一"，因此有时又称为特异性免疫系统。它是人体经后天感染（病愈或无症状感染）或人工预防接种（菌苗、疫苗、类毒素、免疫球蛋白等）而使机体获得的抵抗感染的能力，一般在微生物等抗原物质刺激后才形成（产生免疫球蛋白、免疫淋巴细胞），并能与该抗原发生特异性反应。

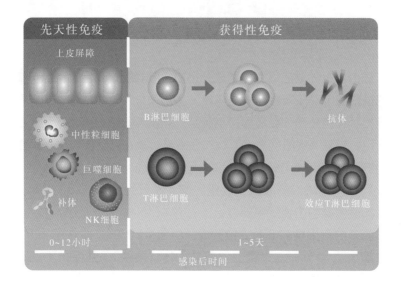

017

七、免疫和肠道

　　肠道是食物消化吸收的重要场所，分为小肠（6 ～ 7 米）和大肠（约1.5 米）两个部分，同时伴随食物进入肠道的还有各种抗原（如细菌、病毒等微生物及其代谢物和食物中的致敏蛋白），在这些抗原的刺激下，肠道内发生着复杂的免疫反应，维持和保护人体健康。

　　肠道不仅是营养吸收的场所，也是代谢器官和免疫器官。肠道黏膜免疫系统是机体免疫系统的重要组成部分之一，是人体最大的免疫器官，有一半免疫细胞附着在肠道，但与其他系统免疫不同，肠道免疫的默认设置是"抗炎"，而不是杀死细菌。

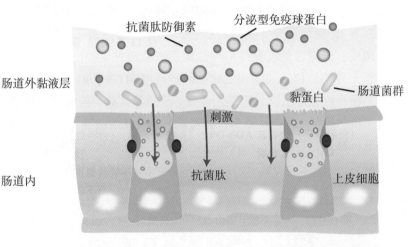

肠道内、外黏液层的主要成分是由水胶状的黏蛋白（由黏多糖组成的糖蛋白）形成聚合结构的多糖－蛋白质复合物组成的，由肠黏膜上皮杯状细胞分泌。黏液层自小肠至大肠逐渐增厚，且大肠黏液层更加稳定。内黏液层厚度为 50～200 微米，紧贴肠上皮一侧，有高浓度的抗菌肽防御素和分泌型免疫球蛋白 IgA（sIgA），几乎无菌。外黏液层，又称疏松黏液层，近肠腔侧，厚度为 70～150 微米，该层是肠道菌群的主要定植部位。

肠道内有大量的细菌，被分成益生菌（20%）、中性菌（70%）和致病菌（10%）三大类，它们与人体"共生"，并保持平衡，被称为"人体微生态系统"，它们黏附于肠道黏膜上皮细胞表面并与肠道细胞互相作用，刺激细胞产生抗菌肽，参与肠道免疫反应。肠道内的细菌一般不会主动跨越肠道屏障，它们与肠黏液和抗菌肽等共同组成抵抗外源物入侵的第一道防线。肠道内有多种细胞可以分泌抗菌肽，包括肠上皮细胞、帕内特细胞（潘氏细胞）、杯状细胞等，这些抗菌肽有的具有广谱抗菌活性，有的专杀革兰氏阳性菌，有的专杀革兰氏阴性菌。

当肠道屏障出现缺口时，肠道内的细菌会通过该缺口进入肠黏

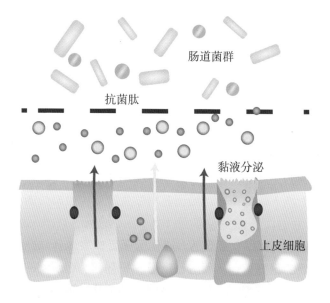

肠道菌群

抗菌肽

黏液分泌

上皮细胞

膜固有层，这种情况经常发生，有时候外来致病菌也会穿越肠道屏障进入肠黏膜固有层。进入肠黏膜固有层的正常细菌或致病菌通常被驻留在此的巨噬细胞拦截。与此同时，肠黏膜固有层含有一种特殊类型的辅助性 T 细胞，其作用是释放细胞因子，让肠道免疫系统保持"镇定"，不要对肠道正常细菌发起持续的、大规模的免疫攻击，以免伤及无辜。肠黏膜固有层的抗体——sIgA 也很独特，它能与细菌结合，阻止细菌黏附肠上皮细胞。结肠内大部分细菌都由 sIgA 包裹着，随粪便排出体外。sIgA 不会引起炎症，因为其抗体 Fc 段不能与免疫细胞表面受体结合。

整体而言，肠道免疫系统既能清除通过黏膜表面进入的正常细菌和入侵机体的病原体，又能包容肠道大量正常细菌的存在，激发肠道益生菌活性。实际上，肠道内大量的这些正常细菌已经成为了肠道黏膜免疫系统的一部分。黏液层是肠道的第一道防线，发挥免疫功能的主要成分是肠道上皮细胞分泌的黏蛋白和抗菌肽。黏蛋白可以阻止病原体附着于肠上皮，抗菌肽可以裂解细菌和阻断病毒的吸附和感染。

健康的肠道聚居着上千种不同的非致病菌，这些细菌可以参与维持上皮组织屏障，还可以通过与致病菌竞争空间和养料等来保证肠道微环境的稳定。肠道菌群的失调会导致肠道黏膜屏障的完整性受损和通透性增加，使致病菌易于穿过肠道上皮，造成免疫细胞的异常活化，产生大量炎症因子，最终导致肠道疾病的发生。肠道黏膜免疫系统是构成肠道完整性的保护屏障，只有肠道菌群和免疫系统保持平衡，才能实现肠道生态的稳定。膳食中的蔬菜水果、全谷物中含有丰富的膳食纤维，它们是肠道菌群的食物，可以调节肠道菌群的平衡。

肠道内的免疫细胞还能够发生迁移和转运，与其他器官发生对话，从而影响人体健康。当肠道菌群发生改变、生态失衡或肠道局部炎症发生时，肠道免疫细胞（如 Treg 细胞、TH17 细胞、IL-17^+γδT 细胞、ILC2）被激活，趋化因子受体表达升高并定向迁移至发生炎症的靶器官，从而进行肠道 – 靶器官 / 组织间的交流，形成肠 – 肝轴、肠 – 脑轴、肠 – 肺轴等。以心肌病的研究为例，研究者发现，肠道多形拟杆菌中的 β– 半乳糖苷酶可激活心脏的 T 细胞，诱导免疫系统对肠道进行攻击，从而触发局部炎症，驱使肠道来源的 T 细胞向心脏迁移并损伤心肌。

八、免疫失调

有的时候"免疫"反应也给人体带来麻烦，如排异和过敏。

① 排异反应

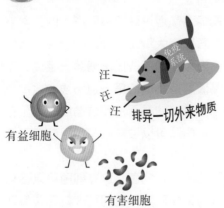

免疫系统

汪汪汪 排异一切外来物质

有益细胞

有害细胞

我们已经知道，免疫系统对外来病原微生物具有识别能力。只要不是机体"主人"的组织细胞，都会被识别并且攻击，如同见到生人的"看家犬"汪汪叫个不停，还会咬上一口。正是因为有这种"自我识别能力"，才能担当起免疫的三大功能。

免疫系统的行为准则是：**凡是外来的，都是坏的，一概排斥**；于是问题也就随之而来。例如有的人生病后需要输血，所输血的血型与"主人"的血型不一样（即抗原不一样），会把输进主人体内的血当做"异己"排斥掉，专业上称为"溶血反应"，即输进人体的红细胞被溶解。再如，我们也常听说"移植排斥反应"，肾、心移植时，免疫系统不能让任何"异己"物质进入"主人"机体，因为免疫系统不会区分"外来物"的好坏，所以就发起了针对"外来物"的攻击，破坏和清除的免疫反应给我们带来了很多麻烦。

2 过敏反应

过敏反应的特点是发作迅速、反应强烈、消退较快；一般不会破坏组织细胞，也不会引起组织严重损伤，有明显的遗传倾向和个体差异。

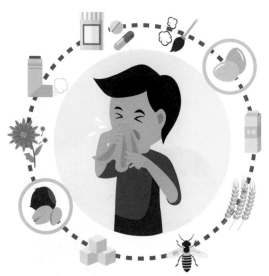

生活中有时会看到这样的现象：有的人吃了鱼、虾、蟹等食物后，会发生腹痛、腹泻、呕吐，或是皮肤奇痒难熬；有的人吸入花粉或尘土后，会打喷嚏、引发鼻炎或哮喘；有的人注射青霉素后会发生休克。这些都是过敏反应的表现，严重的过敏反应甚至会导致死亡。引起过敏反应的物质，在医学上被称为过敏原。当人体抵抗抗原侵入的功能过强时，在过敏原的刺激下，就会发生过敏反应。

过敏常常发生在一部分相对固定的人群中，这是因为具有过敏体质的人属于先天免疫功能异常者，往往由遗传而来，也有因为疾病等原因由后天引起。当接触到过敏原时，在过敏原的刺激下，由效应 B 细胞产生抗体。有些抗体吸附在皮肤、呼吸道或消化道黏膜以及血液中某些细胞的表面，使这些细胞释放出组织胺等物质，引起毛细血管扩张、血管壁通透性增强、平滑肌收缩和腺体分泌增多等。

常见的过敏原有吸入式过敏原：如花粉、柳絮、粉尘、螨虫、汽车尾气、冷空气、雾气等；食入式过敏原：如牛奶、鸡蛋、鱼虾、牛羊肉、海鲜、抗生素、消炎药等；注射式过敏原：如青霉素、链霉素、异种血清等。此外还有因精神紧张、工作压力、受微生物感染、电离辐射、烧伤等生物、理化因素影响而使结构或组成发生改变的自身组织抗原，以及由于外伤或感染而释放的自身隐蔽抗原，也可成为过敏原。

③ 自身免疫性疾病

按理说，免疫系统应该能够识别"自己"的物质，对自己的组织细胞不产生免疫反应，可有的时候也会出现错误。有时则是"主

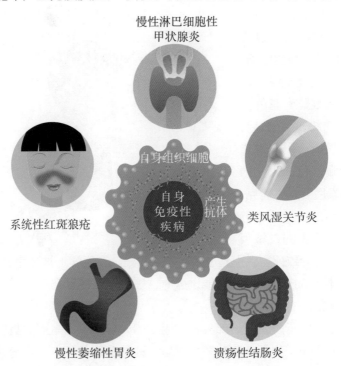

慢性淋巴细胞性
甲状腺炎

自身组织细胞

自身
免疫性
疾病

产生
抗体

系统性红斑狼疮

类风湿关节炎

慢性萎缩性胃炎

溃疡性结肠炎

人"的问题，比如服用了一些药物，或受到了电离辐射，使自身的组织细胞发生了一点变化，与原来长得不一样了，免疫系统就认不清了，还以为是"外来物"呢，于是机体生产抗体，对其加以攻击，结果引起诸多疾病。有的时候，干脆"什么原因也没有"（事实上，可能是目前还没有搞清楚），免疫系统会"平白无故"地产生针对自己"主人"细胞的抗体，引起自身免疫反应，医生称这类疾病为"自身免疫性疾病"。

自身免疫性疾病是一类很麻烦的病，如系统性红斑狼疮，该病多见于育龄期女性；类风湿关节炎，好发生于中老年女性，是全身性疾病，病变主要侵及关节；还有系统性血管炎、硬皮病等。另外，还有一些器官特异性自身免疫病，如重症肌无力、慢性淋巴细胞性甲状腺炎、甲状腺功能亢进、胰岛素依赖型糖尿病、溃疡性结肠炎、恶性贫血伴慢性萎缩性胃炎、肺出血肾炎综合征等。

九、年龄和免疫系统

免疫系统也如同我们人体一样有发育和衰老吗？答案是肯定的。

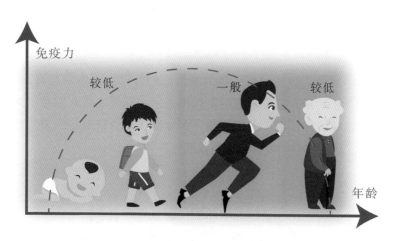

免疫系统的发展变化与我们的成长一样，历经了不成熟－初始化－成熟－慢慢衰老。了解这种变化的规律使我们能够更好地响应各个年龄段的特定需求，以恰当的方式尽可能提升人体应对各类感

染和疾病的反应与抵抗力，尤其是婴儿期和老年期，因为此时的免疫系统并没有那么强大。

① 婴儿期

刚出生的婴儿免疫系统相对而言并不成熟。先天性和获得性免疫系统中的免疫细胞会通过快速发育来应对出生后所面临的外部刺激物。母亲可通过母体胎盘和母乳向婴儿"传递"早期的防护，一般 6 月龄内母乳喂养的婴儿很少生病。

② 幼儿到青春期

儿童会接触到更多的环境场景，也包括环境中的病原体和有害物质，促使其免疫系统不断发展成熟。疫苗接种能够刺激成熟过程中的免疫系统的保护性免疫反应，从而大大降低感染的风险。这一段时期，孩子们依然可能会生病，如感染病毒、细菌和寄生虫等，免疫系统将通过各种免疫反应予以坚决抵抗和打击。随着免疫反应带来越来越强的防护效果，青少年的感染概率通常会越来越低。6 ~ 7 岁儿童的身体当接触各种病毒、微生物时，机体自动建立防御系统，产生各种抗体，使其免疫力趋于完善，不断升级。

③ 成年期

个体发育完全成熟后，其免疫系统的各项功能也会发育完备。适应性免疫系统中的 B 细胞和 T 细胞通常会积累大量此前与各类传染源、过敏原和疫苗斗争的经验，保证身体暴露在这些病原体或物质中时，从容不迫，能够快速有效应对并取得胜利。

④ 老年期

免疫系统的功能会随着机体的代谢减慢而衰老，免疫系统中细胞、器官等功能在该时期逐渐减弱，整体逐渐衰老影响个人健康、寿命和生活质量等诸多方面。这也是为什么老年人在感染新冠病毒之后，病情较重，重症率、病死率高于一般人群的重要原因。

十、免疫和健康事实

为了保护"主人"的健康，免疫系统非常努力地构建了复杂精准的保护体系，但在每次遇到病原物的时候，总是有点忙乱，为此，科学家发明一种称为疫苗的生物制品，它们模拟病原体的特性，但不具有病原体的致病性，当疫苗进入人体后，免疫系统开始工作（相当于一次军事演习），产生相应的抗体，当真的病原物入侵时，免疫系统就可以有准备地打击，从而预防疾病。例如我们熟知的天花病毒疫苗可以预防天花，卡介苗可以预防肺结核，流感疫苗可以预防流感等。

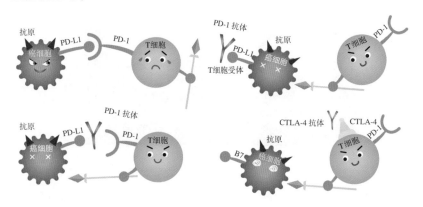

免疫治疗是一种通过激活人体自身免疫系统来对抗疾病的治疗手段，即利用抗体、分子疫苗、细胞因子、免疫细胞、免疫调节剂、免疫抑制剂作为药物来治疗疾病的一种方法。人体的免疫系统本来是可以监视突变细胞并将其消灭的，但研究者发现，在肿瘤患者中，肿瘤细胞上的 PD-L1 会与 T 细胞表面的 PD-1 结合，从而导致 T 细胞不能发现肿瘤细胞并向免疫系统发出攻击肿瘤细胞的信号，这样，肿瘤就可以成功逃脱免疫系统的杀伤并得以在体内生存和增殖。据此，科学家发明了一种能够阻止 PD-L1 与 PD-1 结合的抑制剂，重新激活 T 细胞，追杀肿瘤细胞，使得肿瘤患者得以康复。

免疫预防和免疫治疗

俗话说"民以食为天""病从口入"，食物在给人们提供营养素的同时，也带着各种各样的病原物（细菌、病毒、真菌及其毒素以及可引起过敏的致敏原）进入胃肠道。营养素是保持免疫力的基础，而病原物则导致免疫相关疾病，随着研究的深入，人们发现许多疾病的发生与免疫有关。

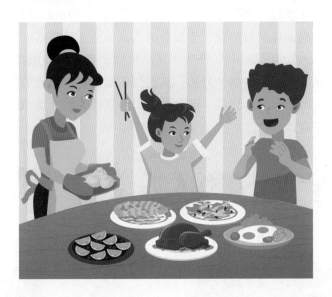

2017 年，我国居民中有 310 万人的死亡可以归因于膳食不合理，膳食因素与 30.2% 的人群死亡和 21.3% 的伤残调整寿命年密切相关，膳食不合理排序前三位的为高钠饮食、全谷物食物摄入量低以及水果摄入量低。《中国心血管健康与疾病报告 2019》中指出，2010—2012 年全国营养调查数据分析发现，在所有膳食因素中，与心血管代谢性疾病死亡数量有关的归因比例中，影响最大的是高钠摄入（17.3%）。当因长期膳食不平衡导致机体出现慢性疾病时，也会影响机体免疫力。例如肥胖会导致机体出现免疫抑制，感染次数增加，抗体反应差。

膳食是保障人体免疫系统能够正常发挥作用的坚实基础，在日常生活中摄入足量且平衡的营养素并保障平衡膳食可以提高免疫力。机体长期膳食不平衡导致营养素不充足或缺乏时，会影响人体细胞免疫和体液免疫，进而影响免疫系统功能的发挥，导致人体对病原体的抵抗力下降，增加感染和疾病发生和发展的风险，并且影响疾病的预后和机体的恢复。

　　如蛋白质或能量摄入严重不足时，会导致胸腺萎缩、白细胞减少，CD4/CD8下降；当饮食失调时，机体白细胞减少、相对淋巴细胞增多、迟发性超敏反应（DTH）减弱、细胞因子分泌模式改变，均会降低机体免疫力。

　　充足的营养可以使免疫系统发挥良好的功能状态，更好地抵御细菌、病毒的侵袭，对提高免疫力和抵抗疾病具有重要作用，有助于降低感染和疾病的发生风险，改善和加速疾病预后。

　　做到平衡膳食，有助于提高免疫力和保持肠道微生物稳态稳定，这也是防控慢性病发生发展的重要和行之有效的措施之一。

第②章

如何提高免疫力？

　　大多数人的免疫力是正常的，只有少数人先天免疫低下。正常情况下，无需采取特别措施去提高免疫力，对绝大多数人来说，应该注意如何不降低免疫力，并滋养免疫系统。免疫力是健康的"保护伞"，积极提高免疫力对于促进健康至关重要。提高机体免疫力，需要做到合理膳食和均衡营养、进行充分的身体活动、保持良好的心理状态。本章将从合理膳食、身体活动、情绪调节等方面提供科学建议，还会给大家讲讲中医养生和免疫的关系。

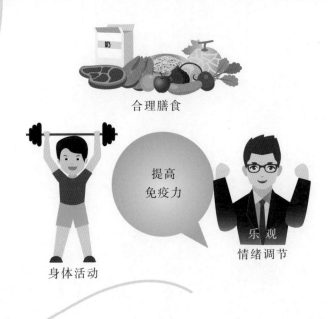

合理膳食

提高
免疫力

乐　观
情绪调节

身体活动

【邻家奶奶】

邻居刘阿姨是一个弱不禁风的人，穿少了感冒、遛个弯腿疼，吃个苹果又怕凉……总之，每年生病、不舒服的次数比起我家老太太可多多了，看起来也多了沧桑感。在目前的疫情下，她更不敢出门了，生怕感染新冠病毒吃不消。在我的劝说下，刘阿姨来到社区卫生服务站进行门诊体检和咨询如何提高免疫力。

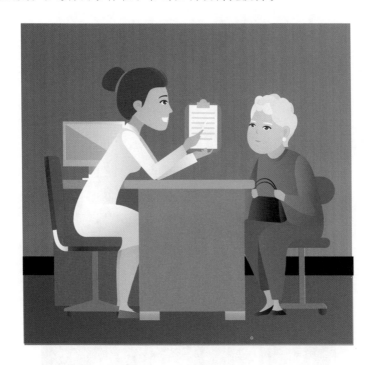

刘阿姨：医生好，最近这疫情闹得，怕生病呀。我想提高免疫力，您看看我怎么调养。

社区医生：咱们先测量一下身高体重、量个血压吧，然后跟我说说您的日常膳食、疾病史和生活情况。如果有近期的化验单、体检报告也给我看看。

刘阿姨：好好，体检报告都带着呢。我前些年身材保持好，最近这些年胖了，就想着减肥维持健康。参加了"素食减肥""低碳减肥"的学习班，现在在家里坚持做素食，感觉瘦下来了吧？

029

社区医生： 从体重身高计算 BMI，判断 BMI 为 20.7 kg/m^2，您 56 岁了，还行吧，体重略长一点更好。

刘阿姨： 为什么还要长？我还打算再减一点呢。

社区医生： 从您日常多次感冒发热、没力气、血红蛋白等生化指标水平来看，您呀，该好好吃饭，才能健康和提高免疫力。

刘阿姨： 瘦不等于健康吗？电视里天天说肥胖不好的。

社区医生： 健康，不仅是不生病，还要有精神、活力等，您刚才还抱怨天天感冒想讨个办法呢。咱们来聊聊膳食营养和免疫力吧。

一、什么是免疫力？

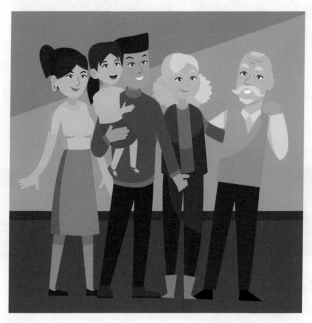

疫情期间，想必大家应该经常听到"要提高免疫力"的说法；生病了去看医生，医生又会说是"身体的免疫力低下"造成的。因此在很多人看来，只要身体的免疫力好，那么就会很少生病。

免疫力是人体自身的防御机制，是人体识别和消灭外来侵入的任何异物（病毒、细菌等），处理衰老、损伤、死亡、变性的自身细胞以及识别和处理体内突变细胞和病毒感染细胞的能力。免疫力代表着人体对抗疾病的能力，民间的说法就是"抵抗力"。

人体的免疫系统十分庞大，是体内训练有素的"防御部队"，我们可以通过血常规、免疫球蛋白和淋巴细胞亚群检测等免疫评估方法来量化免疫力，帮助了解我们现在的免疫力水平，判断自己的免疫力到底是低下还是亢进，从而制订更有针对性的方案。

医学上常见的免疫力评估方法还包括更多的临床检查，一般来说免疫力的评估主要靠两方面，一是临床表现，二是免疫功能的实验室检测。对于不同的人（如孩童或成人）、不同的症状（如仅反复感冒、大病诊断或康复），检查项目都是不同的。

① 预警信号

日常检查，主要靠临床表现来判断。当人体免疫功能失调，或者免疫系统不健全时，感冒、扁桃体炎、哮喘、支气管炎、肺炎、腹泻、过敏等疾病就会反复发作，此时最好就医检查一下免疫力。例如免疫五项（IgG、IgM、IgA、IgE、IgD）（表 2-1）、营养状况检测（如总蛋白、白蛋白、血红蛋白和血锌、铜、血常规等）。

② 实验室检测

严重的免疫力低下，也就是医学所说的免疫缺陷，可以通过实验室检测发现。通过细胞免疫、体液免疫、吞噬功能等三方面的检测，80% 的免疫缺陷都可以被发现。免疫缺陷主要有三大临床表现：反复感染、易发生自身免疫性疾病、易患恶性肿瘤。这可不是一般意义上的免疫力低下，与人们常说的"容易生病"不同。

表 2-1　免疫球蛋白指标解释

项目	正常值	增高	降低
血清免疫球蛋白 G（IgG）	6 ～ 16 克/升	慢性肝病、结缔组织疾病等	蛋白丢失性肠病、肾病综合征、混合性免疫缺陷综合征、遗传性或获得性抗体缺乏症等

项目	正常值	增高	降低
血清免疫球蛋白 A（IgA）	760～3900 毫克／升	慢性肝病、亚急性或急性感染性疾病、自身免疫性疾病等	反复性呼吸道感染、肾病综合征、自身免疫性疾病、免疫抑制剂治疗或妊娠后期等
血清免疫球蛋白 M（IgM）	400～3450 毫克／升	肝炎、类风湿关节炎、结缔组织疾病、慢性或亚急性感染等	蛋白丧失性胃肠炎、混合性免疫缺陷综合征、遗传性或获得性抗体缺乏症
血清免疫球蛋白 D（IgD）	1～4 毫克／升	慢性感染、结缔组织病、某些肝病、葡萄球菌感染等	遗传性或获得性 IgD 缺乏综合征、重症联合免疫缺陷等
血清免疫球蛋白 E（IgE）	0.1～0.9 毫克／升	某些变态反应性疾病（如血清病、变应性亚败血症等）、哮喘、寄生虫感染、T 细胞功能不全、急性肝炎、肝硬化、类风湿关节炎、小儿腹泻等	联合免疫缺陷、无 γ-球蛋白血症等

二、维持平衡，免疫力更强

免疫力过低时，机体容易感染疾病，甚至肿瘤；而免疫力亢进时，则可能发生自身免疫性疾病。免疫力过强的人，身体会比其他人更敏感，导致机体发生变态反应，即大家常听到的过敏反应，比如鼻炎、荨麻疹等。当人体免疫力过强时，机体免疫系统还会产生许多"抗"自身组织的"抗体"，人体会因自身免疫细胞攻击自身正常组织和器官而生病，比如系统性红斑狼疮、类风湿关节炎等。所以免疫力的关键并不是要足够高，而是要平衡，才能更好地保护人体健康。

免疫力是身体的"保护神"，提高免疫力有助于维护健康和预防疾病，对于那些免疫力低下者又该如何提高免疫力呢？其实只要保

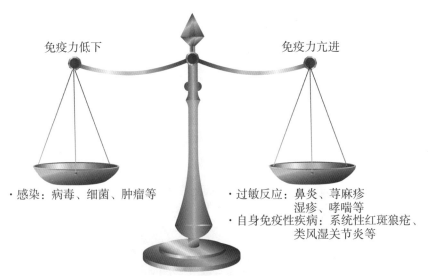

免疫力低下 免疫力亢进

·感染：病毒、细菌、肿瘤等

·过敏反应：鼻炎、荨麻疹
　湿疹、哮喘等
·自身免疫性疾病：系统性红斑狼疮、
　类风湿关节炎等

免疫力需要维持动态平衡

持健康的生活方式和良好的情绪状态就可以做到，大家平时可能都听过，只是没有很好地实践，接下来我们就具体说说如何提高免疫力。

三、提高免疫力的四大法则

人体免疫力相当于整个身体的保护机制，因此我们需要注意维持和提高免疫力的四大影响因素。

1 合理膳食是免疫的基石

在我们体内，免疫系统时时刻刻在运行中，保持着警惕，防御外来侵入、清除衰老或损伤细胞、保持自身稳定等。但免疫细胞、免疫器官、免疫物质，靠什么供给能量和营养？靠什么发展、稳定和不断完善免疫功能？大量研究事实证明，免疫系统需要外面的喂养和供给，也就是我们所说的吃饭，从膳食中摄入所需的能量和营养素。充足的能量和满足身体需要的营养素是使免疫力保持活力、维持战斗力的根本。没有哪一种食物或哪一种补品可以预防疾病并持续有效，但是长期规律的合理膳食，包括膳食中充足的营养素，可以帮助支持人类的免疫系统，合理膳食是免疫系统强大的根本。

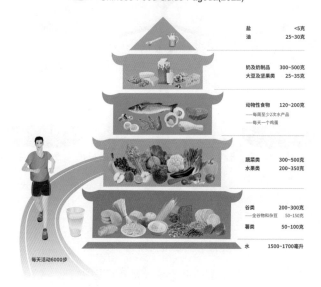

中国居民平衡膳食宝塔(2022)
Chinese Food Guide Pagoda(2022)

盐　　　　　　　<5克
油　　　　　　　25~30克

奶及奶制品　　　300~500克
大豆及坚果类　　25~35克

动物性食物　　　120~200克
——每周至少2次水产品
——每天一个鸡蛋

蔬菜类　　　　　300~500克
水果类　　　　　200~350克

谷类　　　　　　200~300克
——全谷物和杂豆　50~150克
薯类　　　　　　50~100克

水　　　　　　　1500~1700毫升

每天活动6000步

② 保持足够睡眠，戒烟限酒

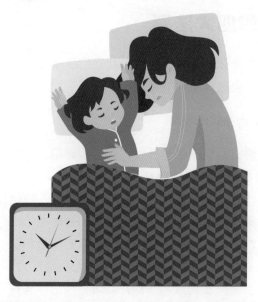

　　睡眠不足，以及作息不规律，会严重影响免疫系统的工作。美国一项纳入5000人的对比研究发现，睡眠少于5小时的人比多于8小时的人患肺炎的风险高出38%，睡眠少于6小时的人患流感的风险比睡眠多于8小时的人高出25%。一方面，参与免疫反应的T细胞数量在傍晚或深夜达到最大，清晨降至最低；另一方面，吸烟和熬夜都会影响NK细胞，在睡眠中NK细胞的数量和活性会由低水平上升到高水平，在上午达到峰值；

而睡眠不足会使 NK 细胞活性下降，机体产生的免疫因子也会变少。

③ 适当和规律的身体活动

　　这里尤其要注意，只有适当且规律的身体活动才能对免疫力有促进作用。过量运动不但不会提高免疫力，反而会在短期内降低免疫系统的功能，造成所谓的"开窗期"。而单次或者偶尔的运动也不会对免疫力有太大帮助。身体活动不是一件随便的事情，需要循序渐进，不要在经过疲劳工作、熬夜后去运动，而是要在身体状态好的时候进行。

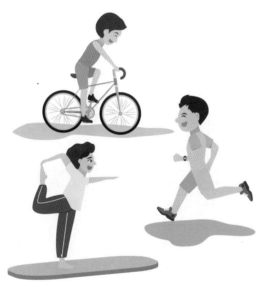

④ 保持乐观情绪

　　关于乐观情绪与免疫力的关系已经有非常多的研究了，研究结果表明，乐观的情绪可以有效提高免疫系统的功能。

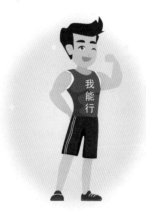

四、免疫系统的滋养

我们的免疫系统是一个耗能系统，保持饮食结构健康，营养充足，才能给免疫系统提供充足的能量和养分（尤其是一些维生素和矿物质）。这是免疫器官、免疫细胞、免疫活性分子的营养源泉。

 人体必需营养素

人体必需营养素（表 2-2、表 2-3）常指人体生长发育和健康所必需且体内不能合成或合成不足的营养素，这些营养素存在于食物中。目前已知的必需营养素有 40 余种，如蛋白质、脂肪、维生素、矿物质、某些氨基酸、脂肪酸等。

表 2-2　必需营养素的特点

	特点
必需营养素	来源于食物，是机体存活、生长和健康所必需的；在体内不能合成，但是其重要的生理功能在一生中都需要。 在食物中缺乏或比例不当会造成特异性缺乏病，严重者可致死亡；低于标准摄入量时，机体的生长状况和缺乏症与摄入量密切相关；缺乏时引起生长不良或缺乏病。 补充必需营养素或其前体物质可以预防和纠正相关疾患。
条件必需营养素	该营养素的血浆水平低于正常值，将出现与该营养素相关的功能异常；补充该营养素可纠正上述表现。

表 2-3　人体必需营养素

蛋白质 （必需氨基酸）	脂肪 （脂肪酸）	碳水化合物	常量元素	微量元素	维生素	水
异亮氨酸	亚油酸		钠	碘	维生素 A	
亮氨酸	α- 亚麻酸		钙	硒	维生素 D	
赖氨酸			镁	铜	维生素 C	
蛋氨酸			硫	钼	维生素 E	
苯丙氨酸			磷	铬	维生素 K	

蛋白质（必需氨基酸）	脂肪（脂肪酸）	碳水化合物	常量元素	微量元素	维生素	水
苏氨酸			氯	钴	维生素 B_1	
色氨酸				铁	维生素 B_2	
缬氨酸				锌	维生素 B_6	
组氨酸					维生素 B_{12}	
					烟酸	
					泛酸	
					叶酸	
					生物素	
					胆碱	

　　一个功能良好的免疫系统是提供对病原生物的良好防御以及对非威胁生物、食物成分和自我提供耐受性的关键。几乎所有形式的免疫都受到蛋白质－能量营养不良的影响，但非特异性防御和细胞介导的免疫受到的影响最为严重。微量营养素缺乏会损害免疫功能，特别是维生素 A、D 和 E 以及锌、铁和硒等的缺乏。

2 怎么保障营养素摄入？

　　长期健康膳食是免疫力的根本，可以说提高免疫是上医之首选，均衡营养是健康之基石。在日常生活中，需要通过平衡膳食来获取机体所需要的各种营养素，维持和提高机体免疫力，把好健康第一关，为健康保驾护航。

　　食物是营养素的源泉，平日说的蛋白质、维生素、钙、铁、锌等都可以从食物中获取。合理营养、膳食平衡对于维持和促进身体健康具有重要意义。那如何吃，才算是平衡膳食呢？《中国居民膳食指南（2022）》给出了八大准则。

准则一：食物多样，合理搭配

平衡的膳食模式是最大程度上保障人类营养需要和健康的基础，食物多样是平衡膳食模式的基本原则。多样的食物应包括谷薯类、蔬菜水果类、畜禽鱼蛋奶类、大豆坚果类等。建议平均每天摄入 12 种以上的食物，每周 25 种以上。谷类为主是平衡膳食模式的重要特征，建议平均每天摄入谷类食物 200 ~ 300 克，其中全谷物和杂豆类 50 ~ 150 克，薯类 50 ~ 100 克。每天的膳食应合理组合和搭配，平衡膳食模式中碳水化合物供能占膳食总能量的 50% ~ 65%，蛋白质占 10% ~ 15%，脂肪占 20% ~ 30%。

准则二：吃动平衡，健康体重

体重是评价人体营养和健康状况的重要指标，运动和膳食平衡是保持健康体重的关键。各个年龄段人群都应该坚持每天运动、维持能量平衡、保持健康体重。体重过低和过高均易增加疾病的发生风险。推荐每周应至少进行 5 天中等强度的身体活动，累计 150 分钟以上；坚持日常身体活动，主动身体活动最好达每天 6000 步；注意减少久坐时间，每小时起来动一动，动则有益。

准则三：多吃蔬果、奶类、全谷类、大豆类

蔬菜、水果、奶类和大豆及其制品是平衡膳食的重要组成部分，坚果是膳食的有益补充。蔬菜和水果是维生素、矿物质、膳食纤维和植物化学物的重要来源，奶类和大豆类富含钙、优质蛋白质和 B 族维生素，对降低慢性病的发病风险具有重要作用。推荐"餐餐有蔬菜"，每天摄入不少于 300 克的蔬菜，深色蔬菜应占 1/2 以上。推荐天天吃水果，每天摄入 200 ~ 350 克的新鲜水果，果汁不能代替鲜果。吃各种各样的奶制品，摄入量相当于每天 300 毫升以上的液态奶。经常吃全谷物、豆制品，适量吃坚果。

准则四：适量吃鱼、禽、蛋、瘦肉

鱼、禽、蛋和瘦肉可提供人体所需要的优质蛋白质、维生素A、B族维生素等，有些也含有较高的脂肪和胆固醇。目前我国畜肉消费量高，过多摄入对健康不利，应当适量食用。动物性食物优选鱼和禽类，鱼和禽类脂肪含量相对较低，鱼类含有较多的不饱和脂肪酸。蛋类各种营养成分齐全，瘦肉脂肪含量较低。过多食用烟熏和腌制肉类可增加部分肿瘤的发生风险，应当少吃。推荐成年人平均每天摄入动物性食物总量 120～200 克，相当于每周摄入鱼类2 次或 300～500 克、畜禽肉 300～500 克、蛋类 300～350 克。

准则五：少盐少油，控糖限酒

我国多数居民食盐、烹调油和脂肪摄入过多，这是目前我国肥胖、心脑血管疾病等慢性病发病率居高不下的重要因素，因此应当培养清淡饮食习惯，推荐成年人每天摄入食盐不超过 5 克、烹调油 25～30 克，避免过多动物性油脂和饱和脂肪酸的摄入。过多摄入添加糖可增加龋齿和超重的发生风险，建议不喝或少喝含糖饮料，推荐每天摄入糖不超过 50 克，最好控制在 25 克以下。儿童、青少年、孕妇、乳母不应饮酒，成年人如饮酒，一天饮酒的酒精量不超过 15 克。

准则六：规律进餐，足量饮水

规律进餐是实现合理膳食的前提，应该合理安排一日三餐，定时定量、饮食有度，不暴饮暴食。早餐提供的能量应占全天总能量的 25%～30%，午餐占 30%～40%，晚餐占 30%～35%。水是构成人体成分的重要物质并发挥着多种生理作用。水摄入和排出的平衡可以维护机体适宜水合状态和健康。建议低身体活动水平的成年人每天饮 7～8 杯水，相当于男性每天喝水 1700 毫升，女性每天喝水 1500 毫升。每天主动、足量饮水，推荐喝白水或茶水，不喝或少喝含糖饮料。

准则七：会烹会选，会看标签

食物是人类获取营养、赖以生存和发展的物质基础，在生命的每一个阶段都应该规划好膳食。了解各类食物营养特点，挑选新鲜的、营养素密度高的食物，学会通过食品营养标签的比较，选择购买较健康的包装食品。烹饪是合理膳食的重要组成部分，学习烹饪和掌握新工具，传承当地美味佳肴，做好一日三餐，家家实践平衡膳食，享受营养与美味。如在外就餐或选择外卖食品，按需购买，注意适宜分量和荤素搭配，并主动提出健康诉求。

准则八：公筷分餐，杜绝浪费

日常饮食卫生应首先注意选择当地的、新鲜卫生的食物，不食用野生动物。食物制备生熟分开，储存得当。多人同桌，应使用公筷公勺、采用分餐或份餐等卫生措施。勤俭节约是中华民族传统美德，人人都应尊重和珍惜食物，在家在外按需备餐，不铺张、不浪费。从每个家庭做起，传承健康生活方式，树饮食文明新风。社会餐饮应多措并举，倡导文明用餐方式，促进公众健康和食物系统可持续发展。

3 怎么应用于一日三餐？

合理膳食是营养充足的基础，也是滋养机体免疫力的源泉。

平衡合理的膳食能合理满足机体的营养要求，避免出现某些营养素的缺乏或过多而引起机体对营养素需要和利用的不平衡。膳食平衡，讲的是短时间（如1周）内达到膳食平衡并满足机体需要。那么如何进行营养配餐、膳食设计以满足自己的营养需要呢？

（1）按照膳食宝塔设计：膳食宝塔给出的建议是针对能量需要量为 1600～2400 千卡的人群的适宜的食物量范围，满足一般轻体力劳动成人和部分青少年。按照《中国居民膳食指南（2022）》的八大准则，每天的膳食都要满足食物多样、合理搭配。每天摄入食物的种类达到 12 种以上，每周达到 25 种以上。

谷薯类食物：每天摄入 200 ～ 300 克谷类食物，其中全谷物和杂豆类 50 ～ 150 克；另外建议摄入薯类 50 ～ 100 克。

蔬果类食物：每天摄入蔬菜 300 ～ 500 克，其中深颜色蔬菜占 1/2 以上；水果 200 ～ 350 克。

动物性食物：每天摄入动物性食物 120 ～ 200 克，每周至少 2 次水产品，每天 1 个鸡蛋。

奶、豆、坚果类食物：建议每天摄入奶及奶制品（相当于液体奶）300 ～ 500 毫升，大豆及坚果类 25 ～ 35 克。

烹饪用油盐：每天摄入盐小于 5 克，油 25 ～ 30 克。

饮水：每天摄入 7 ～ 8 杯水（1500 ～ 1700 毫升）。主要是白水和茶水。

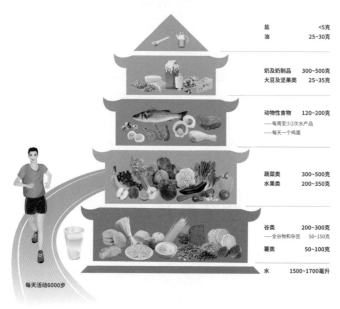

中国居民平衡膳食宝塔(2022)
Chinese Food Guide Pagoda(2022)

| 盐 | <5克 |
| 油 | 25~30克 |

| 奶及奶制品 | 300~500克 |
| 大豆及坚果类 | 25~35克 |

动物性食物	120~200克
——每周至少2次水产品	
——每天一个鸡蛋	

| 蔬菜类 | 300~500克 |
| 水果类 | 200~350克 |

谷类	200~300克
——全谷物和杂豆	50~150克
薯类	50~100克

| 水 | 1500~1700毫升 |

每天活动6000步

（**2**）**按照营养素参考摄入量评价**：营养素参考摄入量（dietary reference intake，DRI）是为了保证人体合理摄入能量和营养素，避免缺乏和过量的标准。分为不同人群膳食标准值。一般包括四个指标：平均需要量（EAR）、推荐摄入量（RNI）、适宜摄入量（AI）、可耐受最高摄入量（UL）。

营养配餐常用 RNI 来设定标准，预防营养素缺乏和防止营养素摄入过量对健康的危害。成人、儿童、孕妇的常见营养素标准参考数值见附录。

> **平衡膳食**是指根据营养科学原理、膳食营养素参考摄入量所推荐的食物种类、数量和比例，能最大程度地满足不同年龄健康人群营养需要而推荐的膳食。

4 膳食、免疫与长期健康

生命过程漫长，人吃五谷杂粮生病不可避免，世上最好的医生莫过于我们自身的免疫系统。合理膳食是免疫系统强大的根本，良好的免疫系统对生存至关重要。没有哪一种食物或哪一种补品可以预防疾病并持续有效，但是长期规律的合理膳食，包括膳食中充足的营养素，可以帮助支持人类的免疫系统。我们可以通过健康均衡的日常饮食来提供人体所需的各种营养素，从而为身体铸造起一道坚不可摧的防线！

五、营养素和免疫力

我们已经知道膳食提供蛋白质、维生素与矿物质等为我们身体和免疫系统提供营养。然而，当膳食摄入不足或需要量较高、易缺乏时，或是从事特定职业的人群等通过日常膳食不能摄入充足的营养时，可以通过营养素补充剂来补充缺乏的营养。

1 什么是营养素补充剂？

营养素补充剂是单纯以一种或数种经化学合成或天然动植物中

提取的营养素为原料加工制成的产品，产品形式一般为片剂、胶囊、冲剂（颗粒剂）或口服液，冲剂每日食用量不得超过 20 克，口服液每日食用量不得超过 30 毫升。作为"营养素补充剂"纳入保健食品管理，需要经过注册。经批准的营养素补充剂不得以提供能量为目的，只能宣传补充某营养素，不得声称具有其他特定保健功能。

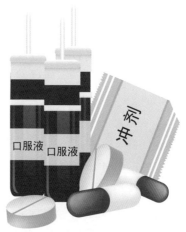

2 **营养素补充剂可以提高免疫力吗？**

人体免疫系统的正常运作离不开我们体内的营养素，营养素的缺乏会导致免疫系统无法有效发挥其功能，严重的缺乏甚至将导致疾病。那么，怎样才能保证足够的营养素摄入呢？俗话说，"药补不如膳补"，营养素最理想的获取方式就是从食物中摄取，合理膳食足以提供人体所需要的营养素，可以避免因营养素缺乏而导致的免疫功能低下。但当身体已经出现一些营养素缺乏的症状时，比如维生素 C 缺乏引起牙

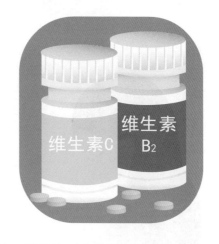

龈炎、锌缺乏导致孩子食欲下降等，说明这时身体已经处于缺乏的状态，光靠膳食摄入可能"为时已晚"或者已经来不及了，应在医师或营养师的专业指导下进行营养素补充，适当选择营养素补充剂。

有研究表明，新冠病毒感染流行期间，常规补充复合维生素和矿物质至少 3 个月的人群，与不补充的人群相比，新冠病毒感染风险降低 13%。在感染期间，有的人味觉、嗅觉减退，食欲缺乏，很难从日常饮食中获取足够的维生素和矿物质，免疫系统遭到侵入，

免疫力一定会有所下降。因此，适量补充一些维生素、矿物质在新冠病毒感染的预防、治疗、修复阶段中，都发挥着关键的作用。维生素 C、维生素 D、维生素 A、蛋白粉以及牛初乳等已成为疫情期间热门的补充品，为身体补充营养，降低炎症反应，缩短病程等提供帮助。

③ 营养素补充剂的功能作用

该不该使用营养素补充剂，并不能一言以蔽之，需依据具体情况具体分析，给出个性化建议。对于一般健康成年人来说，应该通过合理膳食来改善营养素缺乏的症状或维持良好营养状况，而不是盲目补充各种营养素补充剂。在特定情况下，可以考虑补充营养素补充剂。

（1）**膳食摄入不足者**：据《中国居民营养与慢性病状况报告（2020年）》显示，我国居民微量营养素缺乏症得到持续改善，但仍存在钙、维生素 A 摄入不足、贫血等现象。如经过营养评估后，存在长期膳食摄入不足的人群可以根据评估结果来补充所需营养素。

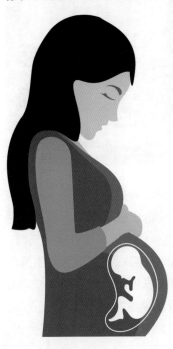

（2）**需要量较高或易缺乏的特定生理阶段人群**：如为预防胎儿神经管畸形，应从孕前 3 个月开始每天补充叶酸，持续整个孕期。孕妇摄入叶酸应达到每天 600 微克，除常吃含叶酸丰富的食物外，还应每天补充叶酸 400 微克，以满足其需要。老年人，特别是在疫情期间，适当补充营养素有一定好处，充足营养摄入是免疫力的根本。

（3）**需要量较高或易缺乏的特殊疾病人群**：如因胃肠道疾病导致营养素吸收不良的人群，或因术后对营养素需要量升高的人群，或因患有糖尿病等疾病导致维生素 A、B 族

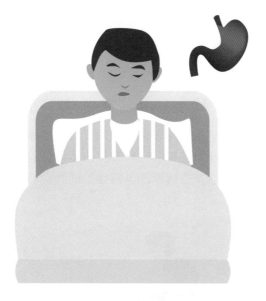

维生素以及维生素 C、维生素 D、维生素 E 缺乏等人群，可以通过营养素补充剂保证每日摄入量，但要在专业医师或营养师的指导下科学补充。

（4）**特定职业人群**：如有研究显示，纺织工人由于工作劳累和精神紧张，身体处于应激状态，体内维生素分解代谢增加，普遍缺乏维生素 C 和维生素 B_2；高温作业人群机体代谢增强，能量和营养素消耗增多，汗液蒸发散热导致矿物质丢失增加，易出现维生素和矿物质缺乏，可适当补充水溶性维生素和矿物质。

（5）**特定饮食习惯的人群**：如从不吃蛋、奶、肉类的"纯素食主义者"，由于没有动物性食物摄入，膳食组成不合理，蛋白质、维生素 B_{12}、n-3 多不饱和脂肪酸、铁和锌等营养素缺乏的风险增加。

需要注意的是，建议在专业人士指导下补充营养素，不能盲目补充或随意加量，营养素过量补充也会危害机体健康。比如维生素 A、维生素 D、矿物质铁摄入过多都会有中毒的风险。

六、身体活动和免疫力

运动健身已被大多数人所接受。任何时候，都应根据自身健康

045

情况，进行能够提高自身生理功能和素质、增进健康的身体活动。科学运动可以更快地达到运动效果、提高机体免疫力、促进新陈代谢等。

1 **常见的运动类型及健康益处**

（1）**有氧运动**：也称耐力运动，如慢跑、游泳、自行车等，是一种身体大肌肉群参与的持续性有节奏的运动。运动中的能量来源主要由有氧代谢供给。有氧运动可有效地增强心肺耐力，有助于减脂、控制体重。

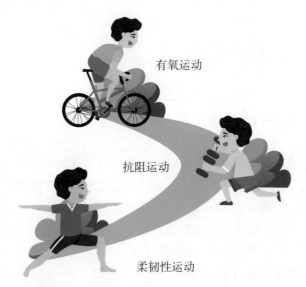

有氧运动

抗阻运动

柔韧性运动

（2）**抗阻运动**：也称力量运动，是利用自身重量、哑铃、水瓶、沙袋、弹力带和健身器械等进行的抗阻力运动形式。抗阻运动可增加肌肉力量和质量，增加瘦体重，强壮骨骼和关节，预防摔倒。

（3）**柔韧性运动**：指轻柔、屈曲伸展的运动形式，如太极拳、瑜伽、舞蹈等，可增加关节活动度，预防肌肉损伤，消除肌肉疲劳，提高运动效率。对保持身体活动功能及灵活性具有重要作用。

2 **如何选择运动？**

适量的运动对健康最有益，过量超强度超负荷运动并不利于健康，每周消耗 2000 千卡的身体活动最有益健康。

持久的小强度有氧运动如慢跑、走路等更有利于消耗多余的脂肪，这是由于锻炼开始时首先消耗的是体内葡萄糖，在糖原消耗后，才开始消耗脂肪；而剧烈运动在消耗糖原后大多已经筋疲力尽，难以继续坚持，因而脂肪消耗不多，达不到减肥的目的。此外，还需要注意在运动中保护关节，尽量不选择关节负荷过重的运动，如爬楼梯、爬山、跳绳、快跑等，建议选择走路、游泳、跳舞、太极拳、八段锦等关节负荷较轻的运动。

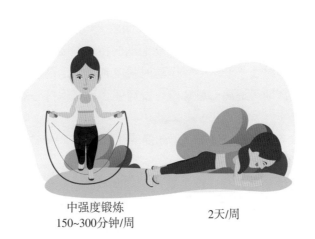

中强度锻炼
150~300分钟/周

2天/周

为了从体育锻炼中获得最大的健康益处，每周至少需要进行150 ~ 300 分钟中等强度的有氧运动；成人还需要每周至少进行 2天的肌肉增强活动，例如举重或俯卧撑。

③ 运动对免疫力的益处

运动可提高单个细胞的免疫功能，调节自然杀伤细胞的能力，还可促进体内干扰素（抗病毒、抗癌）的分泌，从而提高机体免疫力；减少自由基对机体的损伤，人体在进行新陈代谢和物质氧化过程中会产生氧的中间代谢物和衍生物，其产生和清除处于动态平衡，如果氧自由基不能及时清除，就会造成机体功能和结构的广泛性损害。科学运动可使氧自由基的产生减少，清除增多的氧自由基，从而减少氧自由基对机体的损害。

④ 运动的其他好处

（1）**提高适应能力**：当内外环境在一定范围内变化时，机体可以适当地反应来保持自身生存，克服这些变化造成的危害。科学运动可以对机体产生刺激，使机体生理活动发生良性变化，提高机体功能适应性。

（2）**提高协调能力**：人体内细胞、组织、器官、系统各层次之间功能的纵向关系必须是低级服从高级，各系统之间的协调也必须服从个体的整体功能。科学运动不仅可以增强运动系统的功能，还可以使各器官、系统的服从、协调能力和生理功能都得到提高。

（3）**改善心脏功能**：心脏功能活动的特点是随运动强度的增加而增加，安静时处于低水平，运动时强度越大，活动水平越高。运动在生长发育期可提高心脏功能，发育停止后可保持心脏功能或减慢其衰减速度。

（4）**改善神经系统供能**：运动促使脑啡肽生产，产生愉悦情绪，改善神经系统功能。

（5）**防治某些疾病**：运动有助于控制并改善肥胖、高血压、糖尿病、高血脂等。运动配合平衡膳食，可以改善机体新陈代谢紊乱和失调，调节神经内分泌系统的功能水平，使之达到较好的协调和稳态。

现代研究表明，运动可以改善血液循环、增强心肺功能、改善心肌供血和肺气肿、延缓动脉粥样硬化。运动可以使肌肉发达、骨质增强、减少肌肉衰减症的发生。运动还可以提高消化系统功能，

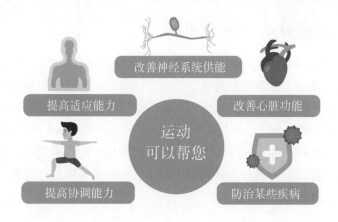

促进肠道蠕动和消化液的分泌，为健康长寿提供好的物质保证。

⑤ 我平时没有运动的习惯，该如何控制运动强度？

适度运动可以使一个人的身体变得灵活、强壮和健康，运动还可以改善人的精神面貌、调节情绪、预防相关疾病的发生。

坚持锻炼对于部分人来说格外困难，尤其是以往没有锻炼习惯的人。但是不要有压力，请保持这样的意识，当想锻炼时就去尝试，感到困难时就暂时放一放。每天要尝试一定量的体育锻炼以保持身体的活力。建议每周 3～5 次，每次 0.5～1 个小时的有氧运动，包括快走、慢跑、做操、游泳、骑车、各种球类或者其他活动。

七、情绪和免疫力

【焦躁的大学生】

某 19 岁女大学生，因为最近感染新冠病毒，发热、头痛，7 天后恢复，后自觉乏力、食欲下降，来营养门诊就诊。

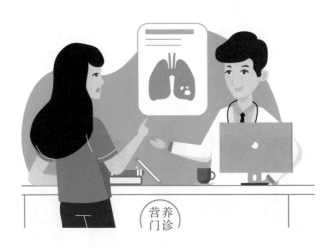

营养
门诊

医生：请问有什么需要帮助的吗？

女大学生：我之前身体都很好，平时也不容易感冒，但是这一次全身都不舒服，没力气、没食欲、咳嗽，怎么办呢？如何改善这种情况？急得我睡不好，学习不下去呀。

医生： 大学前后生活规律有很大变化吗？饮食方面和运动情况呢？

女大学生： 我之前是在北方生活，以面食为主，来这边上学后以米饭为主，不过现在大二也已经差不多适应了。运动没怎么进行，没有像高中那样每天跑步了。而且我上大学后感觉自己脾气变差了，但是都是憋在心里，导致每天都很焦躁，还有些失眠。

医生： 那么容易引起你焦躁的事情主要是哪些呢？

女大学生： 我之前在高中一直成绩挺好的，所以考到这里上大学，可是来之后发现大家都很优秀，我就拼命学习，经常熬夜看书，但是成绩总是在中游，好几个同学不怎么看书成绩就很好，我就变得很心急，觉得自己不如别人聪明，经常压缩吃饭和睡觉时间来看书。

医生： 你现在的情况是由于成绩没有达到你的要求，引起的消极及自我否定。但是不是说这种情绪就是错误的，我们一起看看该如何接纳它吧。关于"阳康"后的身体状况，也无需过度担心，要乐观接受，做好情绪管理，这样可以大大缩短恢复时间。

★　★　★

1 什么是情绪管理？

我们生活中每天都会遇到各种负面情绪，如果调整不好，这些情绪会越来越严重，影响我们的身心健康。情绪管理是指通过研究个体和群体对自身情绪和他人情绪的认识、协调、引导、互动和控制，

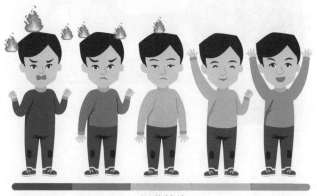

调节情绪

充分挖掘和培植个体和群体的情绪智商、培养驾驭情绪的能力，从而确保个体和群体保持良好的情绪状态，并由此产生良好的管理效果。

2 情绪是如何影响免疫力的？

　　我们人体内的免疫系统并不是孤立存在的，而是与神经、内分泌系统一同构成网络，这个网络叫做神经 - 内分泌 - 免疫调节网络。免疫与神经、内分泌之间的关系是互相影响、互相调节的。人体的中枢神经系统与免疫系统有通信联络的功能，彼此可以互相影响。中枢神经系统可通过激素、交感神经及副交感神经与免疫系统进行通讯，而免疫系统则通过周围细胞活化的免疫细胞、脊髓和大脑中活化的小胶质细胞以及星形胶质细胞的细胞因子来影响中枢神经系统。

　　于是，皮质醇就这样进入了大家的视线。皮质醇与人体的健康有着密切关系。当我们在生活及工作中面对压力时，如疾病、危险等，身体中的皮质醇水平就会在短时间内迅速上升，提高我们的免疫力去应对这些威胁。但是，长时间处于高压状态所带来的焦虑情绪会使我们的身体持续分泌过量皮质醇，反而降低了很多免疫细胞的活性。此时，身体对炎症的反应就会变得迟钝，从疾病中康复的时间也会延长。也就是说，这时我们的免疫力就下降了。

　　越来越多的证据表明，积极情绪（如幽默、快乐、希望）会对免疫系统产生有益影响，例如对感染的易感性更低，免疫应答更好。反映在血液指标中，可能有抗体和免疫 T 细胞水平更高，炎症标记物如白细胞介素 -6（IL-6）和 C 反应蛋白（CRP）降低。相反，消极情绪（如悲伤、紧张、焦虑、孤独、恐惧）则会对免疫系统产生有害影响，易导致心理应激。因为这些心理活动会产生大量前列腺素和儿茶酚胺等激素，这些激素会抑制免疫系统细胞的活性。相应地，免疫系统功能失调也能诱发情绪变化，一些免疫治疗如疫苗接种等可能导致消极情绪，并伴有炎症因子水平的升高。

3 出现不良情绪该如何调节？

　　（1）需要正确认识情绪，接纳自己的不良情绪： 情绪是指以主体的愿望和需要为中介的一种心理活动，它带有情境性，常随情境改变而改变，易变且不稳定。当客观事物或情境符合主体的愿望和需要时，就能引起积极的、肯定的情绪。而当客观事物或情境不符合主体的愿望和需要时，就能引起消极的、否定的情绪。无论是快乐、愉快、激动、幸福等积极情绪还是愤怒、狂躁、恐惧、忧虑等消极情绪，我们都要允许它们的存在。

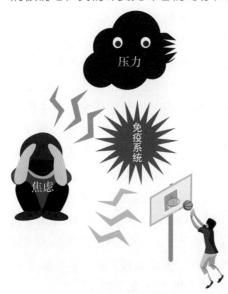

（2）**释放自己的不良情绪，学会自我思考分析**：我们可以用转移注意力的方式（如健身、打球、爬山、唱歌、玩游戏等）缓解自己的不良情绪；也有人喜欢让自己处在一个安静的环境里沉思或者放空；有些人遇到问题时喜欢找朋友倾诉，也许朋友能从另一个角度帮助自己分析情况，脱离困境。不管遇到什么样的烦心事，我们都要积极面对，多给自己一些心理暗示来宽慰自己。

（3）**正确认识调节失控情绪**：由于人们常有的一些不合理的信念才使我们容易产生情绪困扰。其中，A（activating event）为刺激事件，B（belief）是个体对 A 的观念、观点，C（consequence）是 A 事件造成的情绪结果。合理的信念会引起人们对事物适当、适度的情绪和行为反应；而不合理的信念则相反，往往会导致不适当的情绪和行为反应。当人们坚持某些不合理的信念并长期处于不良的情绪状态之中时，最终将导致情绪障碍的产生。神经系统是其他系统的"最高统领"，积极向上很重要。

医生最后和女大学生说道："你最坏的结果就是乏力几天，影响看书和学习质量，但是好好吃饭，接受这个结果，也许 3 ~ 5 天就好了，如果你折磨自己，可能 10 ~ 20 天也不容易好转"。

第一步	列出引发自身不良情绪的事件，以及对这一事件的认识

对事件认识的书写需要细致、分条列出

找出那些非理性观念（错误的认知和评价） **第二步**

通常人们都会认为，发生什么样的事情就会引发什么样的情绪体验，但是事实并非如此。同样的事情针对不同的人，会引起不同的情绪体验，正是这种对不合理情绪处理的差别，造成了人的差异

第三步	自我分析

对上一步中找出的非理性观念进行认识和纠正，找出正确合理的观念。建立合理的观念和认知，达到情绪上的改变

分享积极的态度，学会自我暗示 **第四步**

通过这种积极的暗示，我们的情绪和生理状态也会产生良好的作用和影响，而积极的心态又会激发人的内在潜能，让自己成为健康、积极、乐观的正能量者

第五步	分析、接受最坏的结果

一种忧虑情绪出现时，不要让自己沉溺于忧虑当中，去坦然地分析一下，自己可能面对的最坏结局是什么

有效地消除忧虑 **第六步**

最坏的结果还没有发生，所以当已经知道并接受了自己忧虑的最坏结果之后，就可以将精力投入到对最坏结果的改善当中。将切实可行的方法列出来，并制定一个详细的补救计划，严格按照计划去做。经过几次的实践就会发现最坏的结果不但没有发生，自己反而会有更多的进步，自己的情绪也得到了良好的改善

八、健康生活方式和免疫力

生活方式会极大程度地影响机体的免疫力。睡眠不仅是遵从生理规律、生物规律，更是自我修复和对抗感染的重要手段。传统医学历来重视睡眠养生，认为"眠食二者为养生之要务""能眠者，能食，能长生"。良好的睡眠能消除全身疲劳，使脑神经、内分泌、物质代谢、心血管活动、消化功能、呼吸功能等得到休整，促使身体组织生长发育和自我修补，增强免疫功能，提高对疾病的抵抗力。长期睡眠不足会促使衰老和疾病的发生。想要拥有良好的睡眠，保持良好的心态尤为重要，保证良好的作息时间，不熬夜，睡前避免进食过饱，禁食咖啡、茶等容易引起神经兴奋的食物，学会放松。

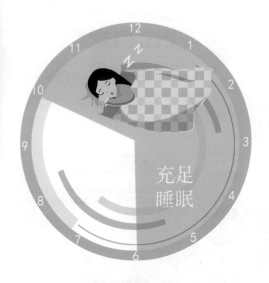

充足睡眠

可以听音乐、泡脚、喝热牛奶以帮助睡眠。

中医也认为，人体免疫力即是机体的内在的抗病能力，中医称之为"正气"。中医非常强调"正气"在发病学上的主导作用。《黄帝内经·素问》有云："正气存内，邪不可干，邪之所凑，其气必虚。"也就是说，在疾病的发生、发展和预后、转归的过程中，疾病是否发生、是否恶化以及预后好坏，关键取决于人体的正气（即免疫力）。《黄帝内经》又云："阴平阳秘，精神乃治，阴阳离决，精气乃绝。"提示人体正气取决于机体的阴阳平衡。中医养生主要通过饮食、运动、情志调理来恢复机体的阴阳平衡，从而维护机体正气。

九、带病生存——怎么保障免疫力？

【有肾病的王爷爷】

王爷爷最近一段时间总感觉乏力、腰酸、夜尿增多等轻度不适，食欲也减退了。有时候消化道症状明显，恶心、呕吐、口腔有尿味。今天前往医院检查。经过一系列检查，被诊断为慢性肾病，医生建议他去临床营养门诊咨询如何安排日常膳食。

王爷爷：医生好，刚被诊断为肾病，请看看我这情况如何保证营养，保持免疫力，让肾病不要进展。

营养医师：我在系统看完你的病历了。你已经有酸碱平衡紊乱、消化道症状、轻度贫血等，需要进行合理、个性化的膳食调整，对于您现在的身体来说，合理膳食更重要。在安排膳食的时候，得看看膳食营养对慢性肾病的影响，科学合理地安排膳食。

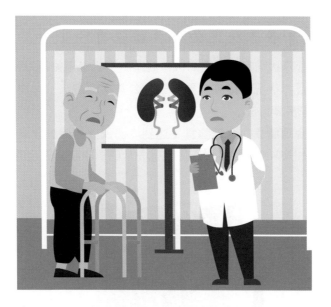

王爷爷：哦，那我应该怎么做呢？

营养医师：我来帮您设计好一周食谱，回家一定听我的建议照此去做。您属于慢性肾病 1 期，简单来说就是要继续保证食物多样化，但要适当限制蛋白质摄入，因为过多的蛋白质摄入会增加肾代谢负担，应该选择优质蛋白质；同时，限制膳食中盐的使用，注意水的摄入量；保证充足的能量摄入和微量营养素摄入。

王爷爷：这么多要求呀？还需要限制蛋白质，这可是好东西呀！

营养医师：畜禽肉类、鱼虾、奶类、蛋类和大豆都含有优质蛋白质，可以在限制蛋白质的时候，选这些食物来补充优质蛋白质。

王爷爷：哦，原来是这样。除了注意蛋白质，其他的要怎么做到呀，还需要注意什么呢？

营养医师：还需要注意能量摄入要充足，别发生营养不良；食物要多样。还得看看您的病情是否需要限磷或限钾，如有这种情况，也得注意少吃含磷或高钾的食物。您可以每隔一个月来我们这儿评估一下营养状况，我根据您的情况再及时调整膳食，也可以保持日常电话咨询。

王爷爷：嗯嗯，好嘞。谢谢，我回去就按你的膳食处方做。

★ ★ ★

1 改善营养状况的公共措施有哪些？

改善营养状况有助于提高机体健康水平，也与免疫力密切相关。群体改善营养状况的措施主要有三种公共措施方法：合理膳食、食物强化和营养素补充。

（1）**合理膳食**：合理膳食是达到均衡营养、促进健康的关键方法，其基本原则是食物多样，应该优先从膳食中获得充足的营养素。

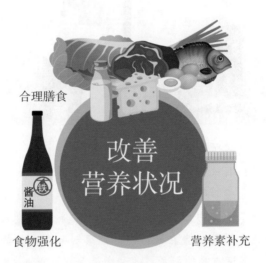

（2）**食物强化**：食物强化是将一种或多种微量营养素添加到特定食物中，以增加人们对这些微量营养素的摄入量，从而纠正和预防微量营养素缺乏。这是一种解决普遍性微量营养素缺乏问题最经济、方便、有效和可持续的方法。例如，为了预防由于碘缺乏引起的甲状腺肿大，我国从 1995 年开始实施食盐加碘来预防和控制碘缺乏病，效果显著。

（3）**营养素补充**：营养素补充是指为改善膳食不足或特殊需要，在正常膳食之外补充维生素、矿物质等产品，见效较快且改善效果较为明显。在我国，已经开展过在不同人群中进行营养素补充的工作，如妊娠前补充叶酸以降低胎儿神经管畸形的发生风险等。一些国家还有维生素 D 补充、钙补充等。

2 **不得不说的蛋白质**

　　免疫系统的基础是蛋白质的"交流"和合成，一旦激活特异性免疫，需要大量的能量（碳水化合物、脂类）并制造效应淋巴细胞、免疫因子和抗体。蛋白质是组成人体各组织的重要成分，机体中免疫相关的白蛋白、血红蛋白、球蛋白等都由蛋白质合成，因此蛋白质与免疫力息息相关。如果蛋白质摄入不足，会影响机体的组织修复，皮肤和黏膜免疫力下降，进而容易引发病原菌的繁殖和扩散，导致机体抗感染能力下降。因此，日常膳食中要注意补充蛋白质，尤其是优质蛋白质。优质蛋白质的来源包括鱼、肉、蛋、奶、大豆。

表 2-4　优质蛋白质的来源

动物性来源	植物性来源
鱼、肉、蛋、奶	大豆

　　提供能量的还有碳水化合物和脂肪。碳水化合物是我们能量的主要来源，碳水化合物摄入不足会引起体能不足和免疫力下降等。主食主要提供碳水化合物，在进食主食的时候，应该注意粗细搭配，如糙米、燕麦、薏米等粗粮也是很好的主食选择。脂肪含有一定脂肪酸，必需脂肪酸在体内会转换成前列腺素，前列腺素也与机体的免疫力相关，还发挥着抗炎的作用。因此，减肥的同时也要注意适量脂肪的摄入。

十、群体免疫

　　群体免疫，是指人或动物群体中的很大比例因接种疫苗或感染病毒后痊愈而获得免疫力，又称为社会免疫。

　　群体免疫获得的方式主要有 2 种：①自然感染；②接种疫苗。自然感染是指人群在自然感染疾病后痊愈，对病毒产生抗体和特异性细胞，从而获得免疫。在历史上，自然感染曾经是人类获得群体免疫的唯一途径，传染病的流行强度导致了人类群体免疫的差异，

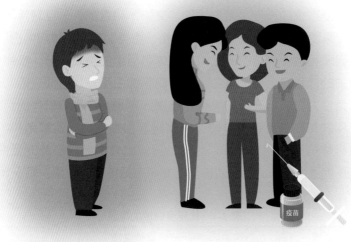

自然感染　　　　　　　接种疫苗

例如欧亚大陆人群与美洲印第安人对于天花和麻疹等急性传染病的群体免疫差异非常大，这也是发现新大陆后印第安人数量因为天花和麻疹流行而急剧减少的原因之一。第二种是通过接种疫苗，主动让人群形成群体免疫，达到群体免疫门槛，获得免疫力，能保护易感人群。研究表明，接种疫苗是提高人群免疫力水平的主要方法，目前已有不少通过疫苗的大规模接种而实现群体免疫的成功案例，如天花、脊髓灰质炎、麻疹等。2022 年 12 月 7 日，基于对病原体和疾病的认识、人群免疫水平和卫生健康系统抵抗能力、社会公共卫生干预措施的判断，中国新冠疫情防控政策逐渐放开。人群的免疫水平，就是基于大面积接种疫苗后建立起来的群体免疫屏障。

第③章

战斗的营养素

营养素无时无刻不在静悄悄地发挥着免疫防御作用，以减少或延缓疾病发生发展。在本章节中，我们将通过认识免疫力家族的主要成员，向大家介绍各种营养素是如何影响机体免疫，从而发挥防治疾病、维护健康的作用的。

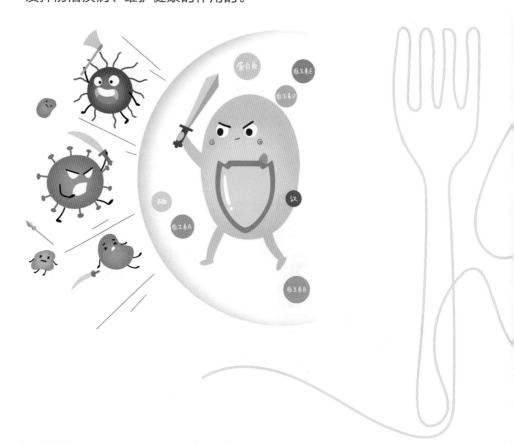

一、蛋白质——维护免疫力的"主帅"

【患肺结核的徐爷爷】

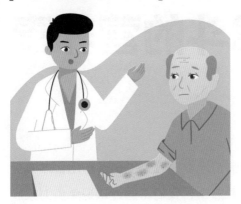

70多岁的徐爷爷最近经常发热，之前手脚上长的疹子也长到了全身，腿脚还有点肿。来医院做了检查，结果显示他整体消瘦，查体见躯干、四肢红斑、脱屑、破溃、结痂；生化检查发现肝肾功正常，但存在低蛋白血症。徐爷爷说自己患有肺结核，一直吃着药，这几年瘦了差不多20千克；听邻居说老人家要清淡饮食，所以平时肉蛋奶就吃得很少。

医生告诉他，肺结核患者容易发生蛋白质营养不良，而他的情况就是因继发性蛋白质营养不良引起的免疫力低下。

★ ★ ★

1 蛋白质的生理与免疫功能

蛋白质是由20种氨基酸构成的一类生物大分子，是细胞、组织和器官的重要组成成分，是一切生命的物质基础，**也是维护免疫力的物质基础。没有蛋白质，就没有生命，就没有免疫力。**人体内有各种类型的蛋白质，各自发挥着重要的生理功能，包括但不限于：

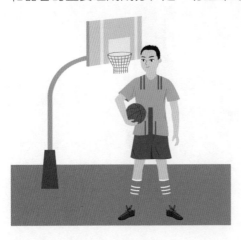

（1）人体组织的构成成分：如肌肉、内脏、骨骼、牙齿、皮肤、毛发等组织均含有丰富的蛋白质，蛋白质也是这些组织最重要的

组分。在阻止细菌等病原体入侵的皮肤、黏膜等物理屏障的过程中，蛋白质是否充足能直接影响其屏障功能的优劣。

（2）**构成体内各种重要的生理活性物质，调节生理功能**：人体内无时无刻不在发生着各种化学反应，而催化这些反应的酶都是蛋白质；某些激素本身就是蛋白质，或由蛋白质参与构成；**构成免疫活性物质，如抗体**；同时，免疫细胞发挥作用时会分泌大量的细胞因子作为互相之间通风报信的"邮件"，这些细胞因子也是由蛋白质生产出来的；调节水盐代谢和酸碱平衡。此外，血液的凝固、视觉的形成、人体的运动等都与蛋白质有关。

（3）**供给能量**：1 克食物蛋白质在体内产生约 16.7 千焦（4 千卡）的能量，这是我们身体和细胞必需的动力来源。

② 免疫球蛋白军团

免疫系统由免疫器官、免疫细胞和免疫分子组成。免疫球蛋白是免疫分子中的一类。免疫球蛋白指具有抗体活性或化学结构、与抗体分子相似的球蛋白，分为五类，即 IgG、IgA、IgM、IgD 和 IgE。抗体是机体在抗原物质刺激下，由 B 细胞分化成的浆细胞所产生的、可与相应抗原发生特异性结合反应的免疫球蛋白。抗体是生物学功能上的概念，而免疫球蛋白是化学结构上的概念。因此抗体和免疫球蛋白并不等同，抗体都是免疫球蛋白，但免疫球蛋白并不都具有抗体活性。

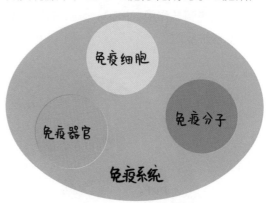

③ 牛初乳——富含免疫球蛋白

初乳是指雌性哺乳动物产后 2 ~ 3 天内分泌的乳汁。牛初乳是指奶牛产后 7 天内分泌的乳汁，产后 14 天所分泌的乳汁称为成熟乳，产后 30 天左右乳成分趋于稳定，称为常乳。常乳是通常用来加工乳制品的乳，也就是日常生活中常喝的牛奶。与常乳相比，牛初乳因含 β- 胡萝卜素而呈黄色，含有的乳蛋白、乳脂、矿物质、维生素均高于常乳，**含有的免疫球蛋白是常乳的数百倍，溶菌酶含量约为常乳的 2 倍，且富含生长因子。**

　　牛初乳中含有 5 种免疫球蛋白，分别是 IgG、IgA、IgM、IgD、IgE。其中 IgG 是机体抗感染的"主力军"，在新生儿抗感染免疫中起重要作用。IgA 有血清型和分泌型两型；其中分泌型 IgA 参与黏膜局部免疫，通过与相应病原微生物（细菌、病毒等）结合，阻止病原体黏附到细胞表面，从而在局部抗感染中发挥重要作用，是机体抗感染的"边防军"，在黏膜表现中也有中和毒素的作用。婴儿可从母亲初乳中获得 sIgA，是重要的自然被动免疫。IgM 是初次体液免疫应答中最早出现的抗体，具有杀菌作用，是机体特异性抗感染的"先头部队"。

　　除了免疫球蛋白，牛初乳中还有多种成分与免疫功能相关。

- **富脯氨酸多肽（PRPs）**：具有免疫调节特性；PRPs 是重要的免疫因子，能够刺激或者抑制免疫反应的活性，对人体的胸腺有一定的调节作用，PRPs 可以维持机体生理平衡，保证正常的免疫系统反应。

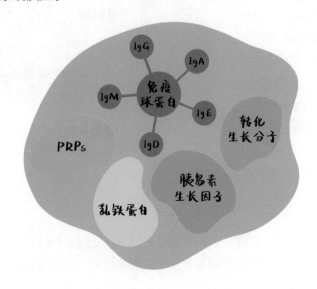

- **乳铁蛋白**：也是牛初乳的主要成分，它参与机体免疫系统功能，可以与淋巴细胞、单核细胞或巨噬细胞等很多种细胞结合，从而发挥许多功能。
- **胰岛素生长因子（IGF-Ⅰ和IGF-Ⅱ）**：IGF-Ⅰ是牛初乳中最重要的促进生长因子，可以促进机体的生长发育，促进伤口愈合等。
- **转化生长因子（TGF-α和TGF-β）**：TGF-α能维持上皮的功能和完整性。TGF-β对细胞生长、分化和免疫具有重要的调节作用：可以促进细胞外基质如胶原蛋白的生成；能够调节机体平衡，减轻创伤程度或者增加自我修复能力。

4 **氨基酸——蛋白质的基本单位**

　　蛋白质由氨基酸分子连接而成，不同数量、性质的氨基酸像积木一样排列组合在一起，就形成了各种各样的蛋白质。其中有一些氨基酸，人体自身不能合成或合成速度不能满足需要，必须依靠食物来提供，这些氨基酸被称为必需氨基酸。必需氨基酸有8种（表3-1）；对婴儿来说，组氨酸也是必需氨基酸。一种必需氨基酸不足、过剩或氨基酸不平衡，都会引起免疫功能异常。大多数氨基酸缺乏都会导致抗体合成和细胞介导的免疫受到抑制，对机体免疫功能产生不良影响。

表3-1　构成人体蛋白质的必需氨基酸

异亮氨酸	苏氨酸
亮氨酸	色氨酸
赖氨酸	缬氨酸
蛋氨酸	组氨酸*
苯丙氨酸	

注：*组氨酸为婴儿必需氨基酸，成人需要量相对较少。

⑤ 什么是优质蛋白质？蛋白质从哪里来？

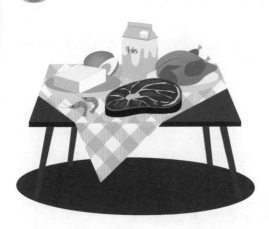

我们用"氨基酸模式"来形容人体蛋白质及各种食物蛋白质在必需氨基酸（必须从食物中直接获得）的种类和含量上存在的差异。如果食物蛋白质的氨基酸模式越接近人体蛋白质的氨基酸模式，那么必需氨基酸被机体利用的程度就越高，食物蛋白质的营养价值也相对较高，因此它们被称为优质蛋白质。优质蛋白质不仅可以维持成人的健康，还可以促进儿童生长发育。因此，需要记住的一个重要原则是：优质蛋白是个宝，提高免疫少不了，多种食物常调换，适宜烹饪要记牢，按需摄入健康高。

优质蛋白质广泛存在于我们日常接触的食物中，肉类、蛋类、奶类、鱼类、大豆及豆制品都可以提供非常优质的膳食蛋白质。作为唯一的植物来源蛋白质，大豆含有丰富的优质蛋白和多种有益于健康的植物化学物，经过加工处理的豆制品，所含的抗胰蛋白酶被破坏，大部分纤维素被去除，消化吸收率明显提高。名贵的山珍海味是不是蛋白质含量更高？答案是否定的！有研究表明，同等重量的鲍鱼和海参所含有的蛋白质并不比大黄花鱼等食物高。

⑥ 蛋白质缺乏或过量的危害

蛋白质是生产抗体、补体和溶菌酶等免疫因子的原料，缺乏蛋白质会使机体缺少抗击感染的"武器"。同时，蛋白质摄入不足对儿童危害很大，生长发育的速度会因作为肌肉、骨骼、牙齿和内脏的生长原料的蛋白质的不足而变得迟缓。

蛋白质过量很少发生，但对于正常人体而言，蛋白质超过膳食总能量的 40% 也是一种负担。不像脂肪和碳水化合物在体内的有"仓库"储存，多余的蛋白质会在肝内代谢成含氮物质，经肾随尿液排出体外，因此过量摄入蛋白质会显著提高肝和肾的负担。此外，超过人体吸收能力的蛋白质也会在肠道内被部分有害菌发酵产生出多种对人体有害的物质，甚至有可能增加癌症的发生风险。

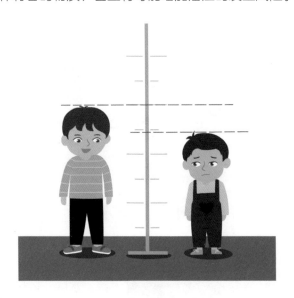

7 结核病人为什么容易发生蛋白质营养不良呢？

　　结核病是一种由结核分枝杆菌引起的传染病，是一种与营养不良密切相关的慢性消耗性疾病，以肺结核最为常见。患者常伴有营养不良，以蛋白质－能量营养不良为主（约为 39.3%），其次为微量营养素缺乏。结核病患者代谢水平增高，会将机体的蛋白质用于自身代谢，长期处于蛋白质不足状态，进一步加重蛋白质营养不良，导致患者组织修复功能缺陷，不利于病灶恢复。同时，抗结核药物会引起一系列胃肠道反应，可导致食欲下降、营养吸收不良，尤其是微量营养素吸收不良，引起能量代谢异常，又会导致或加重营养不良，进而对疾病的治疗效果及转归预后产生不良的影响，形成恶性循环。总之，结核病患者对蛋白质的消耗多，且蛋白质是修补组织的重要营养素，有益于病灶的愈合和病体康复，患者每日蛋白质摄入量应为每千克体重

1.2 ～ 1.5 克，每天的总摄入量为 80 ～ 100 克，其中优质蛋白质应占总蛋白质摄入量的 50% 以上。

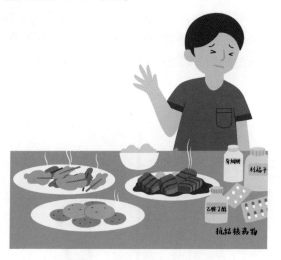

8 哪些人群需要补充蛋白质？

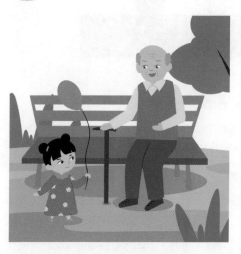

蛋白质摄入不足在所有人群中都可引起体力下降、水肿、抗病力减弱等症状。但对于免疫力相对低下的儿童和老年人，补充蛋白质营养更具特殊意义。充足的蛋白质能保障儿童的免疫器官、组织正常发育。蛋白质营养不良的儿童，会出现腹部水肿、腿部水肿、虚弱、表情淡漠、生长滞缓、毛发脱落等症状。对老年人来说，更需要增加蛋白质的摄入，一方面，食欲下降易引起膳食蛋白质摄入不足，另一方面，许多老年人都伴有慢性疾患、代谢综合征等问题，使得对蛋白质的生理需求量增加。

二、脂肪酸——免疫细胞的"盔甲"

【胖胖的李先生】

李先生平时不怎么爱运动，总爱吃一些高热量的食物，导致身材比较胖，一直容易生病，隔三差五就感冒、发热，而且很容易疲劳，对工作和生活造成了很多的影响。所以李先生来到医院营养科咨询，营养师给的建议中提到李先生免疫力较低，提醒他需要控制体重，保持良好的作息、充足的睡眠、均衡的营养、适量的运动尤其是力量运动等。李先生还发现，营养师的饮食建议中还说要适量摄入海产品与坚果等，补充适量的必需脂肪酸，这令他有些疑惑：控制体重不是应该严格限制脂肪的摄入吗？营养师告诉他，脂肪除了为人体提供能量，还有许多重要功能，比如必需脂肪酸对提升免疫力也有帮助。

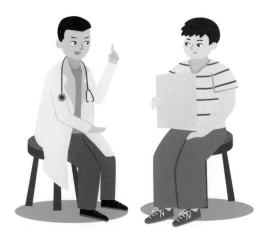

★ ★ ★

① 脂肪酸的分类

脂肪酸是脂类的重要结构组分，根据碳链长短、饱和程度和空间结构，可以将脂肪酸分为许多不同的种类。按照碳链中碳原子的数量来分，含 12 个以上碳原子的脂肪酸定义为长链脂肪酸、含 6 ~ 12 个碳原子的脂肪酸为中链脂肪酸、含 6 个以下碳原子的脂肪酸则是短链脂肪酸。按照饱和程度来分类，又可分为饱和脂肪酸、单不饱和脂肪酸以及多不饱和脂肪酸（双键 ≥ 2 个）。单不饱和脂肪酸以橄榄油中的油酸为主，多不饱和脂肪酸包括人体的必需脂肪酸（亚油酸、α-亚麻酸）。不饱和脂肪酸根据最靠近甲基末端的 ω 碳原子的双键的位置，可以进一步分为 ω-3、ω-6、ω-7

和 ω-9 系不饱和脂肪酸。按羧酸的空间结构又分为顺式脂肪酸和反式脂肪酸。

② 脂肪酸与免疫力

关于饮食中的脂肪如何影响免疫系统功能的研究，大多集中在特定类型的脂肪酸上。脂肪酸在免疫细胞中有多种功能：

（1）为免疫细胞提供能量；

（2）是细胞膜磷脂的组成部分，能影响免疫细胞膜的结构和功能；

（3）通过影响细胞信号转导的过程而调控基因表达；

（4）是类花生酸其他脂质介导物的前体物等。

必需脂肪酸是人体不可缺少、自身不能合成且必须从食物中摄取的脂肪酸。一定量的必需脂肪酸对维持正常免疫功能是必要的，如果缺乏必需脂肪酸，常常会引起体液免疫反应下降，淋巴器官萎缩，血清抗体降低。

③ 脂肪酸缺乏或过量的危害

ω-6 多不饱和脂肪酸缺乏可引起血脂水平异常，以及慢性炎症反应，两者均与许多慢性疾病的发生密切相关。脂肪摄入过多，尤

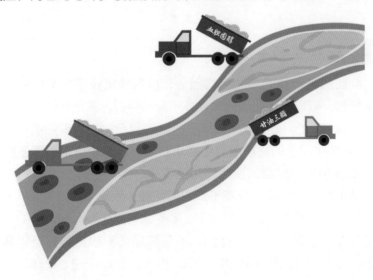

其是饱和脂肪酸摄入量高，是导致血胆固醇、甘油三酯和低密度脂蛋白胆固醇升高的主要原因，与肥胖症、心血管疾病、高血压和某些癌症的发病率升高有关，因此预防此类疾病发生的重要措施就是降低脂肪的摄入量。不饱和脂肪酸虽然对人体健康有很多益处，但不可忽视的是易产生脂质过氧化反应，因而产生自由基和活性氧等物质，对细胞和组织可造成一定的损伤。此外，$\omega-3$ 系列的多不饱和脂肪酸（$\alpha-$ 亚麻酸）还有抑制免疫功能的作用。

4 脂肪酸从哪里来？

天然食物中含有各种脂肪酸。一般来说，动物性脂肪如牛油、奶油和猪油，比植物性脂肪含饱和脂肪酸多。而椰子油主要由含 12 个碳原子和 14 个碳原子的饱和脂肪酸组成，仅含有 5% 的单不饱和脂肪酸和 1% ~ 2% 的多不饱和脂肪酸。动物性

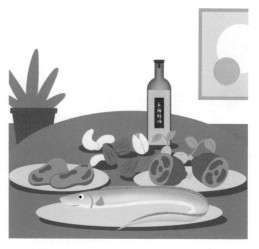

脂肪一般含 40% ~ 60% 的饱和脂肪酸，30% ~ 50% 的单不饱和脂肪酸，多不饱和脂肪酸含量极少。相反，植物油含 10% ~ 20% 的饱和脂肪酸和 80% ~ 90% 的不饱和脂肪酸，其中多不饱和脂肪酸较多，也有少数植物油含单不饱和脂肪酸较多，如茶油和橄榄油。

三、维生素 A——免疫力第一道防线的"排头兵"

【爱感冒的小娇】

小西的女儿小娇（5 岁）最近总是咳嗽、流鼻涕、喉咙痛，今年

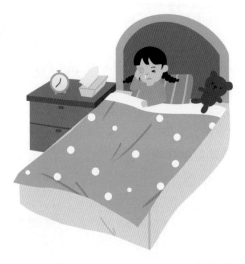

都感冒五六次了；还经常揉眼睛，说眼睛干，不舒服。而且孩子很挑食，不爱吃肉，也不爱吃胡萝卜、菠菜之类的。小西带她去了医院，抽血化验后，报告显示孩子的血清维生素 A 含量显著低于正常水平。医生说，维生素 A 缺乏是导致孩子免疫力下降、反复呼吸道感染、发生干眼症的重要因素。

★ ★ ★

1 维生素 A 的生理与免疫功能

广义的维生素 A 包括维生素 A、维生素 A 原及其代谢产物，是一类含有视黄醇生物活性的化合物的总称。在人和动物体内具有活性的维生素 A 形式有三个：视黄醇、视黄醛和视黄酸；其中我们日常情况下所说的维生素 A 一般特指视黄醇。维生素 A 原一般来源于植物，其中最重要的就是 β- 胡萝卜素。

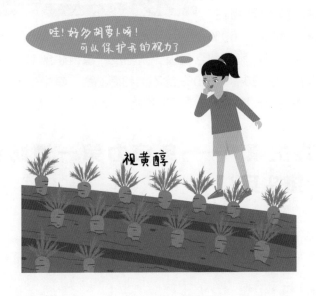

维生素 A 参与人体免疫系统成熟的全过程，能够改善细胞膜的稳定性，维持黏膜屏障的完整性，是免疫力第一道防线的"排头兵"。呼吸道黏膜和皮肤是免疫系统的第一道屏障，相当于"城墙"，维生素 A 缺乏时会减弱它们的保护作用。城门攻破后，第二道防线"先锋部队"就会冲锋陷阵，派出大量的杀菌物质和吞噬细胞去战斗。同时"特种部队"免疫细胞也会接到指示产生抗体去抵抗病原体，也就是第三道防线。在整个"战斗"过程中，维生素 A 都起到了相当重要的作用。除此之外，维生素 A 还具有维持正常视觉、促进上皮组织增殖分化和促进儿童生长发育等功能。

2 维生素 A 从哪里来？

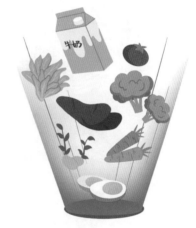

维生素 A 的食物来源主要是动物性食物，如动物肝脏、鱼肝油、全脂奶、蛋黄等。例如由牛乳脂肪制成的黄油之所以"黄"，很大程度上就是乳脂肪中溶解的维生素 A 和胡萝卜素带来的。维生素 A 原也就是我们常说的 β- 胡萝卜素，在深绿色和红黄橘色的蔬菜水果中大量存在，如西兰花、菠菜、芹菜叶、胡萝卜、豌豆苗、辣椒、芒果、柿子及杏。

3 维生素 A 缺乏的常见原因有哪些？

（1）**摄入不足**：摄入含有维生素 A 的食物太少，或者由于食物运输、加工、烹调、储藏不当使食物中的维生素丢失或被破坏。

（2）**吸收利用降低**：如老年人的胃肠道功能降低，对营养素的吸收利用降低。

（3）**维生素需要量相对增高**：妊娠和哺乳期妇女、生长发育期儿童、特殊生活及工作环境的人群、疾病恢复期病人，他们对维生素的需要量都比平时要高，导致维生素 A 缺乏。

④ 维生素 A 缺乏或过量的危害

维生素 A 缺乏可能伴有食欲减低并且容易发生感染性疾病，特别是感冒、气管炎及肺炎等呼吸道感染。由于其参与细胞生长和分化的工作，缺乏维生素 A 会影响血红蛋白的合成从而导致贫血。如果儿童缺乏维生素 A 还会使得生长发育变得迟缓。除此之外，还可能出现"夜盲症"、皮肤干燥或过度角质化等问题。如果认为膳食不足，可以寻找维生素 A 补充剂，快速达到推荐摄入量。

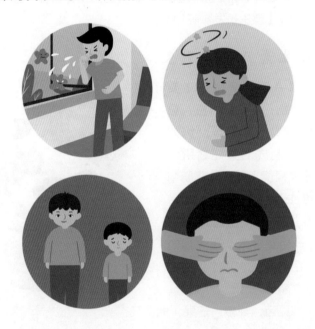

成人维生素 A 最高耐受量是 3000 单位，急性过量误服或短时间内多次服用大量（超过可耐受最高摄入量）的维生素 A 补充剂时，停止摄入后中毒症状会逐渐减轻直至消失。维生素 A 原（β-胡萝卜素）是一种更安全的膳食维生素 A 来源。

⑤ 特殊人群补充维生素 A

（1）为什么一到冬天感冒的孩子就特别多？病情也反反复复的。

近年来，我国儿童维生素 A 缺乏率居高不下。根据 2019 年国家卫生健康委员会医药卫生科技发展研究中心发布的《中国儿童维生素 A、E 缺乏与呼吸道感染》调查报告，全国儿童维生素 A 平均水平处于正常值下限（0.31 毫克 / 升，正常值范围为 0.30 ～ 0.70 毫克 / 升）。年龄越小，维生素 A 缺乏比例越高。我们一般称每年发生 5 次及以上的急性呼吸道感染或者 2 次以上的下呼吸道感染（气管炎、支气管炎、肺炎）为反复呼吸道感染。反复呼吸道感染组儿童维生素 A 水平更是低于健康组儿童。在这种情况下，一到冬天，感冒的孩子就特别多啦！充足的维生素 A 摄入能一定程度上减少儿童呼吸道感染性疾病的发病风险。

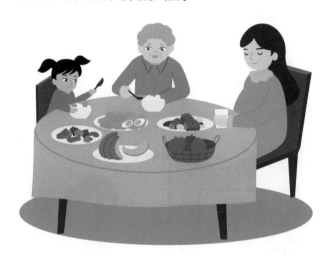

（2）老年人抵抗力低，需要补充大量维生素 A，是这样的吗？

老年人适当服用一些维生素是必要的，但不宜大量补充。有研究表明：在一些长期服用过量维生素 A 的老人的血液中，发现了可引起高血压的物质——维生素 A 醛酯，它对人体有害，能随血液循环损害肝和肾，导致关节疼痛，还会引起头痛等。我们建议，预防维生素 A 缺乏最好的办法是日常多吃一些深色蔬菜和动物肝脏。如果已经缺乏，应立即补充营养素补充剂，或遵医嘱服用 OTC 药物。

（3）我太太还在孕期，有什么需要特别注意的呢？

孕妇首先要平衡膳食，食物多样，满足身体和胎儿发育的营养需要。对于素食主义者和孕早期呕吐剧烈的孕妇，应请教营养师或营养医师，如选择动物肝脏、深绿色蔬菜等维生素 A 含量高的食物，适当增加维生素 A 的补充。

四、维生素 D——免疫力的"金牌调解员"

【忙于工作的张女士】

张女士平时工作强度大，室内久坐居多，最近觉得手腕、手指、膝盖都有些疼，而且早上起床感觉关节很僵硬，要等好一会才有缓解，这种不适已经持续一个多星期了。来医院做了检查，结果显示她的红细胞沉降率增加，C 反应蛋白升高，X 线检查显示关节周围软组织肿胀，关节面有侵蚀，骨髓水肿，基本可以确认是类风湿关节炎。医生告诉她，她的血清维生素 D 含量比较低，而维生素 D 与免疫力有关，这可能和她的病有一定关系。

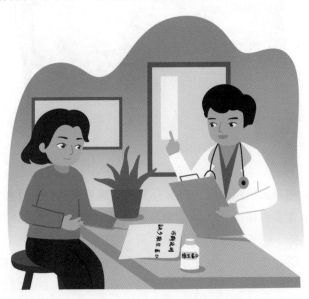

★ ★ ★

Ⅰ 维生素 D 的生理与免疫功能

早在 1824 年，人们发现鱼肝油在治疗佝偻病中可以发挥重要作用，其主要成分就是维生素 D，因为是第 4 个被命名的维生素，所以称为维生素 D。通常我们所说的维生素 D 包括麦角钙化醇（维生素 D_2）和胆钙化醇（维生素 D_3）。一般来说，维生素 D_2 主要来自膳食，而维生素 D_3 主要来自皮肤被日光照射后的自身合成；日光照射是维生素 D 最主要（80% ~ 90%）的来源。

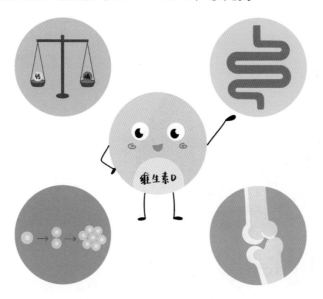

维生素 D 的经典生理功能包括：维持钙、磷代谢平衡，促进肠内钙、磷吸收，促进骨骼生长，调节细胞生长分化。**维生素 D 受体广泛存在于免疫细胞中，故其能参与多种免疫细胞的增殖和分化；另外，维生素 D 既能增强先天性免疫应答，又能抑制获得性免疫系统，从而起到调节免疫应答的作用。**维生素 D 可通过以下途径增强免疫力：

（1）**抑制炎症产生：**有研究表明，高浓度的维生素 D 对炎症反应有很强的抑制作用。

（2）**减少自身免疫疾病：**当发生自身免疫疾病时，T 细胞会攻击自身的健康细胞，而维生素 D_3 的代谢产物 1，25- 二羟维生素 D_3 比较理性，能够及时阻止 T 细胞的增殖，也就避免了 T 细胞攻击人体自身细胞。类风湿关节炎是一种自身免疫病，免疫系统乱了套，会把自身的健康细胞当做入侵者攻击；而维生素 D 能帮助阻止这种"自相残杀"。

近年的部分研究还发现，较高水平的血清维生素 D 可能对流感等呼吸道传染病具有更好的抵抗力。

② 维生素 D 从哪里来？

维生素 D 几乎没有良好的食物来源，海鱼类、动物肝脏、蛋黄及鱼肝油制品等少量食物是维生素 D 的较好来源。食物中的维生素 D 一般是维生素 D_2，经转化被身体吸收利用，主要通过阳光中紫外线照射，将皮肤中的 7- 脱氢胆固醇转化为维生素 D_3，再依次经过肝脏和肾脏两次羟化，形成 1,25- 二羟维生素 D_3——有活性的维生素 D 而获得。在日光下充分暴露面部及手脚等处皮肤，照射 30 ~ 60 分钟，即可获得一定量的维生素 D_3。维生素 D_3 一般是由皮肤经阳光照射后合成的。在钙磷营养供给充足的情况下，18 ~ 65 岁成年人群的维生素 D 适宜摄入量应为 10 微克 / 天，即 400 单位 / 天；而 65 岁以上人群则为 15 微克 / 天，即 600 单位 / 天。日常室外夏天和秋天 30 ~ 60 分钟就可以达到日常需要了。

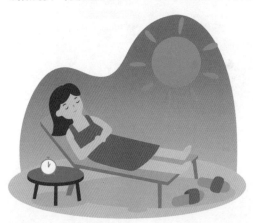

③ 维生素 D 缺乏或过量的危害

由于维生素 D 对于骨骼钙和血钙的作用，维生素 D 缺乏时，最容易造成婴幼儿的佝偻病、成人的骨质软化症和骨质疏松症。另有研究认为，补充维生素 D 也可减少呼吸道感染风险，并且每天或每周定期补充比偶尔一次性大剂量补充效果更好。在现代生活中我们室外工作、玩耍的时间都很有限，如果长期不进行户外活动、无法接受阳光直射，或者由于玻璃、防晒霜、衣物等的阻隔，无法有效晒太阳，就很容易导致维生素 D 的缺乏。

维生素 D 过量一般见于误服大量维生素 D 的补充剂或药物注

射。会出现食欲减退、体重减轻、恶心、呕吐、腹泻、头痛、多尿、发热等症状，严重时可导致内脏和肌肉等软组织发生钙化和肾结石。通过食物摄入或日常补充一般不会造成维生素 D 过量。

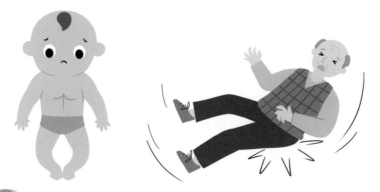

❹ 应该如何补充维生素 D？都有哪些途径？

（1）**合理晒太阳**：冬季在阳光较好的上午 11 点到下午 3 点之间晒太阳，如果是夏天，要注意选择阳光不太强烈的时间段，避免晒伤。要晒足够的时长，20 分钟左右，每周至少 3 次，而且年龄越大，晒太阳时间要越长；皮肤要充分暴露在阳光下，如穿着短袖、短裤，赤脚、不戴帽子或打伞遮阳、不擦防晒霜。皮肤需要通过获取阳光中的紫外线来制造维生素 D₃，我们的身体再将维生素 D₃ 转化为活性维生素 D 被机体利用。如果隔着玻璃或者衣服晒太阳，大部分紫外线都被阻隔，也就降低了阳光的功效，不能很好地补充维生素 D。

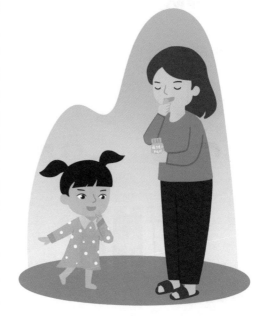

（2）**维生素 D 制剂**：无论是儿童还是成年人，每天补充 400 单位即可，

也就是 10 微克。对于超过 65 岁的老年人，每天可以补充 600 单位（15 微克）。对于刚出生的宝宝来说，家长应该在宝宝出生数日后开始每天给宝宝补充 400 单位的维生素 D。但是，对于纯奶粉喂养的宝宝来说，不需要额外补充维生素 D，因为婴儿配方奶中都强化了维生素 D。

⑤ 维生素 D 的好伙伴

我们日常饮食中如果摄入了很多蛋、奶类或者虾皮等富含钙的食物，为什么还会缺钙呢？究其根本不在于吃了多少钙，而是吸收了多少钙。大量的钙进入肠道，维生素 D 和受体结合后，帮助打开了肠道中的钙离子通道，使得钙离子能够被吸收——这就是维生素 D 对于帮助补钙的意义。另外，对于肝肾功能欠佳的患者，补充有活性的维生素 D，不需要经过肝肾的转化，就可以直接发挥生理作用。此外，维生素 K_2 可以使钙沉积在骨骼中，也对补钙有所帮助。

五、维生素 E——抗脂质过氧化的"精英部队"

【哮喘的爷爷】

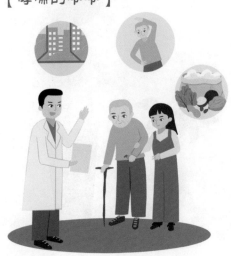

小西陪同有哮喘病的爷爷来医院咨询，想问问医生，像这样年纪大的老人，除了常规治疗，日常家庭护理有什么需要注意的。爷爷没有其他慢性病，只是平时吃饭比较单一。除了平常注意室内勤通风、保持适当的锻炼外，医生还建议他均衡饮食，适当多吃一些富含维生素 E 的食物，因为补充维生素 E 可以增强免疫系统功能并降低感染风险。

★ ★ ★

① 维生素 E 的生理与免疫功能

　　维生素 E 又叫生育酚，是一种脂溶性维生素，具有抗氧化、维持生育和调节免疫系统等诸多生物学功能。其中，α 生育酚这个亚型在肺部健康、清除自由基、调节免疫应答方面发挥着重要的作用。

　　维生素 E 是细胞组织中重要的脂溶性抗氧化剂，是机体对抗脂质过氧化的防线，保护细胞膜免受自由基的破坏，对维持免疫细胞的正常功能具有重要意义。 可帮助参与修复皮肤内被氧化破坏的脂质和蛋白结构，有助于提高免疫力。同时，维生素 E 能维持正常的生殖系统功能，亦可降低血浆胆固醇水平，有抑制肿瘤细胞生长和增殖的作用。

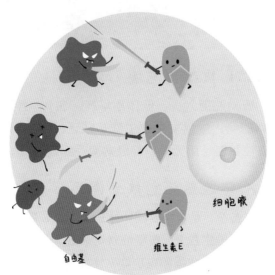

细胞膜

维生素 E

自由基

② 维生素 E 从哪里来？

　　维生素 E 的食物来源非常广泛，几乎所有的植物种子都富含维生素 E，特别是含油脂丰富的坚果、花生、芝麻等，还有大豆淀粉类的豆子和谷胚，一般不需要额外从维生素 E 制剂来补充。维生素 E 可溶于油脂中，在酸性环境中较稳定，但在碱性环境中易被破坏。

维生素 E 对热较稳定，一般的烹饪方式对维生素 E 的破坏并不大，但煎炸、爆炒等高温加热会严重地破坏维生素 E。

有些老年人害怕得"三高"，平常只知道要吃很多蔬菜，却忽略了油脂的摄入。其实每天还是要保证一定的油脂摄入，比如 25 ~ 30 克烹调油，吃鸡蛋和肉及适量的坚果。

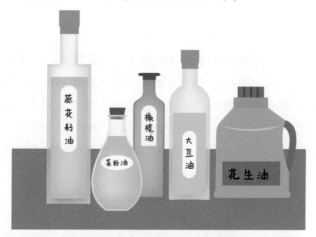

③ 维生素 E 缺乏的危害

在脂肪、植物油摄入少、低体重早产、血 β - 脂蛋白缺乏症、脂肪吸收障碍的病人中易发生维生素 E 缺乏，会出现视网膜退行性病变、溶血性贫血、肌无力、神经病变等病理改变。

④ 哪些人群需要补充维生素 E？

（1）我正在备孕，是否需要额外补充维生素 E 呢？

体内如果缺乏维生素 E，典型症状可表现为不易受精或引起习惯性流产。维生素 E 能增强卵巢功能，使卵泡增加。它还能使女性的促性腺分泌细胞功能亢进，增强分泌。但是，切忌补充维生素 E 过量，遵医嘱才是对准妈妈最好的保护。

我国成人（含孕妇）的维生素 E 适宜摄入量是 14 毫克 α 生育酚当量 / 天，乳母则是 17 毫克 α 生育酚当量 / 天。

（2）听说吸烟族需要注意维生素 E 的补充，是真的吗？

一项芬兰的研究，对 50 ~ 69 岁的男性吸烟者干预并随访

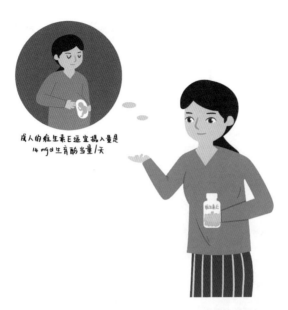

成人的维生素E适宜摄入量是
14 mg α生育酚当量/天

5～8年，每天补充50毫克维生素E，发现对那些每天吸烟量在5～19支并在闲暇时间经常锻炼的参与者们来说，补充维生素E可使肺炎发病率降低69%。吸烟会促进体内游离自由基的产生，使得老化速度加快，癌症病变速度也加快。维生素E能够清除过多的游离自由基，所以不但可以减缓吸烟者的老化速度，还能有效减少或预防癌症的发生。特别提醒的是，维生素E长期摄入会在人体内累积，反而造成毒性副作用。

（3）什么时候吃维生素E比较好呢?

维生素E属于脂溶性维生素，很容易被人体吸收利用。如果空腹食用会直接被胃肠吸收，导致血液中的维生素E短时间内浓度过高，大部分维生素E会直接通过肝肾代谢排出体外。但饭后食用可降低其吸收效率，以延长维生素E的吸收时间，效果更佳。

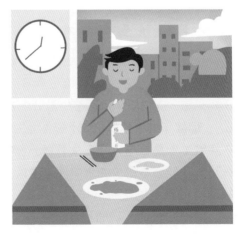

六、B 族维生素——免疫系统的"助攻手"

【爪哇岛的脚气病】

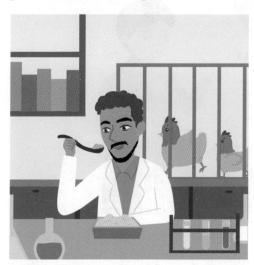

19 世纪末，荷兰统治下的爪哇岛爆发了脚气病，患者全身水肿、四肢无力，每年致死人数高达数万人。荷兰政府特地成立了一个专门委员会，年轻的军医艾克曼便是其中一员。他偶然发现实验室饲养的鸡群似乎也得了脚气病。可是，在换了一个饲养员后，病鸡却慢慢恢复了健康。经过一段时间观察，他发现新的饲养员用保留了米糠的糙米作为饲料。于是，艾克曼（Eijkman）开始尝试食用糙米，他的脚气病竟然奇迹般地好了。后来，波兰科学家芬克（Fink）从米糠中提取了能够治疗脚气病的物质，即维生素 B_1，也被称为"抗脚气病因子"。

★ ★ ★

① B 族维生素都有谁？

B 族维生素是一个"大家庭"，最初科学家们在米糠中发现了"抗脚气病因子"并称之为维生素 B。随着研究的进展，发现维生素 B 其实是一族物质，包括维生素 B_1、维生素 B_2、维生素 B_6、维生素 B_{12}、烟酸（维生素 B_3）、泛酸（维生素 B_5）、叶酸、生物素和胆碱。B 族维生素是参与人体三大营养素新陈代谢的重要辅酶，是维持人体正常功能必不可少的水溶性维生素。B 族维生素能介导免疫调节，辅助免疫系统的正常运作，如维生素 B_6 参与淋巴细胞的增殖、分化、成熟和激活，调节细胞因子 / 趋化因子的产生；维生素 B_{12} 作为细胞免疫的免疫调节剂；叶酸支持免疫应答等。

大家或许会发现，各种 B 族维生素还有很多"别称"：维生素 B_1——硫胺素，维生素 B_2——核黄素，维生素 B_6——吡哆醇，维生素 B_{12}——钴胺素，烟酸——尼克酸，其实这些都是按照其化学结构来命名的。

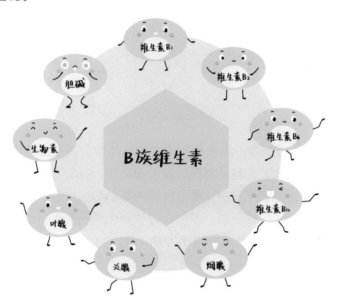

② B 族维生素的生理与免疫功能

B 族维生素是一组生理功能相似和在生化反应过程中联系紧密的不同营养素，在具有共同特点的同时，也有不同的特色，例如维生素 B_1 的功能有：①参与三大营养物质代谢，特别是能量代谢；**②维持神经系统的正常运转**；③维生素 B_1 缺乏时，会导致胃肠蠕动变慢、消化液分泌减少，出现消化不良。

维生素 B_2 和维生素 B_1 一样参与体内能量代谢，并且还参与了其他 B 族维生素的代谢过程，不过维生素 B_2 还有自己独特的功能：**①维持了皮肤黏膜的完整性**；②参与体内抗氧化防御系统、协助药物代谢和提高机体对环境应激适应的能力。

维生素 B_6 是核酸和蛋白质合成以及细胞的增殖所必需的，所以维生素 B_6 缺乏对免疫系统所产生的影响要比其他 B 族维生素缺乏时更为严重。

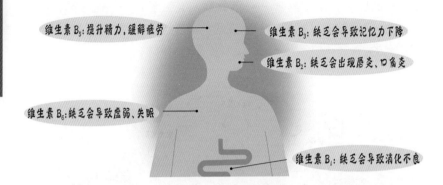

维生素 B5：提升精力，缓解疲劳

维生素 B3：缺乏会导致记忆力下降

维生素 B2：缺乏会出现唇炎、口角炎

维生素 B6：缺乏会导致虚弱、失眠

维生素 B1：缺乏会导致消化不良

维生素 B_{12} 是唯一含有金属离子的维生素，其主要作用是参与体内的生化反应，尤其是协助叶酸发挥功能。叶酸在体内可以影响基因表达、促进细胞发育，参与红细胞和白细胞的制造，增强人体的免疫力；当叶酸缺乏时，不仅会导致消化系统疾病，也会导致贫血、记忆力下降、疲劳等多种症状的出现。

3 B 族维生素从哪里来？

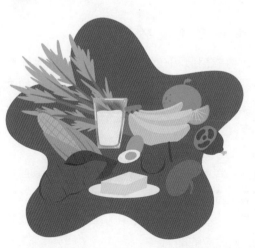

维生素 B_1 在全谷类、豆类及干果类食物中含量较多，动物内脏、瘦肉及禽蛋类食物中含量也很丰富。中国成年居民的推荐摄入量为男性 1.4 毫克 / 天，女性 1.2 毫克 / 天。

维生素 B_2 在动植物食品中广泛存在，尤其是动物肝、肾、心、乳汁和蛋类，植物性食物中的绿叶蔬菜及豆类含量也很丰富。中国成年居民的推荐摄入量为男性 1.4 毫克 / 天，女性 1.2 毫克 / 天。

叶酸在动植物食品中广泛存在，尤其是动物肝、肾、蛋类，梨、蚕豆、芹菜、花椰菜、莴苣、柑橘、香蕉及坚果类食物。中国居民的推荐摄入量为成人 400 μgDFE/d，孕妇为 600 μgDFE/d，乳母为 550 μgDFE/d（DFE 为膳食叶酸当量）。

维生素 B_{12} 在动物性食品中广泛存在，禽畜肉类、动物内脏、鱼类及蛋类均是维生素 B_{12} 的良好来源。中国居民的推荐摄入量为成人 2.4 微克 / 天，孕妇为 2.9 微克 / 天，乳母为 3.2 微克 / 天。

虽然 B 族维生素广泛存在于食物中，但日常的烹调方式和食物的储存方式等都会损失 B 族维生素，所以在日常饮食方面需要注意。现在很多人由于过度追求饮食的精细化，常吃精制米（而谷物的 B 族维生素主要存在于胚芽中），或者为了口感更加劲道，会在面条里额外加碱，这些都会影响 B 族维生素的吸收。此外，不恰当的烹调方式，如过分的焖、煎、炸、煲，都会导致 B 族维生素损失过多，如广东地区的特色捞饭，B 族维生素则会随水大量流失。

4 B 族维生素缺乏或过量有哪些危害？

维生素 B_1 缺乏主要出现在饮食过于精细、单调和盲目节食的人群中，缺乏的主要表现是脚气病，会损害神经和血管系统，出现疲乏、淡漠、食欲减退及神经炎症，严重时患者足部及小腿会如充气样肿胀。长期酗酒会大量消耗硫胺素，引起脑部病变，出现精神错乱及假记忆等症状。

维生素 B_2 缺乏较少见，但膳食结构中蛋白质或脂肪的占比过高时，机体对维生素 B_2 的需要量会增加，可能会因为膳食中维生素 B_2 无法满足增大的需要量而出现缺乏，其主要表现包括唇炎、口角炎、舌炎、皮炎及角膜血管增生等。

叶酸缺乏主要见于服用干扰叶酸吸收药物的人群及怀孕早期受孕吐影响无法正常消化吸收膳食营养的人群。叶酸缺乏时，主要会导致巨幼红细胞贫血、高同型半胱氨酸血症等疾病；如果是孕妇缺乏叶酸，可大幅提高异常妊娠及生产事件的风险。长期低水平叶酸摄入也被认为与某些癌症的高发具有相关性。

维生素 B_{12} 的缺乏多见于胃大部切除后导致钴胺素无法正常吸

收的人群。且维生素 B_{12} 基本不存在于植物性食物中，因此过于严格的素食主义可导致维生素 B_{12} 摄入不足。维生素 B_{12} 缺乏时主要会引起巨幼红细胞性贫血、神经脱髓鞘病变和高同型半胱氨酸血症。

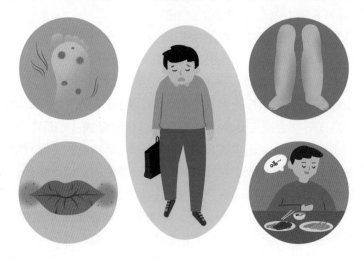

5 既然 B 族维生素广泛存在于食物中，为什么人体仍会出现缺乏的情况呢？

首先，这与 B 族维生素本身的特性有关。B 族维生素属于水溶性维生素，很容易通过汗液和尿液排泄，因此在体内无法长时间蓄积。所以夏天伴随着出汗多，人们更容易感觉到疲乏、精神不振。此外，生活节奏快、压力大、熬夜也会消耗大量的 B 族维生素。

6 关于 B 族维生素的其他问题

（1）平时不爱吃蔬菜，能不能靠补充叶酸片来代替？

不可以用叶酸片来代替蔬菜摄入哦。叶酸有几种不同的类型，一种是天然叶酸，一种是人工合成的叶酸。与天然叶酸相比，合成叶酸稳定且易吸收，然而合成叶酸仍不同于天然叶酸。因为合成叶酸需要在亚甲基四氢叶酸还原酶（MTHFR）基因作用下，转化为 5- 甲基四氢叶酸才能发挥作用。对中国人来说，MTHFR 异常率非常高，因此无法代谢出足够数量的活性叶酸。并且如果对未代谢的叶酸不加以控制，则会导致各种健康问题，如免疫系统受损、更易发生癌症等。所以，普通人日常要记得多食用含天然叶酸的绿色蔬菜或动物内脏。

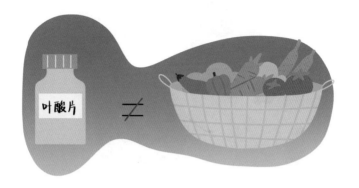

（2）为什么说维生素 B_2 对于女性十分重要？

当人体缺乏维生素 B_2 时，会引起黏膜层损伤及微血管破裂。对于女性造成的伤害则更为严重，可表现为阴道干涩、黏膜充血甚至破溃。因此，性生活时，由于病理性改变可导致女性疼痛，精神紧张进而影响性欲。如果出现此种情况，可多食用些富含

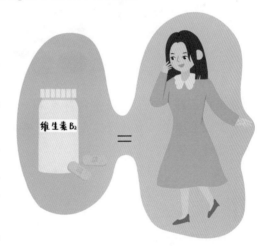

维生素 B_2 的食物，如动物肝脏、奶类及其制品，或绿叶蔬菜等。但如果症状比较严重，则需要尽快就医，遵医嘱接受治疗。

七、维生素 C——增强免疫功能的"冲锋手"

【"神器"维生素 C】

疫情当前，免疫力显得尤为重要；而说到免疫力，很多人首先想到的就是补充维生素 C，甚至有人说维生素 C 能预防"新冠"，这令它一下子成为了最抢手的营养素。在给患者或者康复期的营养膳

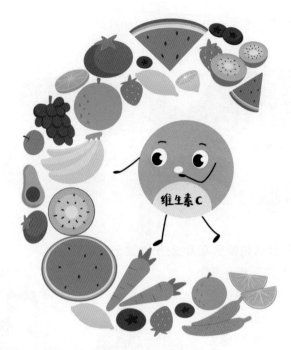

食建议中，都少不了"多吃新鲜蔬果"这一条，有时也会给出"适量补充维生素 C"的建议。维生素 C 真的有这么"神"吗？从食物中获取够不够呢？

★ ★ ★

Ⅰ 维生素 C 的生理与免疫功能

16 世纪以前，许多航海探险员因无法吃到新鲜蔬菜而得了坏血病，科学家发现其根本病因是缺乏维生素 C，维生素 C 也被命名为抗坏血酸。维生素 C 是一种具有强还原性的水溶性维生素。维生素 C 易溶于水，不溶于脂质溶剂，其水溶液具有较强的酸性，在无水状态下，维生素 C 性质相当稳定，但在水溶液状态下，空气、加热、光照、碱性物质、氧化酶、重金属离子等都可加快其氧化进程，使其失去还原性。

维生素 C 的生理功能非常复杂，其特点是拥有强大的还原性，具备非常强的抗氧化能力，主要功能包括但不限于：①**参与多种蛋白质的合成，其中包括抗体的形成，因此良好的维生素 C 营养状态**

有助于提高机体对传染性疾病的抵抗力；②帮助胶原蛋白合成；③提高钙、铁元素的吸收率；④帮助叶酸充分发挥营养健康作用；⑤降低血清胆固醇，从而降低动脉粥样硬化的风险；⑥与维生素E及谷胱甘肽配合清除自由基；⑦可促进去甲肾上腺素和5-羟色胺的产生，具有潜在的抗抑郁功能；⑧充足的维生素C可减轻多种毒素的毒性作用。

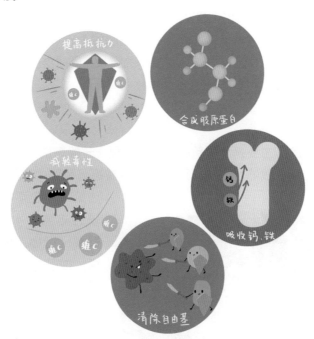

维生素C与免疫系统有着密切的关系。有研究表明，维生素C是免疫细胞形成和发挥作用的重要因素。它可以通过支持先天免疫系统和适应性免疫系统的各种细胞功能来促进免疫防御，最终杀死微生物。维生素C缺乏会导致免疫力受损。在抵御病原体的攻击时，人体有三道防线：

第一道防线是皮肤和黏膜，在病毒攻击第一道防线时，维生素C可以发挥作用维持皮肤和黏膜的完整性；

第二道防线是体液中的杀菌物质和吞噬细胞，在此时，维生素C可以提高吞噬细胞的吞噬作用；

第三道防线是细胞免疫和体液免疫，维生素C可以促进抗体的形成，减轻过敏及炎症。

增加维生素 C 的摄入可以提高白细胞的吞噬功能，它可以通过抗氧化作用促进抗体的形成，从而提高人体的免疫力。维生素 C 还可以促进淋巴细胞的发育及改善，从而提高免疫力。此外，补充维生素 C 可以预防和治疗呼吸道和全身感染，肺癌患者体内血清维生素 C 水平降低也可能与免疫功能降低有关。有很多人也会说维生素 C 可以预防感冒，这也不是空穴来风，31 项试验表明，服用维生素 C 可以缩短成人感冒 8% 的病程和儿童感冒 14% 的病程。静脉注射大剂量维生素 C 还可以减轻过敏相关症状，同时维生素 C 可能是调节老年人异常免疫功能的有效药物。

2 维生素 C 从哪里来？

维生素 C 主要来源于新鲜蔬菜及水果，一般来说，叶菜类比根茎类含量高，酸味水果比无酸味水果含量高。蔬菜中辣椒、番茄、

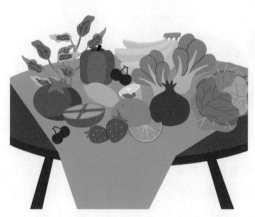

油菜、卷心菜等的含量较为丰富；水果中枣、樱桃、石榴、柑橘、柠檬、柚子、草莓等的含量较为丰富；此外，野菜野果中，苋菜、刺梨、沙棘和酸枣等的含量也很丰富。对于一般人群，维生素 C 的每日推荐摄入量是 100 毫克，需要预防非传染性慢性病的人群可提高至 200 毫克 / 天；在极端环境（如高温、寒冷及缺氧环境）中工作或生活的人群及经常接触有毒物质的人群及病人、孕妇和乳母都需要酌情增加维生素 C 的摄入量。

在切菜、洗菜、炒菜的过程中，维生素 C 极易流失，所以我们在炒菜时应遵循"先洗后切、急火快炒、现吃现炒、吃菜喝汤"的原则，可以摄入充足的维生素 C。先洗菜后切菜，切完菜再洗容易造成维生素 C 的流失；用大火炒菜，炒完立刻就吃，不要炒好了菜

等很久才吃；维生素 C 是水溶性维生素，炒菜时蔬菜中的维生素 C 会溶解在菜汤中，所以菜汤也可以喝掉。

❸ 维生素 C 缺乏或过量的危害

　　由于人类无法自身合成维生素 C，因此，当膳食中长期缺乏新鲜蔬菜与水果时，体内存储的维生素 C 耗尽后将出现维生素 C 缺乏，使得胶原蛋白合成受阻，引起不同程度的出血，因此会出现全身乏力、食欲减退的症状。成人可出现牙龈肿胀和发炎，婴幼儿则会出现生长迟缓、烦躁和消化不良；维生素 C 缺乏进一步加重后，患者将出现全身点状出血，同时伴有牙龈出血和牙龈炎，严重时，皮下、肌肉及关节等处还会出现血肿。当维生素 C 长时间严重缺乏时，骨骼还会出现骨质疏松的问题。

　　维生素 C 是水溶性维生素，多余部分很容易经肾随尿液排出，因此很难出现中毒问题。

❹ 现在市面上有很多维生素 C 补充剂，我应该如何选择呢？

　　在日常生活中，通过摄入富含维生素 C 的食物即可获得足够的维生素 C。但如果遇到特殊情况，如新冠病毒感染时，会消耗体内的部分维生素储备，可以通过膳食补充剂来适量补充维生素 C，对

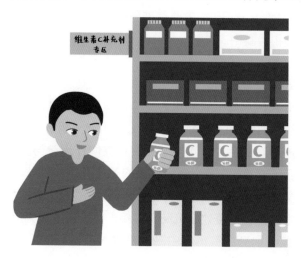

缓解新冠症状也有所帮助。市场上有各式各样的维生素 C 补充剂，比如维生素 C 泡腾片、维生素 C 咀嚼片、维生素 C 软糖等。

总之，补充维生素 C 首选新鲜蔬菜水果。如果不得已需要使用补充剂给孩子补充时，考虑到适口性可以选择酸甜口感的软糖或者咀嚼片；成年人上述几种剂型都可以选择，但要注意看营养标签和配料表，尽量选择含糖量低且辅料少的产品。

八、铁——免疫力的"工程兵"

① 铁的生理与免疫功能

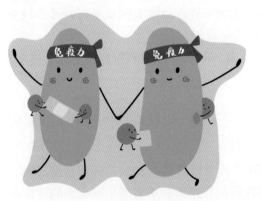

铁是人体必需的微量元素，在许多细胞和组织中发挥着至关重要的生物活性作用。在正常人体内，每千克体重的组织中一般含有 30 ～ 40 毫克的铁元素，其中 65% ～ 70% 的铁存在于血红蛋白中，3% 存在于肌红蛋白中，1% 在含铁的各种酶类、辅助因子及运铁载体中，其余的 25% ～ 30% 主要是铁蛋白及含铁血黄素等储存铁，存在于肝、脾和骨髓中。

铁元素是人体重要的微量元素，人体吸收的铁元素主要是二价铁离子形式和血红素铁，铁的重要生理功能有：①**是多种白细胞杀菌机制中必需的成分**，铁的缺乏将降低白细胞和淋巴细胞的抗感染能力；②作为血红蛋白的核心成分；③催化 β- 胡萝卜素转化为维生素 A，促进嘌呤的合成；④与维生素 C 共同作用参与胶原蛋白的合成；⑤在肝脏中参与对部分有毒物质的解毒过程。

铁对免疫系统有多种影响，包括调节免疫细胞增殖和分化，控制免疫细胞的各种免疫效应机制，直接干扰抗微生物免疫效应途径，如催化巨噬细胞形成有毒自由基。铁摄入不足可能导致免疫抑制，引起的有害影响包括中性粒细胞功能降低、细胞内杀菌活性可能受损、T 淋巴细胞计数下降、T 淋巴细胞诱导的增殖反应缺陷、自然杀伤细胞活性受损、淋巴细胞产生的白细胞介素 2 受损和减少巨噬细胞抑制因子的产生，而这些都可能破坏机体的免疫平衡。

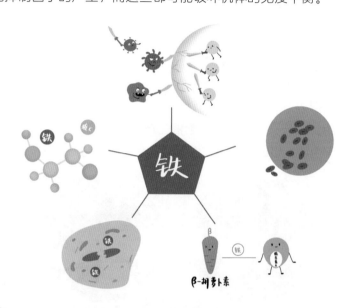

2 铁从哪里来？

动物性食物中的铁较植物性来源的铁更易被人体吸收，尤以动物肝脏和血中的血红素铁吸收率最高。日常食物中，动物肝脏、动物血、蛏子、河蚌、芝麻酱、紫菜、黑木耳等食物均含有丰富的铁。中国居民（18 ～ 49 岁）膳食铁的推荐摄入量为男性 12 毫克 / 天，女性则为 20 毫克 / 天。

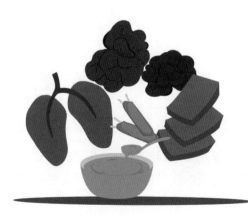

③ 铁缺乏或过量有哪些危害？

缺铁性贫血是铁缺乏主要导致的问题，红细胞中运送氧气的血红蛋白减少，机体会出现食欲减低、疲劳、乏力等症状，儿童青少年会出现身体发育受阻、注意力难以集中、记忆力减退、学习成绩下降等问题，孕妇缺铁时还会影响胎儿健康。铁是免疫细胞杀菌和细胞转化过程中必不可少的物质，缺铁会使得白细胞杀菌能力降低、淋巴细胞转化数量减少，引起免疫力下降而导致免疫功能障碍。

当铁摄入过量时，多余的铁也会被细菌利用发挥出对抗免疫细胞的作用。此外，铁过量时也会催化产生过量的自由基，自由基的过氧化作用诱发组织和细胞损伤而诱发突变，增加罹患肿瘤的风险。

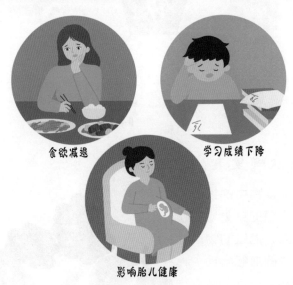

食欲减退　　学习成绩下降

影响胎儿健康

④ 婴幼儿会缺铁吗？如何给婴幼儿正确补铁？

婴儿会出现缺铁。小儿营养性贫血是儿童期的常见病，它不仅影响儿童的正常生长发育，还是各种感染性疾病的诱因。在儿童贫血病例中，营养性贫血占主要位置，而缺铁性贫血就是常见的营养性贫血之一。婴儿从母体获得的铁会在 6 个月内用完，如 6 ~ 8 个月时添加辅食的种类和数量没有达到婴儿生长发育所需的量，就不能够摄取足够的铁，缺铁症状往往在 9 ~ 12 个月时出现。婴儿生长发育越快，机体需要的铁就越多。母乳及动物乳汁中含铁量均不高，但母乳中铁的吸收率可高达50%，因此，吃母乳的婴儿较少发生缺铁性贫血。而牛、羊奶中铁的含量比人乳低，吸收率仅在10%以下。所以完全用牛奶或羊奶喂养的宝宝（6个月～2岁）患缺铁性贫血的概率较高。如果不能按时给婴儿增添各种辅食，容易造成婴儿营养性贫血。

《中国婴幼儿喂养指南（2022）》建议，婴儿满6月龄起必须添加辅食，且从富含铁的泥糊状食物开始，如肉泥、肝泥、强化铁的婴儿谷粉等。动物性食物中的血红素铁可直接被肠道吸收，不容易受食物中草酸、植酸等的影响。补充优质蛋白，如

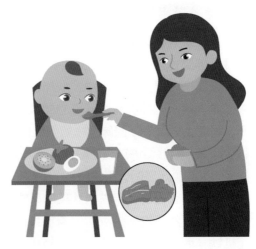

鸡蛋、牛奶、瘦肉等，这样既可促进铁吸收，又为人体合成血红蛋白提供必需的材料。铜可促进铁的吸收，可适当增加含铜较多的食物，如海鲜、豆类等。多补充富含维生素C的食物，如西红柿、猕猴桃，可以将铁元素转化为亚铁，亚铁容易被人体消化吸收。但是，婴儿辅食也不能添加过早。若早期添加淀粉类食物，谷物中的植酸会与铁结合，影响铁的吸收；过早添加水果和蔬菜类食物，其中的纤维和草酸会干扰母乳中铁的生物效价。因而只要母乳充足，就不宜过早添加这类辅食。参考2013版《中国居民膳食营养素参考摄入量》，5个月至1岁的婴幼儿每天应摄入10毫克铁。

⑤ 用铁锅炒菜可以补铁？

用铁锅炒菜确实能增加铁质摄入，但用铁锅炒菜不能增加铁的吸收。过去我国生活条件不好，一般以谷类和素食为主，很少吃到红肉类食物，这样的饮食结构导致人们的铁摄入不足，缺铁性贫血

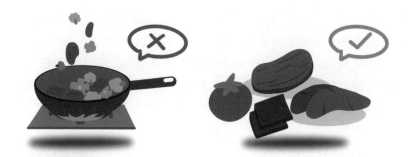

成为高发疾病。这时使用铁锅炒菜，锅壁上的铁在铲子的剐蹭之下有微量碎屑掉落，接触到食物中的酸性物质之后就会发生化学反应变成铁离子，混入食品当中，增加食物中铁的含量。食物与铁锅接触的时间越长、面积越大，食物的酸度越高，进入食物中的铁就越多。因此，如果烹饪酸味食物如西红柿、酸菜或往菜肴里添加食醋、柠檬汁等，能够促进铁锅与酸性物质发生化学反应生成更多的铁。国外多年前的测定表明，用铁质平锅来炒蛋时，炒蛋中的铁含量竟能增加两倍。也就是说，用铁锅炒菜的确能够增加菜肴中客观意义上铁的含量。虽然用铁锅炒菜能够增加菜肴中的铁含量，但这些铁都是无机铁，而人体吸收时需要吸收有机化合物形态的铁，又被称为血红素铁，混合膳食中铁的平均吸收率为10%～20%，而来自铁锅中的非血红素铁的吸收率并不高，几乎不到3%。在贫困时期时，尽管这种方式摄入的铁量非常少，但聊胜于无；然而对于生活水平已经提高的人们来说，铁锅炒菜摄入的铁还不如多吃点瘦肉或者肝脏吸收的铁多。因此，对于现在的人来说，用铁锅炒菜来补铁并不可取。

九、锌——儿童免疫力的"守护神"

【伊朗乡村病】

　　20世纪50年代，在伊朗的锡拉兹地区有一种怪病，因病因不明，被称为"伊朗乡村病"。那时的伊朗乡村非常贫穷，大多数人的饮食是以没有发酵的面食为主，很少吃肉。一名英国医生来到锡拉兹地区，陆续发现了11位患者，都是20岁左右的男性。他们身材

矮小、皮肤粗糙、智力
低下，体检后发现他们
都患有严重的贫血，并
且性发育不良。更让人
奇怪的是，有些患者还
喜欢吃泥土。开始时医
生以为是由缺铁性贫血
引起的，但在给患者补
充铁剂后，虽然贫血症

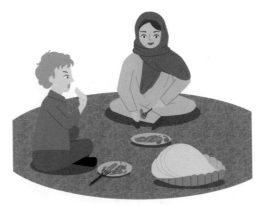

状略有改善，但其他症状却毫不减轻。后来医生让他们口服锌制剂，
患者们补锌后生长速度明显加快，用药 3 个月后全部出现了性发育。
这是人类首次发现锌缺乏症。

他们为什么会出现锌缺乏呢？经过医生的调查发现，当地人的膳
食以粮食为主，锌含量很低，而且没有经过发酵的面食中植酸含量较
高，而植酸对锌的吸收有明显的抑制作用，所以当地人普遍存在锌缺
乏问题，严重者就患上了"伊朗乡村病"。

Ⅰ 锌的生理与免疫功能

锌是人体必需的微量元素，分布于人体所有的器官、组织、体
液及分泌物中。人体中锌的平均含量为男性 2.5 克，女性 1.5 克；
在人体中的分布情况为 60% 存在于肌肉，30% 存在于骨骼。

锌元素是人体重要的微量元素，锌的重要生理功能有：**①促进
机体免疫功能。锌能够增加 T 细胞的数量和活力，还可控制单核细
胞合成许多与免疫相关的细胞因子**；②人体内有多种重要的蛋白质
都需要锌的激活和维持才能保持其功能活性，如味觉素蛋白只有与
锌结合时，才能在味蕾上生成正常的味觉信号；③锌还是促进内分
泌代谢的关键物质，对胎儿生长发育、促进青少年性器官及性功能
发育具有重要作用。

锌几乎在免疫系统的所有方面都很重要，它有助于皮肤细胞和
我们器官内部的细胞阻止病原体侵入，并保持胸腺和骨髓正常运作。
有科学研究证明：补充锌和维生素 B 可以提高免疫力。也有研究表

明，补锌可将普通感冒和呼吸道感染的持续时间缩短几天。世界卫生组织和联合国儿童基金会联合推荐，补锌可缩短儿童腹泻病程。

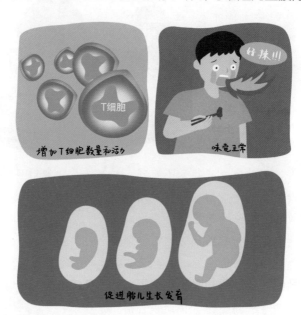

2 锌从哪里来？

锌的膳食来源广泛，贝壳类海产品如牡蛎、蛏子干、扇贝，红色肉类及动物内脏均为锌的良好来源，蛋类、豆类、谷物胚芽、燕麦和花生等也含有较多的锌。中国成年居民锌的推荐摄入量为男性12.5 毫克 / 天，女性 7.5 毫克 / 天。

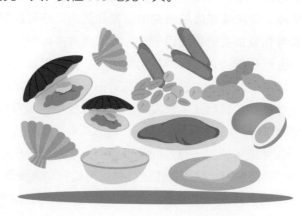

③ 锌缺乏或过量的危害

缺锌可导致免疫器官胸腺萎缩，引起与胸腺相关的细胞免疫功能减弱，进而降低机体免疫力。缺锌可导致食欲减退、味觉异常而出现异食癖、生长发育停滞及免疫力降低等症状。儿童长期缺锌可导致侏儒症，青少年缺锌可使青春期推迟，成人缺锌还可导致性功能减退、精子数量减少等问题。

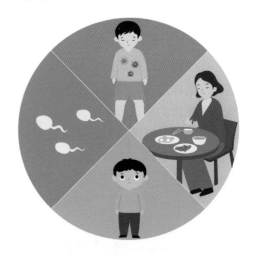

锌过量或锌中毒等问题通常见于污染或事故，过量的锌可干扰铜、铁及其他微量元素的吸收和利用，影响免疫细胞功能。

④ 如何补锌？有什么注意事项？

补锌可分为食补和药补。食补需食用富含锌的食物：瘦肉、海鲜、谷物、豆类、奶制品。常用的锌制剂包括无机锌、有机锌、生物锌3种。无机锌吸收利用率低，胃肠道刺激比较大，现在已经很少使用；国内前些年常用的锌补充剂主要以葡萄糖酸锌、甘草锌、柠檬酸锌为主，吸收率比无机锌高1倍，但仍有一定的肠胃刺激作用，建议儿童饭后服用；生物锌吸收率高，且对人体刺激小，常见的富锌酵母是挑食儿童补锌的首选。需要注意的是，

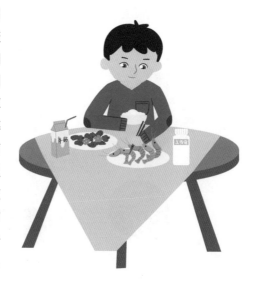

钙锌不能同时补充，钙元素会影响到锌的吸收，最好选择白天补锌，晚上补钙。另外，夏季由于气温高，孩子食欲差，进食量少，摄锌必然减少，加上大量出汗造成的锌流失，孩子缺锌发生的可能性大，如有发现应及时补充。

补锌是否可以治疗口腔溃疡？口腔溃疡的发病诱因有很多，如创伤、精神因素、饮食、药物、营养不良、遗传、激素水平改变及微量营养素的缺乏等。如果是缺锌引起的口腔溃疡，补锌一定是合理而有效的。可问题是，如果不是缺锌引起的口腔溃疡呢？一味地补锌也许还有锌中毒的风险。有人口服锌制剂口腔溃疡痊愈了，以为是补锌的功劳，殊不知口腔溃疡有一定的自愈能力，从而夸大了补锌的作用。总体来说，补锌治疗口腔溃疡并不可靠。

十、硒——免疫细胞的"补给队"

【克山病】

克山病被认为是一种原因不明的、以心肌细胞变性、坏死为主要病理改变的地方性心肌病，因首先在克山县发现而命名为克山病。该病的临床表现主要有心脏增大、急性或慢性心功能不全和各种心率失常，急重患者可发生猝死。虽然发病机制至今尚不清楚，但目前认为主要与硒缺乏有关。

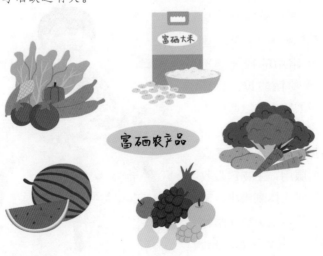

克山病流行与自然环境密切相关，发病地区恰恰是低硒地区，环境样品中的硒含量明显低于非发病地区。除此之外，研究还发现克山病病区人群都处于低硒状态，补硒能有效预防克山病，这揭示了硒缺乏与克山病发病的关系，也证明了硒是人体必需的微量元素。

★ ★ ★

Ⅰ 硒的生理与免疫功能

1957 年，我国学者首先提出克山病与缺硒有关，并由此发现硒是人体必需的微量元素。人体中硒的总含量为 14 ~ 21 毫克，存在于所有细胞与组织器官中。

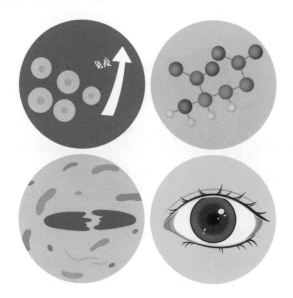

硒元素是人体重要的微量元素，其重要生理功能有：①**使淋巴细胞、自然杀伤细胞等免疫细胞活性增加，从而提高免疫功能**；②作为维生素 C- 维生素 E- 谷胱甘肽抗氧化系统中最关键的一环；③对金属有较强的结合能力，可起到解毒作用；④具有促进生长、抗肿瘤及改善视觉功能障碍的作用。

硒与甲状腺的结构和功能有着密切的联系，产后甲状腺炎是一种自身免疫性疾病，补硒可以调节免疫功能，防止甲状腺组织受到免疫系统攻击，因此，硒治疗可以降低产后自身免疫性甲状腺疾病的发生率。

② 硒从哪里来？

海产品和动物内脏都是硒的良好来源，如鱼子酱、海参、牡蛎、蛤蜊和猪肾等。产自富硒地区的农产品，也普遍含有较多的硒。

③ 硒缺乏或过量的危害

居住于缺硒地区的居民较易受到膳食硒缺乏的影响，而有较大风险罹患克山病和大骨节病，轻度缺硒还可影响机体的免疫功能。

硒中毒的患者会出现头发、指甲脱落、皮肤损伤及神经系统病变，出现指端麻木、抽搐等症状，严重的硒中毒可致人死亡。

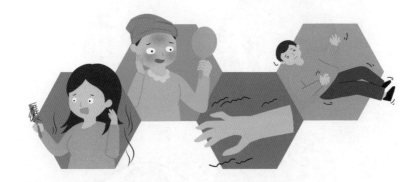

④ 我国有哪些地区缺硒？

硒在地壳中的含量仅为亿分之一，全世界有 40 多个国家和地区属于缺硒地区。而我国也是缺硒大国之一，硒在我国的分布极其不均匀，据《中华人民共和国地方疾病与环境因素图集》揭示，从东北三省起斜穿至云贵高原，占中国国土面积 72% 的地区存在一条低硒地带，其中 30% 为严重缺硒地区，粮食等天然食物硒含量较低。华北、东北、西北等大中城市都属于缺硒地区。

我国作为缺硒最严重的国家之一，但却拥有着世界上硒矿储量最丰富的宝地——湖北恩施市。恩施是至今为止全球唯一探明的独立硒矿床所在地，硒矿储量稳居世界第一。此外，我国的富硒地区还有陕西安康市、贵州开阳县、浙江龙游县、山东枣庄市等。尽管我国有许多富硒地区，但是我们的缺硒地带更多、更大。目前，我国约有 2/3 的人口严重缺硒，人群食物中尚达不到每天每人 40 微克以上的标准补硒水平，尤其是缺硒地区人群，更难从食物中达到补硒的目的。

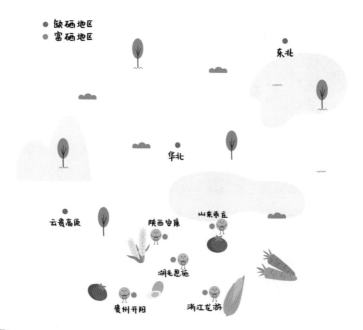

- ● 缺硒地区
- ● 富硒地区

5 **硒还与什么疾病有着密切关系？**

（1）硒与地方病：大骨节病是指一种地方性、变形性骨关节病，国内又叫矮人病、算盘珠病等。大骨节病在我国分布范围大，主要发生于黑龙江、吉林、辽宁、陕西、山西等省，多分布于山区和半山区，平原少见。大骨节病主要发生于儿童及青

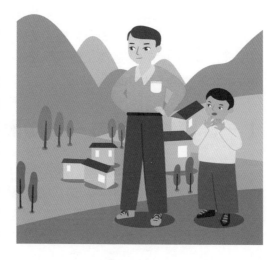

少年，虽然目前病因尚不明确，但是缺硒被认为是发生大骨节病的重要原因。

（2）**硒与肿瘤**：近年来，由于硒有着出色的抗癌作用而广受国内外学者关注。一项在美国进行、长达13年的研究表明：每日补硒200微克可以使癌症死亡率下降50%，使癌症总发病率下降37%。硒既可调节细胞氧化还原过程，也可通过氧化应激促进恶性细胞凋亡而呈现抗癌性能；在预防肿瘤发生、抑制肿瘤生长、促使癌细胞凋亡等方面具有明显的作用，甚至有一些人将硒称为"抗癌之王"。

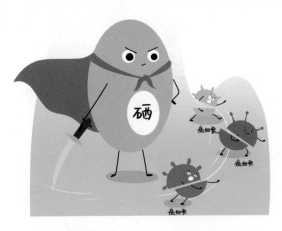

（3）**硒与糖尿病**：有医学研究表明，糖尿病患者体内普遍缺硒，其血液中的硒含量明显低于健康人。糖尿病病人适量补充富含硒的食物可以改善糖尿病相关症状，并且硒作为一种免疫调节剂，可以帮助免疫力低下的糖尿病病人抵抗感染，减少糖尿病病人出现并发症的概率。

除此之外，硒还与眼睛健康和男性健康有一定的关系。硒能催化并消除对眼睛有害的自由基物质，从而保护眼睛的细胞膜。有研究发现，精液中硒水平越高，精子数量越多，活力越强，而过度缺硒会导致患者精子活力低下，精子死亡率高，引发不育症。

十一、营养新活力——辅酶 Q10

随着疫情感染高峰的到来，很多新冠病毒阳性的患者都会出现心脏不适的情况，一时间辅酶 Q10 成了抢手货，甚至一度被抢购一空。那么辅酶 Q10 到底是什么？它备受追捧的背后有什么道理吗？

ⓘ 什么是辅酶 Q10？

辅酶 Q10 是生物体内广泛存在的一类脂溶性醌类物质，在线粒体呼吸链中起重要作用，它能够参与氧化磷酸化及 ATP 的生成过程，可作为细胞代谢和细胞呼吸的激活剂。它的主要生理功能有：

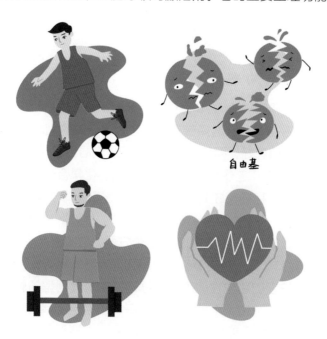

自由基

（1）**促进能量产生**：辅酶 Q10 储存于细胞的线粒体内，对能量产生的过程起着至关重要的作用，95% 的能量产生都与辅酶 Q10 相关。辅酶 Q10 可以使人精力充沛，体力和耐力都得以提高，不再感觉疲劳，是运动员增强和快速恢复体力的首选。

（2）**抗氧化**：辅酶 Q10 具有强大的抗氧化作用，能够清除自由基，使细胞免受损害，保护细胞健康，其抗氧化能力是维生素 E 的50 倍。辅酶 Q10 除了其自身能发挥抗氧化作用外，还能加强并再生其他抗氧化剂，比如维生素 E、抗坏血酸、硫辛酸等。

（3）**增强免疫力**：辅酶 Q10 能够增强免疫系统的能力，免疫系统是对抗各种疾病最好的天然屏障，保护心、肝、肾等重要器官免受病菌、病毒的损害。研究发现，乳腺癌、前列腺癌、胰腺癌和结肠癌等患者体内辅酶 Q10 的浓度较正常人低，提示辅酶 Q10 作为机体非特异性免疫增强剂在提高机体免疫力和抗炎症、抗肿瘤等方面可起到较好的作用。

（4）**改善心脏健康**：心脏是高耗能器官，其辅酶 Q10 含量在人体各脏器中最高，对辅酶 Q10 也最敏感。人体缺乏辅酶 Q10，通常第一个受到影响的就是心脏。几乎所有的证据都表明，辅酶 Q10 能提高心肌功能，改善心脏健康。

2 如何选购辅酶 Q10？

市场上销售的辅酶 Q10 保健品品种繁多，在挑选时应注意以下几点：首先看品牌，应选择带有"小蓝帽"标志的大品牌产品，大品牌产品不仅口碑好，而且效果佳，食用更安心。其次看生产工艺，辅酶 Q10 的生产工艺主要有生物提取工艺、化学合成工艺和微生物发酵提取工艺，目前比较先进的是微生物发酵提取工艺。第三看剂型，辅酶 Q10 保健食品主要有粉剂、片剂、胶囊、口服液等几种剂型，粉剂需要冲泡，片剂和胶囊携带方便，口服液吸收效果较好。但由于辅酶 Q10 是一种脂溶性的抗氧化剂，易氧化变性，而软胶囊能更好地保护它的功效性，因此最好选择软胶囊剂型的辅酶 Q10。第四看含量，目前市场上的产品有以每 100 克含辅酶 Q10 的标示方式，也有以每粒含辅酶 Q10 的标示方式，应统一单位后再进行比较，选择含量高的产品。

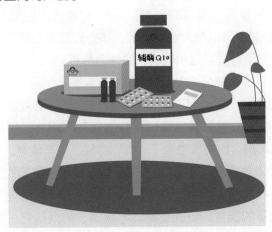

第4章

问问营养师 儿童问题

　　学龄儿童，泛指6～17岁儿童青少年，既包含了学龄期（相当于小学阶段）儿童，也涵盖了青春期（相当于初中和高中阶段）青少年。学龄儿童体格发育迅速，加上这个时期的孩子学习任务繁重，对能量和各种营养素的需求很高。另外，这一时期也是学龄儿童行为习惯和生活方式形成和发展的阶段。因此，均衡膳食的保障以及健康饮食行为的培养，对于保证学龄儿童的身心发育至关重要，将为其一生的健康奠定基础。

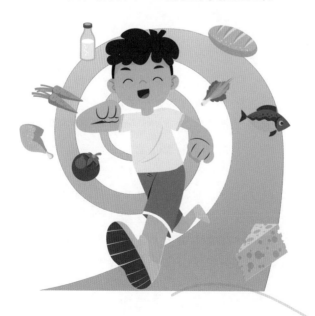

一、孩子免疫力低下的表现有哪些?

【睡眠不好的壮壮】

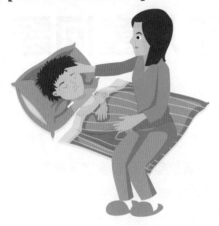

壮壮是个乖孩子,但这段时间,睡觉时总是翻来覆去睡不好,有时还会突然惊醒、出汗。妈妈有点担心壮壮的身体,电话咨询自己的营养师好友。

壮壮妈妈:亲,这段时间壮壮睡觉睡不好,动来动去,有时还突然惊醒,睡觉时爱出汗,也不知道怎么回事。

营养师:除了睡觉不老实以外,还有其他的现象吗?

壮壮妈妈:嗯,今年好像感冒生病的次数也比较多,每次感冒还不容易好,别人可能几天就好了,壮壮要持续好久才能好。

营养师:平常壮壮吃饭怎么样?

壮壮妈妈:比较挑食,好多食物不吃,有时光吃米饭,不爱吃菜,肉、蛋等都不怎么吃,总体吃得比较少。

营养师:孩子爱运动吗?

壮壮妈妈:不爱运动,动一下,就累得不行。

营养师:之前感冒去医院看过吗?有没有抽血化验?

壮壮妈妈:有的,之前检查的结果我拍照给你看。

营养师:从壮壮睡觉不踏实,爱感冒,感冒后不易好,结合壮壮的饮食情况和运动情况,以及化验单上血红蛋白等指标,可以看出壮壮免疫力不太好。

壮壮妈妈:啊,睡觉不好,也跟免疫力有关啊,这怎么办啊?

营养师:别着急,免疫力的提升不是一朝一夕的事情,需要长期的努力,跟饮食、运动、睡眠都有关系。我先跟你聊聊孩子免疫力低下有哪些表现,再和你说说怎么提升孩子的免疫力。

★ ★ ★

1 父母如何判断孩子身体健康与否、抗病能力如何？

很多家长都认为，长得胖或壮的孩子，身体一定特别好；长得比较瘦的孩子免疫力肯定低下，非常容易生病。

实际上，孩子身体的好坏，外观只是部分原因，内因才是关键。这个内因就是机体各种生化指标和抗病能力。有人说这也没法看到哇，具体有啥表现呢？免疫力低下的孩子，一般有六大身体表现：

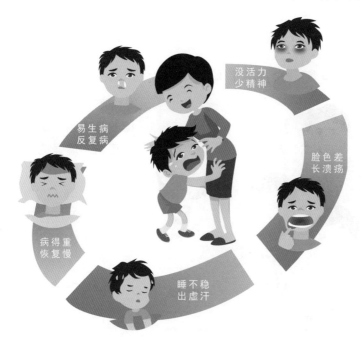

（1）**易生病、反复病**：免疫力低下的孩子，似乎一直处于感冒中，反反复复地不见好。而一般小朋友，一年可能从不生病或最多1 ~ 2次，免疫力低的孩子一年可能会有5 ~ 10次的感冒，似乎月月有小病，每次流感都中招。

（2）**病得重、恢复慢**：同在一个幼儿园或学校的一个班，有些小朋友生病了只是流鼻涕、打喷嚏；而免疫力低下的小朋友，可能会头痛、发热、咳嗽，甚至休息3 ~ 7天，恢复得也慢。

（3）**没活力、少精神**：孩子整天没精神，总是感觉很疲劳，上课爱打瞌睡，下课就想躺着玩手机，或者不喜欢运动，很可能也是免疫力低下的表现。

（4）**脸色差、长溃疡：**贫血或蛋白质－能量营养不良，都会给儿童带来肉眼可见的表现：脸色惨白缺少红晕；口腔爱长溃疡、口角炎症多发，舌苔重等表现也与人的免疫力、精神状态息息相关。

（5）**睡不稳，出虚汗：**晚上睡觉的时候翻来覆去睡不着，睡着后很容易惊醒、流涎、多梦、爱出汗。

免疫力是自身的防御机制，与儿童的饮食、睡眠、运动等有很大关系。孩子们正处在生长发育的旺盛阶段，长期偏食、挑食易导致营养不良，营养素的缺乏会导致孩子们免疫力低下，容易生病。

2 *如何提高孩子的免疫力？*

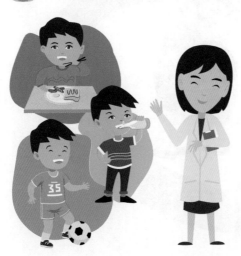

吃好、睡好以及有规律的身体活动是提高孩子免疫力、增强抗病能力的诀窍。

青少年应以摄入充足能量、保证营养充足为根本。应注意以下几个方面：

（1）**每天吃好早餐：**早餐食物应包括谷薯类、蔬菜水果、奶、豆制品、动物性食物、坚果等食物中的三类及以上。适量选择营养丰富的食物作零食。做到清淡饮食、不挑食不偏食、不暴饮暴食，养成健康饮食行为。

（2）**天天喝奶，足量饮水：**奶制品营养丰富，是钙和优质蛋白质的良好食物来源，应每天至少摄入 300 ～ 500 克液态奶或相当量的奶制品。保证足量饮水，少量多次，首选白开水，有助于维持身体活动和认知能力。不喝含糖饮料，禁止饮酒。

（3）**多户外活动，少视屏时间：**保证每天 60 分钟以上的中高强度身体活动；每天的视屏时间应限制在 2 小时内，保证充足睡眠。积极规律的身体活动、充足的睡眠有助于学龄儿童的正常生长发育和健康。

给孩子们准备餐食的时候，可以参考下面的膳食餐盘或者儿童膳食算盘。

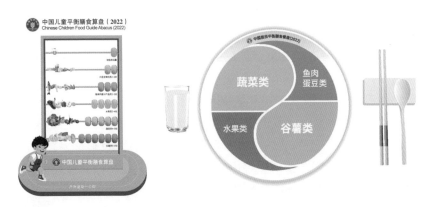

❸ 营养素摄入不足时怎么办？

均衡饮食不仅可以满足人们所有的营养需求，而且可以提供多种有助于预防慢性疾病的化合物。当膳食得不到满足、疾病康复或特殊时期，应该服用营养素补充剂来满足需要。

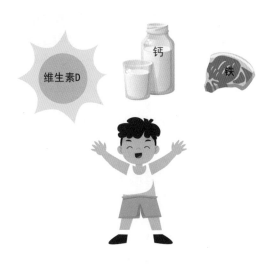

根据全国的膳食调查，儿童最常缺乏的营养素有维生素 D、钙、铁、锌和 B 族维生素等。

（1）**维生素 D**：维生素 D 主要通过晒太阳在体内合成。在紫外线 UVB 的作用下，在人体的皮下自身合成。但想通过晒太阳获得足量的维生素 D 需要满足阳光充足、皮肤暴露范围足够大、阳光暴露时间足够长等条件。这些条件受当地季节、居住地纬度、环境污染等因素影响，不是晒了太阳就一定有用的。经常晒不到太阳的人应该口服补充维生素 D。天然食物中维生素 D 含量极少，每天需要吃 16 个鸡蛋或 500 克以上的鸡肝才可以考虑不额外补充维生素 D，所以按照中国传统的饮食模式，想要靠一日三餐来满足维生素 D 的需求比较难。因此，对于青少年建议常规补充维生素 D，每天可以补充 400 单位（相当于 10 微克）。

（2）钙：青春期儿童增加钙的摄入量有利于增加骨密度，比成年后补钙效果好。青少年推荐每天摄入 1000 ～ 1200 毫克钙元素。食物中钙的最好来源是奶和奶制品，不仅含量丰富，而且吸收率高。相比于纯牛奶，酸奶经发酵后更有利于钙的吸收，应该每天摄入 300 毫升及以上的液体奶或相当量的奶制品。大豆类食品、绿色蔬菜、虾皮、海带、芝麻酱等也含有较多的钙，是补钙的理想食材。对于奶制品过敏或乳糖不耐受的青少年，可以补充钙制剂。

（3）铁：与童年时期相比，青少年需要更多的铁来支持肌肉生长和增加血容量，青春期女孩比男孩需要更多的铁来弥补月经期间的失血。许多少女，特别是那些限制能量摄入的女孩，都存在铁摄入量不足。据统计，在 12 ～ 19 岁的女孩中，有 7% 患有铁缺乏或缺铁性贫血。摄入铁强化谷物（如早餐谷物）、瘦肉、家禽和海鲜较少的青少年，可能无法满足铁的需求，这些孩子需要给予含铁的膳食补充剂。

 4　牛初乳与免疫力

为什么 6 月龄内母乳喂养的婴幼儿，很少生病呢？这主要是母乳尤其是初乳中富含营养和免疫活性物质，有助于肠道功能发展，并提供免疫保护。

初乳：分娩后 7 天内分泌的乳汁称为初乳。初乳呈淡黄色，质地黏稠，含有丰富的营养和免疫活性物质，有助于肠道功能的最初发展，并提供免疫保护，对婴儿十分珍贵。

除了人初乳外，目前，应用成熟的还有牛初乳。牛初乳是指正常饲养的、无传染病和乳腺炎的健康母牛分娩后 72 小时内挤出的乳汁。人类对于牛初乳的认识和开发有着较为悠久的历史。一千多年前，印度医生将初乳用于治疗；在美国，青霉素等药物发明之前，将初乳作为天然抗体；随着科学研究的进展，科学家开展了牛初乳活性成分、功效、安全性和加工技术等方面的研究，并重点关注了牛初乳可能存在的免疫益处。

现有的临床试验结果显示：**牛初乳可有效降低复发性上呼吸道感染、能够显著改善儿童的腹泻情况；尤其对于运动人群，牛初乳可以维持身体屏障的完整性、减少上呼吸道感染风险并提升免疫功能。**

目前，很多国家将牛初乳作为注册的膳食补充品，应用在多个领域，如亚洲有含初乳的配方奶粉，韩国有添加初乳粉的婴儿配方奶粉，新西兰有牛初乳－益生菌胶囊和护肤品，澳大利亚治疗用品管理局将"牛初乳粉"作为生物活性原料列入"登记类药品"，美国有添加了牛初乳的口服生长因子喷剂、含牛初乳的润喉糖，欧洲有添加牛初乳的初乳能量－运动饮料等。各国牛初乳相关产品需按照相关管理规定进行管理，管理的重点在于产品标准功能及标签的真实性。我国《牛初乳粉行业标准》（RHB 602—2005）中要求牛初乳粉的蛋白质含量不低于 40%，IgG 含量不低于 10%。

二、春季感冒预防

【 爱感冒的小明 】

每年春寒料峭之际，小明总是会感冒，发热、咽痛、咳嗽，食欲下降，睡眠不好，经常不能去上学，需要妈妈请假带他去医院看医生。为了小明的身体健康，妈妈这次专程来医院向临床营养师请教，希望了解孩子为什么总在春天感冒，并期望知道怎么增强他的抵抗力以预防感冒。

营养师详细地回答了小明妈妈的提问。

★ ★ ★

寒气

儿童为什么春季易感冒?

春季是感冒易发的季节,尤其儿童容易"中招"。每到春季,医院里就挤满了患感冒的儿童。为什么儿童在春天容易感冒呢,主要是因为以下几个原因:①春季天气变化多端,冷暖骤然变化,使人体免疫与防御的功能下降,加上小孩的身体相对而言较弱,易发生感冒;②随着气温的上升,孩子们的户外活动也增加了,如没有及时增减衣物,一热一冷,也易引发儿童感冒;③跟随温度的升高,"冬眠"后醒来并开始滋生繁殖的细菌、病毒等致病微生物也会乘机肆虐,让小朋友们易感冒。

感冒虽然是常见的小病,但一些症状常常会让孩子们感到很痛苦,如鼻塞、流涕、打喷嚏、咽痛、咳嗽等。有时候,家长看到孩子难受的模样,恨不得将感冒转到自己身上替孩子忍受感冒的折磨。其实,我们日常生活中通过一些简单的方法,就能提升孩子的抵抗力,预防感冒。

防感冒,小贴士:

1 吃好一日三餐

儿童应做到吃好一日三餐,包括适量的谷薯类、蔬菜、水果、禽畜鱼蛋、豆类坚果,以及充足的奶制品。两餐间隔 4 ~ 6 小时,三餐定时定量。早餐提供的能量应占全天总能量的 25% ~ 30%、午餐占 30% ~ 40%、晚餐占 30% ~ 35%。三餐不能用糕点、甜食或零食代替。做到营养丰富、清淡饮食,少吃含高盐、高糖和高脂肪的快餐。

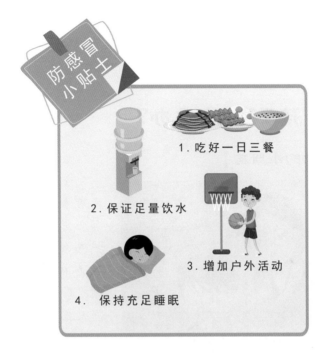

防感冒小贴士

1. 吃好一日三餐

2. 保证足量饮水

3. 增加户外活动

4. 保持充足睡眠

2 **保证足量饮水**

要保障充足饮水，低龄儿童每天 800 ~ 1400 毫升，青少年每天 1500 ~ 1700 毫升，首选白开水，不喝或少喝含糖饮料，更不能饮酒。

3 **增加户外活动**

儿童青少年要增加户外活动时间，做到每天累计至少 60 分钟中等强度以上的身体活动，其中每周至少 3 次高强度的身体活动，视屏时间每天不超过 2 小时，越少越好。

4 **保持充足睡眠**

儿童应当保持充足的睡眠。虽然每个人睡眠需求有差异，但整体来说，小学生每日睡眠时间推荐 9 ~ 12 小时，中学生推荐 8 ~ 10 小时，满足个体化的睡眠需求，儿童应合理安排作息，保持睡眠规律，固定上床和起床时间。

除此之外，春季还需要做好防寒保暖工作，要结合气候的变化，及时增减衣物，避免出现受寒感冒。室内保持勤通风，在感冒高发时，避免接触感冒患者，让孩子养成勤洗手的习惯。

三、孩子厌食怎么办？

【厌食的小朋友】

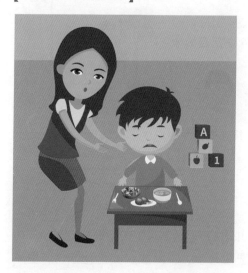

今天幼儿园的午餐，看着很不错哦，保育员老师心想："贝贝今天应该能把午餐吃完吧"。贝贝已经是中班的小朋友了，可是吃饭依然是一个大难题，当其他小朋友都吃得津津有味时，贝贝却歪着脑袋，皱着眉头，饭菜含在嘴里，难以下咽。老师劝说道："贝贝，今天的午餐看着好好吃啊，你怎么不吃啊？"

贝贝不说话，依旧将饭含在嘴里……没有办法，老师只好将贝贝又没好好吃饭告诉了贝贝妈妈，并建议贝贝妈妈带他去看看医生。着急的贝贝妈妈第二天就带贝贝来到了医院，经过一系列的检查，医生告诉贝贝妈妈，贝贝是小儿厌食症，这可把贝贝妈妈吓坏了，那到底什么是厌食症？怎么改善？

★ ★ ★

1 什么是厌食症？

有些孩子在比较长的一段时间里出现不想吃食物，讨厌和拒绝吃东西，进食量明显减少，有的可能还伴随呕吐、腹胀、便秘、腹泻等情况，如出现以上症状，孩子可能得了厌食症。小儿厌食在学龄前儿童中尤为明显。

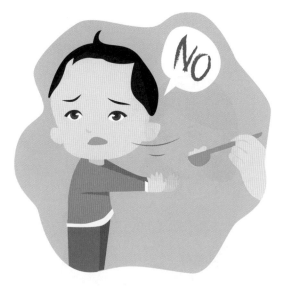

2 为什么会出现厌食？

（1）**疾病**：很多疾病可以导致孩子的食欲下降，并且看见食物就有想吐的感觉。家长们要及时发现孩子的症状，当孩子不想吃东西时要分析原因，找不到原因时要及时就医。孩子不愿意吃东西时，不要强行灌喂，因为这可能会给孩子造成心理阴影，对食物更加恐惧。

（2）**饮食习惯不良**：很多孩子不想吃东西还与平常的饮食习惯有关。随着经济水平的提高，可获得的食物也越来越丰富，除了一日三餐外，还有很多的零食和饮料，小儿过多食用零食，特别是饭前饮用大量饮料，都会影响孩子的食欲。一些不好的饮食习惯，如边看电视边吃饭、边玩手机边吃饭等不良行为也会导致孩子患厌食症。

（3）**锌元素缺乏**：锌元素与唾液蛋白结合成味觉素，可促进食欲，缺锌可影响味觉和食欲，甚至发生异食癖。

（4）**精神因素**：精神心理因素也会导致小儿不想吃东西。当儿童受到惊吓、恐惧时，可能引起消化功能紊乱，食欲减退。尤其是当孩子食欲不好时，父母采用逼迫手段或恐吓办法逼迫孩子进食，往往得不偿失，使孩子产生逆反心理而拒绝进食。

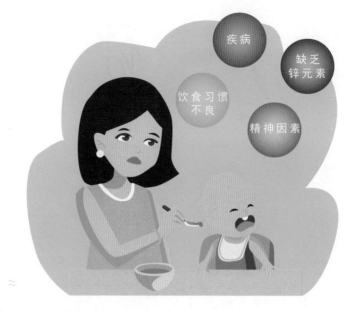

3 如何改善小儿厌食？

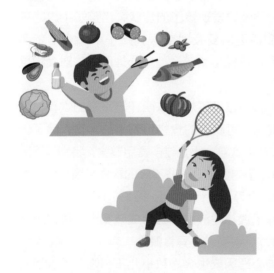

小儿不愿意吃东西或进食过少会导致体内营养物质缺乏从而影响孩子的生长发育，还会破坏小儿的免疫系统使机体的抵抗能力下降，让孩子更容易患上各种疾病。我们应该重视对孩子健康饮食行为的培养，吃好一日三餐，做到三餐规律、定时定量；合理选择零食；做到不偏食、不挑食、不过度节食、不暴饮暴食。

另外，要养成良好的生活习惯：开展规律、多样的身体活动，如学做家务、休闲互动、身体活动以及以健身为目的的运动锻炼；做到每天进行累计至少 60 分钟以有氧运动为主的中高强度身体活动，其中每周至少 3 天的高强度身体活动。除了积极规律的身体活动外，还需要保证充足的睡眠。

四、孩子发热时如何饮食？

【 发热的乐乐 】

乐乐是独子，家里每天都是一大帮人围着乐乐转，家人对乐乐的爱是含在嘴里怕化了，捧在手里怕摔了。最近，乐乐生病了。虽是普通的感冒发热，但也把爷爷奶奶给吓坏了、也忙坏了。每天做很多"有营养"的食物给宝贝孙子吃。可是，平常乐乐爱吃的食物，这回乐乐

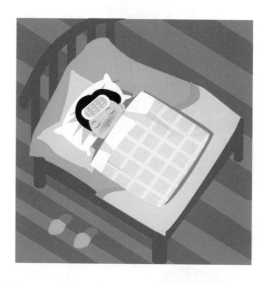

都不怎么吃了。爷爷奶奶着急了，带着乐乐到社区卫生中心咨询。

社区医生：老人家身体怎么了？

奶奶：医生，不是我们怎么了，是我们家大孙子。他最近有点发热，都不怎么吃饭了。

医生：最近都给孩子做什么吃的呢？

奶奶：都是他平常爱吃的牛排、烤鸡翅，这几天他都不吃了。

医生：牛排、烤鸡翅都比较油腻，不适合在这个时间给他吃。

奶奶：可是如果不吃肉，怎么才能恢复力气呢？

医师：发热时，身体能量消耗增加，是需要补充营养，但孩子的胃肠功能减弱，不能吃这么油腻的食物。

奶奶：那要吃些啥啊？

★ ★ ★

1 孩子发热时吃饭应该注意什么？

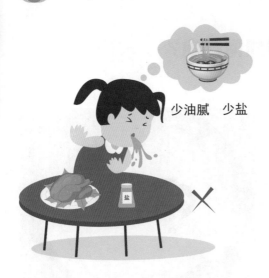

少油腻　少盐

首先要搞清楚孩子发热的原因。饮食上应该暂时以清淡饮食为主。因为在发热的情况下，胃肠功能往往会减弱，有时还会出现恶心、胃灼热、腹胀、呕吐，如果吃得太油腻，则不容易消化。所以在发热时，饮食应该以清淡为主，"清"就是少油腻，"淡"就是少吃盐，同时适当多饮水，但是如果一直高烧出汗，也要适当补充盐分。

2 孩子发热时不能吃什么？

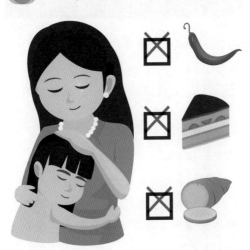

孩子发热时不要吃过于辛辣、刺激的食物，特别是麻辣味道的菜品，虽然可以刺激舌头的味蕾功能，但是辣也让消化道备受折磨，尤其是刺激孩子"娇嫩"的消化道黏膜。还有，不宜吃太甜腻的食物，高糖分的食物容易消耗机体大量的维生素和微量元素以进行能量代谢。此外，不宜吃太粗的食物，过多的粗纤维食物容易产生胃肠道不适，也不利于胃肠道的顺畅。

3 **孩子生病发热期间怎么吃？**

孩子发热时，最好提供清淡、易消化、蛋白质含量高、富含维生素的食物，少食多餐，补充足够的水分。主食方面选择稀软、易消化的食物，吃一些新鲜的水果和蔬菜。

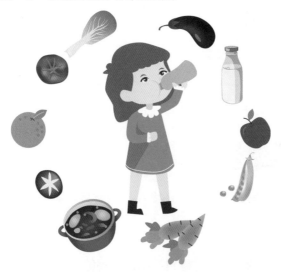

（1）**多喝水**：由于发热会带走人体的水分，因此我们需要多喝水来补充，同时还可以将废物从细胞中运出。建议多喝温水，不要喝凉水和冰水，以免加重胃肠不适或者引起腹胀、腹泻。

（2）**多吃"软饭"**：尽量选择水分多，且容易咀嚼或吞咽的食物，如南瓜粥、青菜粥、蘑菇粥或细面条等。

（3）**补充优质蛋白质**：建议选择牛奶、酸奶、嫩豆腐、蛋羹、肉沫粥、汆肉丸子等，它们可以为人体补充优质蛋白质，帮助人体提高免疫力。

（4）**多多益善的新鲜水果和蔬菜**：新鲜的水果和蔬菜是日常膳食中维生素 C 的主要来源，选择鲜枣、苹果、橙子、橘子、猕猴桃等水果，可以帮助补充维生素 C，提高人体免疫力。同时水果也是维持人体电解质平衡不可缺少的食物。

在康复期应适当增加优质蛋白质的摄入量，增加肉、蛋、奶、豆制品的摄入，补充疾病期造成的亏空，恢复机体抵抗力。

4 孩子发热之后怎么恢复正常饮食？

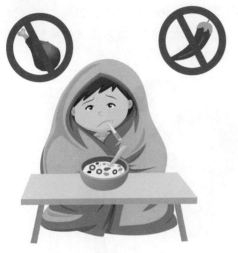

孩子发热之后，胃肠功能还是比较"娇嫩"的，因此切不可以立刻给予大鱼大肉，肥甘厚味地补充，也忌讳给孩子吃一些比较辛辣的食物。而是逐渐增加蒸蛋羹、碎肉丸子这些蛋白质含量丰富的菜品，主食也可以从粥到面条再到馒头、米饭。应该做到少吃甚至不吃油炸食品、甜食、烟熏制品，最好在生病痊愈后 24 ~ 48 小时再逐步恢复到正常饮食。

5 孩子发热，同时有腹泻应该如何吃？

注意不要给孩子吃含膳食纤维比较高的食物，如粗杂粮、香蕉、菠萝、毛笋、辣椒、韭菜、红薯等，这些食物富含纤维素，有促进肠道蠕动的作用，从而加重腹泻。不宜进食高糖食物，糖进入肠道内易引起发酵而加重胀气，腹泻期间应不吃糖或少吃糖。可以给孩子吃一些电解质含量丰富的食物，特别是含钾、钠丰富的食物。腹泻较轻时，可喂以米汤、粥和稀释的牛奶。病情较重时，应暂时停止喂牛奶等食物，禁食时间一般以 4 ~ 6 小时为宜，不禁水，可用胡萝卜汤、苹果泥、米汤等替代牛奶喂孩子，以补充矿物质及维生素。腹泻次数减少后，可给予半流质饮食，由少到多，由稀到稠，少量多餐，逐步过渡到正常饮食。

五、患口角炎的孩子是缺少营养吗？

【爱烂嘴角的轩轩】

一到秋天，轩轩的嘴角就容易出现皲裂，严重时还会出血。最难受的是裂口结痂的过程，不敢张嘴，不能大声说笑，稍微张大一点就会撕开伤口。轩轩几乎每年都会发生这种情况。这天，轩轩妈妈的好朋友（注册营养师）来家中做客，看到轩轩的嘴角，注意到轩轩的饮食后，告诉轩轩妈妈，轩轩的"烂嘴角"是口

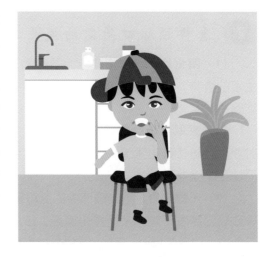

角炎，平常要多注意饮食。那口角炎到底是什么呢？

★ ★ ★

1 为什么会出现口角炎？

口角炎，是维生素 B_2 缺乏的主要临床表现。

维生素 B_2 是人体许多重要酶类的辅酶成分，参与体内的氧化与能量生成过程，是人体必不可少的营养物质。人体不能合成维生素 B_2，必须从食物中摄取。如摄入量不足，则易出现口角炎。

维生素 B_2 缺乏比较轻微时常不出现症状，但对身体健康有不易察

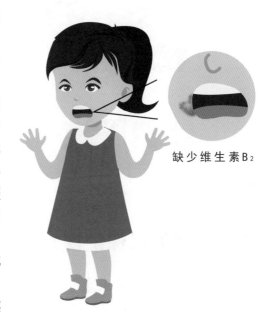

缺少维生素 B_2

觉的潜在危害。例如，可导致工作能力减低，易疲劳；幼儿长期轻度缺乏可影响智力发育；孕妇缺乏可影响胎儿发育。

② 怎样预防口角炎的发生呢?

（1）**膳食均衡**：食物多样，不偏食，不挑食，多吃富含 B 族维生素的食物，如动物肝脏、瘦肉、蛋、牛奶、豆制品、新鲜绿叶蔬菜等。

（2）**采取正确的烹调方式**：B 族维生素很容易溶解于水，做饭时要注意防止维生素流失，米不要过度淘洗，蔬菜要先洗后切，食品加工过程中不放碱。

（3）**不舔嘴唇**：因为唾液中的淀粉酶、溶菌酶等在嘴角处残留，导致局部越发干燥，从而发生糜烂，应避免撕皮，以免诱发或加重口角炎。口唇干燥时，可涂少许甘油或润唇膏。

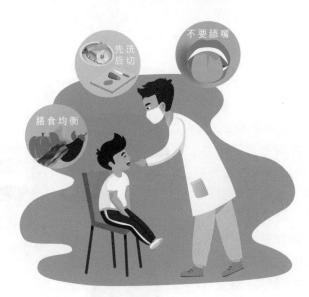

六、孩子怎么保护视力?

【把近视扼杀在摇篮里】

小雪今年 8 岁，上小学二年级。最近一段时间，妈妈发现小雪看电视的时候总是搬个小板凳坐得特别靠前，写作业的时候，眼睛离作业本也很近。

"孩子在幼儿园和一年级上学期，视力都很好。但从一年级下学期快放暑假的时候开始，我发现她看东西不对劲"。小雪妈妈回忆，以前孩子是坐在沙发上看电视，但是那段时间，她看电视总是往前，不是坐在沙发上，而是往茶几上凑，似乎只有这样才能看得清楚，写作业的时候也是，头恨不得跟本子贴到一起了。她马

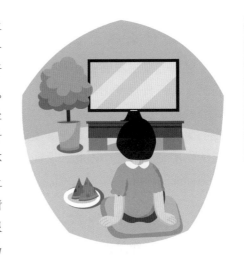

上带孩子去医院检查视力，一查双眼近视都达到了200度，"孩子这么小就近视了，这可怎么办？"她向医生求教。

近视是儿童青少年常见的眼病之一，也是视力受损的主要原因之一。近年来，由于手机、平板电脑等电子屏幕产品的普及，加上用眼过度、用眼不卫生、身体活动减少等，我国儿童青少年近视率居高不下、不断攀升，已成为一个关系国家和民族未来的大问题。

★ ★ ★

① 如何判断孩子近视了？

近视是指人眼在调节放松状态下、平行光线经眼球屈光系统后聚焦在视网膜之前的一种屈光不正现象。

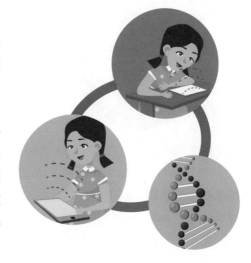

如孩子出现以下行为，家长们可要注意了：①孩子看近物时清楚，看远处物体时模糊，同时有眯眼、揉眼、歪头的动作；②近视度数比较高者，出现眼前有小蚊子在飞、漂浮物等症状。

② 为什么孩子会出现近视？

近视的发生发展受环境和遗传因素的共同影响。主要危险因素包括：①户外活动时间和睡眠时间少，近距离持续用眼时间过多，读写姿势不正确；②儿童过早、过长时间使用电子产品也是近视发生的重要环境因素；③对于高度近视，尤其是病理性近视，遗传因素的作用更为明显。因此，近视的父母更应该注意让孩子远离容易发生近视的环境。

③ 如何预防和改善？

儿童青少年是祖国的未来和民族的希望，且近视一旦发生，除了矫正（配眼镜、做手术等），无法治愈，因此重在预防。科学用眼，增加户外活动时间，定期复查，采取标准规范的防控措施，有助于预防近视发生、减缓近视发展、避免视力损害。

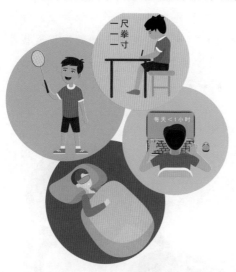

（1）养成良好的用眼习惯： 保证正确读写姿势，不要歪头看书、写字，应保持"一尺、一拳、一寸"，即眼睛与书本距离应约为一尺、胸前与课桌距离应约为一拳、握笔的手指与笔尖距离应约为一寸，读写连续用眼时间不宜超过 40 分钟。不在走路时、吃饭时、卧床时、晃动的车厢内、光线暗弱或阳光直射等情况下看书或使用电子产品。

（2）增加户外活动和锻炼： 让孩子到户外阳光下度过更多时间，能够有效预防和控制近视。开展规律、多样的身体活动，如做家务、休闲娱乐、体育活动以及以健身为目的的运动锻炼；做到每天进行累计至少 60 分钟以有氧运动为主的中高强度身体活动，其中每周至少 3 天的高强度身体活动。已患近视的孩子应进一步增加户外活动时间，延缓近视发展。

（3）**控制电子产品使用时间**：有意识地控制孩子特别是学龄前儿童使用电子产品，非学习目的的电子产品使用单次不宜超过 15 分钟，每天累计不宜超过 1 小时，使用电子产品学习 30 ～ 40 分钟后，应休息远眺放松 10 分钟，年龄越小，连续使用电子产品的时间应越短。同时，家长陪伴孩子时应尽量减少使用电子产品。

（4）**保障睡眠和营养**：保障孩子的睡眠时间，确保小学生每天睡眠 10 个小时、初中生 9 个小时、高中生 8 个小时。食物多样，让孩子多吃鱼类、水果、绿色蔬菜等有益于视力健康的营养膳食。

七、孩子个子矮小怎么办？

天天今年 9 岁了，可身高还不到 1.2 米，父母非常着急，担心天天将来长不高，便带他到儿童医院看生长发育门诊。医生详细检查了天天的身体并回答了孩子父母的问题。

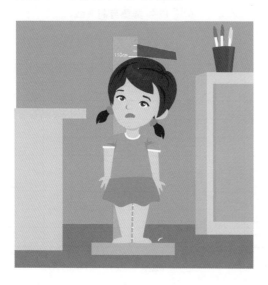

① 怎么判断生长发育是否正常呢？

身高和体重是评价儿童少年生长发育、营养和健康状况最常用的指标。正常的体重是一个人营养状况良好的表现。体重过高或过低都是不健康的表现。体重过低会影响正常的发育，引起学习能力低下等问题。超重或肥胖可以增加患多种慢性疾病的危险性。

平时要经常测量身高和体重，以判断生长发育是否正常。下图可以作为参考来判断孩子身高、体重是否正常。

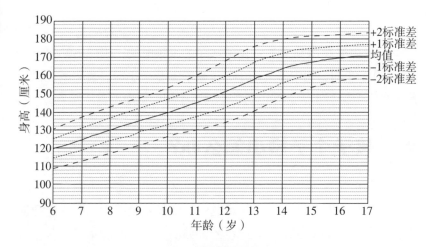

6 ～ 17 岁男童身高曲线

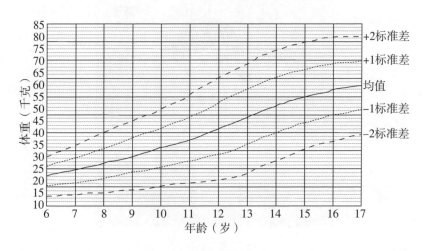

6 ～ 17 岁男童体重曲线

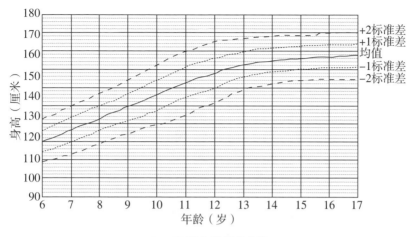

6 ～ 17 岁女童身高曲线

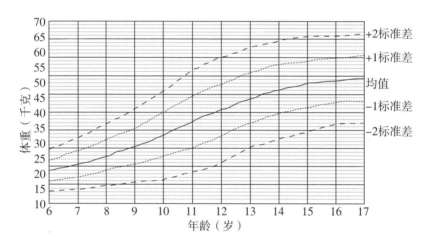

6 ～ 17 岁女童体重曲线

2 孩子为什么个子矮小？

儿童身高受基因、神经内分泌系统以及内、外环境如营养、疾病、社会、心理、精神等诸多因素的影响。

（1）**遗传基因**：父母身高对子女身高有重要影响。而遗传性代谢缺陷病、染色体畸变则严重影响儿童的生长发育。

（2）**营养**：营养是儿童生长发育重要的物质基础，营养物质的摄入量将直接影响儿童的体格发育。

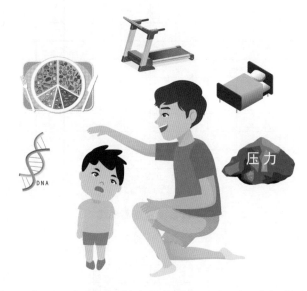

（3）**运动**：运动后生长激素分泌增加，有利于生长发育。

（4）**睡眠**：正常人的生长激素呈脉冲式分泌，主要在夜间睡眠时分泌，充足睡眠对生长也很重要。

（5）**心理**：心理压力过大也会引起儿童生长发育迟缓，精神愉快有利于促进儿童生长。

（6）**疾病因素**：生长激素缺乏、甲状腺激素缺乏、性早熟等疾病都可能会导致孩子的身高受影响。

3 如何保持长高和正常发育呢？

（1）**吃好**：人体需要的营养素有蛋白质、脂肪、碳水化合物、维生素和矿物质，儿童和青少年需要这些营养素来满足生长发育的需要，成人需要这些营养素来维持健康。儿童和青少年正常生长发育的物质基础是充足、全面和均衡的膳食营养摄入。与成年人相比，儿童和青少年能量和营养素的需要相对要高。例如，11岁的小学生每日所摄入的总能量与成年人相差无几。能量和营养素（维生素A、维生素D、B族维生素、钙、铁、锌、碘等）的缺乏或不足会妨碍或延缓儿童青少年体格和智力的正常发育。下表列出了由中国营养学会制订推荐的学龄儿童膳食营养素参考摄入量（表 4-1）。

表 4-1　学龄儿童膳食营养素参考摄入量

人群	能量（兆焦）		蛋白质（克）		钙（毫克）	铁（毫克）		锌（毫克）		碘（微克）	硒（微克）
	男	女	男	女		男	女	男	女		
6 岁～	6.69	6.07	35	35	650	7		4.6		65	25
7 岁～	7.11	6.49	40	40	800	10		5.9		65	35
8 岁～	7.74	7.11	40	40	800	10		5.9		65	35
9 岁～	8.37	7.53	45	45	800	10		5.9		65	35
10 岁～	8.58	7.95	50	50	800	10		5.9		65	35
11 岁～	9.83	8.58	60	55	1000	11	14	8.2	7.6	75	45
14 岁～	11.92	9.62	75	60	800	12	14	9.7	6.9	85	50

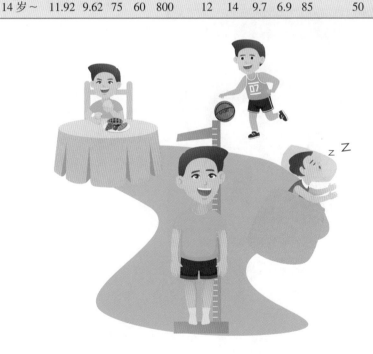

　　儿童缺乏维生素 A、维生素 D、B 族维生素、钙、铁、锌、碘等这些影响生长发育的营养素时，应补充相应的膳食营养补充剂，保证摄入足够的量，满足生长发育的需要。

（2）**运动好**：积极规律的身体活动有利于学龄儿童的正常生长发育和健康。学龄儿童应每天累计进行至少60分钟的中高强度身体活动，以全身有氧活动为主，其中每周至少3天的高强度身体活动。身体活动要多样，其中包括每周3天增强肌肉力量和（或）骨健康的运动。

（3）**睡好**：保证充足的睡眠，6～12岁儿童，每天应保证9～12个小时的睡眠，不要少于9个小时。13～17岁儿童每天睡眠时长应为8～10个小时。

八、为什么孩子会过敏，发生过敏怎么办？

【 **恼人的过敏** 】

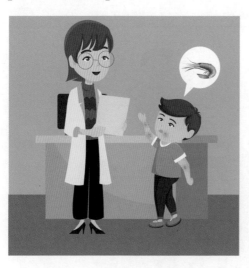

10岁的童童非常烦恼，几年来，凡是遇到丰盛的饭菜，无论是在幼儿园或小学食堂的饭菜，还是爷爷奶奶带来的新鲜食物，他一直都不敢贸然尝试，稍微吃一点，就要在提心吊胆中度过几天。今天他看着其他人享受美食，眼馋就偷吃了一只虾，结果又"遭罪"了，妈妈不得不带他去医院。

医生：孩子哪里不舒服吗？

妈妈：从昨天开始，孩子反复起湿疹，嗓子也红肿，请医生看看是怎么啦？

医生：我看看（检查），感觉有什么其他不舒服吗？

妈妈：不发烧，就是出疹子、皮肤痒、嗓子疼，开始还头痛、胃痛……

医生：吃了什么食物？先抽血检查一下……有食物过敏史吗？

例如牛奶、豆类、蘑菇、海鲜……

妈妈： 有的有的，他吃海鲜过敏，但我们昨天没有吃呀……

医生： 按照检查结果和症状，肯定是食物过敏了，你把家里昨天一天他吃的食物写出来，检查一下看看，需有针对性地避免。

★　★　★

❶ 什么是食物过敏？

食物过敏是指由食物中的某种成分引起的异常或过强的免疫介导反应，也被称为变态反应，简单来说，就是指某些食物中含有过敏原（主要成分以蛋白质为主），从而引起身体各部位过敏反应的免疫功能过剩反应。是过敏进程的首发阶段，也是儿童阶段的高发疾病。调查研究表明，儿童食物过敏比成人食物过敏现象更为常见，婴幼儿尤其易患食物过敏。另外，应注意食物过敏原不仅由进食而引入，也可能因吸入、皮肤接触或者注射等途径进入人体。

但乳糖不耐症和组胺释放引起的荨麻疹并不属于食物过敏，前者是由于体内缺乏乳糖酶，在喝了奶制品后引起的腹泻、腹胀等消化不良的症状，后者是因食用了不新鲜或是腐败的鱼、虾后产生的大量活性胺，引起皮肤的毛细血管扩张，导致皮肤红肿，出现荨麻疹现象。

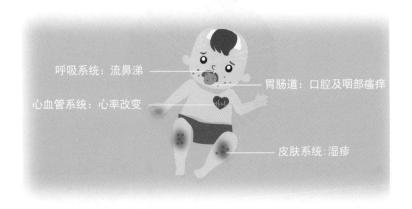

呼吸系统：流鼻涕

心血管系统：心率改变

胃肠道：口腔及咽部瘙痒

皮肤系统：湿疹

（1）常见的食物过敏症状： 根据个体差异及接触的过敏原不同，表现出的症状也有一定的区别，吃了过敏食物导致口腔瘙痒或者皮肤轻微的发痒红肿，这些都是轻微的症状。有些严重过敏会引发全身严重症状，甚至会导致休克或死亡，因此大家需要重视过敏症状。食物过敏引起的常见症状如下。

- **皮肤系统**：身上长风团、皮肤发痒，诱发湿疹或湿疹加重，嘴唇、舌、面部、眼睑或者身体其他部位水肿。
- **消化系统**：口腔或咽部的瘙痒、刺痛、烧灼感，恶心、呕吐、腹痛、腹泻、便血等。
- **呼吸系统**：鼻子痒、打喷嚏、流鼻涕、鼻腔堵、喉头水肿或气管痉挛导致胸闷、气喘。
- **心血管系统**：心率改变、血压下降，甚至休克。

食物引起的过敏性疾病包括食物过敏、消化道过敏、特应性皮炎、过敏性鼻炎、过敏性哮喘及严重过敏反应等。

（**2**）**常见的易致过敏的食物**：常见的过敏食物主要以鸡蛋、牛奶、小麦为主要过敏原，此外一些蔬菜、水果或是具有特殊气味的食物（如大葱、生姜、芥末等）也可能会诱发过敏。婴幼儿最常见的致敏食物包括鸡蛋、牛奶、鱼类、大豆、花生、坚果和小麦。儿

常见的过敏食物一般被分为九大类

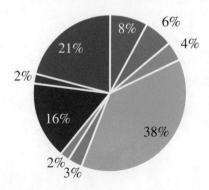

- ■ 1.麸质的谷物及其制品
- ■ 2.甲壳类动物及其制品
- ■ 3.鱼类及其制品
- ■ 4.蛋类及其制品
- ■ 5.花生及其制品
- ■ 6.大豆及其制品
- ■ 7.乳类及乳制品
- ■ 8.坚果及果仁制品
- ■ 9.其他（鱼卵、肉类、水果类等）

童的食物过敏原较为常见的是鸡蛋、牛奶、鱼、虾等。成人则集中在坚果类与鱼类。

② **如何避免食物过敏？**

过敏是一种慢性的消耗性疾病，长期过敏易导致体内营养素的减少及缺失，导致免疫力下降。食物过敏患者不仅要饮食清淡，更要保持愉悦的心情、规律的生活作息，增强体质，抵抗和消灭过敏原。

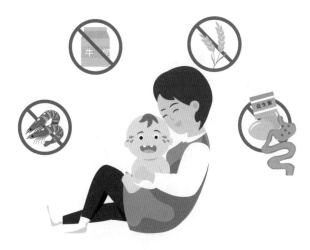

（1）**改变食物加工方式**：通过食品深加工，可以降低食物的致敏性。食物深加工又分为热加工和非热加工两大类，其中以烤、蒸、煮较为普遍。

（2）**避开食用已知的过敏食物**：在儿童发生过敏反应时，家长应及时记录过敏发作前食用的食物，在日后饮食中进行规避监测。除了常见的致敏食物，还需注意食物标签中的"致敏物质"及其制品，包括配料表中所含原料及加工过程中可能带入的致敏物质及其制品。如对牛奶蛋白过敏，为保证营养的摄入，可以用大豆制品代替牛奶或是在专科医生指导下选用深度水解或是氨基酸配方的奶粉；对谷物蛋白过敏，可选择无麸质食物；对蛋类的蛋白过敏，需忌食各种禽蛋，还需仔细查看食品标签或是致敏原信息；引发过敏反应的水果种类繁多，常见于苹果、桃子等蔷薇科水果，除此之外，芒果、菠萝、草莓、猕猴桃、西红柿、荔枝、香蕉等也会诱发过敏反应。建议吃芒果时切成块状食用，而不要直接啃食，一定程度上可避免过敏；食用菠萝时可用热水或盐水泡一泡，从而破坏菠萝蛋白酶，免于口舌红肿发痒。

（3）**有利于预防食物过敏的其他措施：**①提倡母乳喂养，早期的母乳喂养能够有效降低婴儿特应性湿疹的发生率。2008 年美国儿科学会提出：针对高过敏风险的婴儿，母乳喂养时间至少在 4 ～ 6 个月；②减少不必要的抗生素使用，长期或大量使用抗生素，导致肠道菌群紊乱，更容易导致过敏原进入体内后，诱发过敏反应；③注意添加辅食的时间，多数观点认为 4 ～ 6 月龄是添加固体食物的最佳时期。婴儿 4 ～ 6 月龄时，应先从添加米粉开始，然后再添加蔬菜、水果等辅食。并且添加新辅食时，应从单一种类开始，由少量开始逐渐增加，期间需密切观察婴儿是否有皮肤红斑、湿疹、呕吐、腹泻、拒食等不良反应。一旦出现可能与食物过敏相关的症状，应尽快进行过敏原筛查，有针对性地回避引起婴儿过敏的食物，进而起到改善过敏症状的作用，同时还能降低其他变应性疾病发生的风险；④服用益生菌及制剂，益生菌能够有效改善宿主肠道微生物平衡，肠道菌群的建立能够促进免疫系统的发育，改善肠道保护屏障，增强宿主的免疫力，同时还可以诱导食物耐受性。

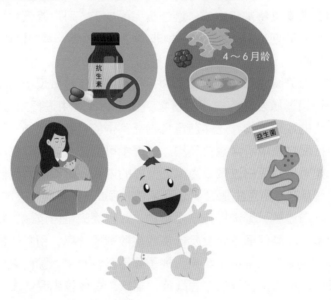

③ 发现过敏症状应及时就医

出现过敏症状（如口唇周围发痒、红肿）应立即停止食用，并将脸、手、嘴及其周围洗干净；若出现身体大片红斑、呼吸困难等信号，应该尽快就诊。常备一些抗过敏的药物，比如食物过敏的症状只是皮肤的风团和瘙痒、脸部的水肿，可以口服抗组胺药物；如果症状还在逐渐加重，不仅有皮肤的症状，还有其他不舒服，建议就近到医院急诊观察处理！因为一旦出现严重过敏反应，导致呼吸道梗阻或心血管系统受累，是非常危急的，如果不及时抢救可能有生命危险。

如何确诊食物过敏：

1. 皮肤试验；
2. 抽血检测食物特异性 IgE 抗体；
3. 食物激发试验。

九、肥胖

甜甜是个非常可爱的小姑娘，爱笑、性格好，成绩也好，但是她也有烦恼，刚满 10 岁的她，体重已经超过 100 斤了。爱美的小姑娘央求妈妈带她到社区卫生中心找营养师，咨询怎么才能减轻体重。

① 怎么判断儿童体重是否正常？

判断儿童体重是否正常，首先应该计算出孩子的体重指数（又称体质指数，英文简称为 BMI）。

$$BMI = 体重（千克）/ 身高^2（米^2）$$

然后通过查阅下表（表 4-2、表 4-3）判断孩子的体重是否正常。

表 4-2　6 ～ 18 岁男女学龄儿童青少年分年龄 BMI 筛查消瘦界值范围

单位：kg/m^2

年龄岁	男生		女生	
	中重度消瘦	轻度消瘦	中重度消瘦	轻度消瘦
6.0 ～	≤ 13.2	13.3 ～ 13.4	≤ 12.8	12.9 ～ 13.1
6.5 ～	≤ 13.4	13.5 ～ 13.8	≤ 12.9	13.0 ～ 13.3
7.0 ～	≤ 13.5	13.6 ～ 13.9	≤ 13.0	13.1 ～ 13.4
7.5 ～	≤ 13.5	13.6 ～ 13.9	≤ 13.0	13.1 ～ 13.5
8.0 ～	≤ 13.6	13.7 ～ 14.0	≤ 13.1	13.2 ～ 13.6
8.5 ～	≤ 13.6	13.7 ～ 14.0	≤ 13.1	13.2 ～ 13.7
9.0 ～	≤ 13.7	13.8 ～ 14.1	≤ 13.2	13.3 ～ 13.8
9.5 ～	≤ 13.8	13.9 ～ 14.2	≤ 13.2	13.3 ～ 13.9
10.0 ～	≤ 13.9	14.0 ～ 14.4	≤ 13.3	13.4 ～ 14.0
10.5 ～	≤ 14.0	14.1 ～ 14.6	≤ 13.4	13.5 ～ 14.1
11.0 ～	≤ 14.2	14.3 ～ 14.9	≤ 13.7	13.8 ～ 14.3
11.5 ～	≤ 14.3	14.4 ～ 15.1	≤ 13.9	14.0 ～ 14.5
12.0 ～	≤ 14.4	14.5 ～ 15.4	≤ 14.1	14.2 ～ 14.7
12.5 ～	≤ 14.5	14.6 ～ 15.6	≤ 14.3	14.4 ～ 14.9
13.0 ～	≤ 14.8	14.9 ～ 15.9	≤ 14.6	14.7 ～ 15.3
13.5 ～	≤ 15.0	15.1 ～ 16.1	≤ 14.9	15.0 ～ 15.6
14.0 ～	≤ 15.3	15.4 ～ 16.4	≤ 15.3	15.4 ～ 16.0
14.5 ～	≤ 15.5	15.6 ～ 16.7	≤ 15.7	15.8 ～ 16.3
15.0 ～	≤ 15.8	15.9 ～ 16.9	≤ 16.0	16.1 ～ 16.6
15.5 ～	≤ 16.0	16.1 ～ 17.0	≤ 16.2	16.3 ～ 16.8
16.0 ～	≤ 16.2	16.3 ～ 17.3	≤ 16.4	16.5 ～ 17.0
16.5 ～	≤ 16.4	16.5 ～ 17.5	≤ 16.5	16.6 ～ 17.1
17.0 ～	≤ 16.6	16.7 ～ 17.7	≤ 16.6	16.7 ～ 17.2
17.5 ～	≤ 16.8	16.9 ～ 17.9	≤ 16.7	16.8 ～ 17.3

表 4-3　6 ～ 18 岁学龄儿童青少年 BMI 筛查超重与肥胖界值

单位：kg/m^2

年龄（岁）	男生		女生	
	超重	肥胖	超重	肥胖
6.0 ～	16.4	17.7	16.2	17.5
6.5 ～	16.7	18.1	16.5	18.0
7.0 ～	17.0	18.7	16.8	18.5
7.5 ～	17.4	19.2	17.2	19.0
8.0 ～	17.8	19.7	17.6	19.4
8.5 ～	18.1	20.3	18.1	19.9
9.0 ～	18.5	20.8	18.5	20.4
9.5 ～	18.9	21.4	19.0	21.0
10.0 ～	19.2	21.9	19.5	21.5
10.5 ～	19.6	22.5	20.0	22.1
11.0 ～	19.9	23.0	20.5	22.7
11.5 ～	20.3	23.6	21.1	23.3
12.0 ～	20.7	24.1	21.5	23.9
12.5 ～	21.0	24.7	21.9	24.5
13.0 ～	21.4	25.2	22.2	25.0
13.5 ～	21.9	25.7	22.6	25.6
14.0 ～	22.3	26.1	22.8	25.9
14.5 ～	22.6	26.4	23.0	26.3
15.0 ～	22.9	26.6	23.2	26.6
15.5 ～	23.1	26.9	23.4	26.9
16.0 ～	23.3	27.1	23.6	27.1
16.5 ～	23.5	27.4	23.7	27.4
17.0 ～	23.7	27.6	23.8	27.6
17.5 ～	23.8	27.8	23.9	27.8
18.0 ～	24.0	28.0	24.0	28.0

2 肥胖对健康的影响？

肥胖对儿童、青少年健康的影响包括：①增加身体负担，活动不方便。肥胖儿童一般不愿意活动，结果导致肥胖更加严重；②增加心脏负担，造成缺氧。肥胖的人得糖尿病、心血管疾病、某些癌症的危险性明显大于体重正常的人；③导致心理问题，肥胖的孩子往往成为同伴取笑、捉弄的对象，容易产生心理上的问题。

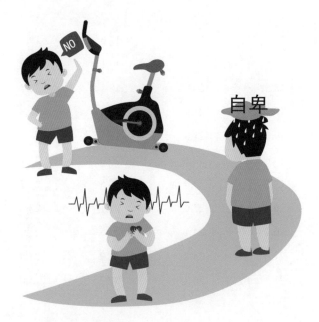

3 怎样控制体重？

肥胖的发生与遗传和环境等多种因素有关，但与能量摄入过多和身体活动少有密切的关系。对于儿童和青少年时期的肥胖，脂肪细胞不但肥大而且增加，为今后成年时的肥胖打下了基础。肥胖的儿童和青少年成为肥胖成人的比例比正常体重儿童和青少年成为肥胖成人的比例要大得多。肥胖一旦发生，减肥是很困难的，预防肥胖的发生是最好的方法。肥胖症的预防应该从小做起。

许多同学为了减肥，用尽千方百计，"胖急乱投医"，有的采用饥饿疗法，有的迷信减肥茶、减肥药的神奇疗效，有的认为不吃动物油、只吃植物油，或不吃动物性食物、不吃主食就可以达到减肥的效果，有的则单靠运动减肥。真正的减肥要从良好的饮食习惯和适当的锻炼做起，两者缺一不可，这样才能收到良好的效果。

下面是关于减肥的几个建议：

（1）牢记均衡营养的原则，做到平衡膳食；少吃能量高的食物，如油炸食品、甜食。

（2）食不过量，三餐要定时、定量，晚餐不要吃得过多，但不能采取饥饿疗法。

（3）坚持运动，在身体状况良好的情况下，每天活动至少1小时，逐步增加运动量比较大的活动，如游泳、踢足球等。

（4）多喝水，白开水是最好的饮料，少喝或不喝含糖饮料，不喝含酒精的饮料；吃饭前喝一些水，可以增加饱腹感。

（5）多吃富含膳食纤维的食物，如水果、蔬菜和粗杂粮。

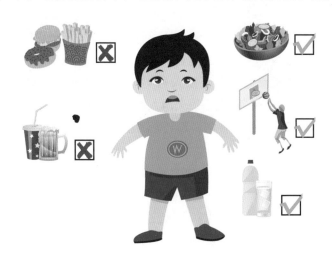

十、特殊时期的营养

最近三年，因为受新冠病毒感染疫情的影响，小张和同学们很多时间都是在家上网课，初中三年的学习很快就要结束了，同学们有的长胖了，有的个子不见长。小张向营养师请教，希望多学习一些营养健康知识，了解特殊时期怎么才能吃得好、吃得健康。

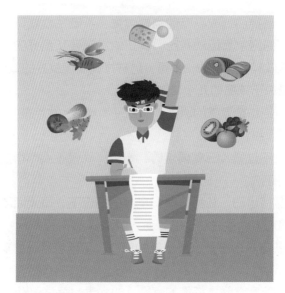

1 6 ~ 10 岁学龄儿童怎么吃？

可以参照 6 ~ 10 岁学龄儿童平衡膳食宝塔安排一日饮食。

6 ~ 10 岁学龄儿童能量需要水平：1400 ~ 1600 千卡 / 天。

（1）**谷薯类食物**：每天摄入谷类 150 ~ 200 克，其中包含全谷物和杂豆类 30 ~ 70 克；每天摄入薯类 25 ~ 50 克。

（2）**蔬菜、水果类食物**：每天蔬菜摄入量至少达到 300 克，水果 150 ~ 200 克。

（3）**鱼、禽、肉、蛋等动物性食物**：每天摄入畜禽肉 40 克，水产品 40 克，蛋类 25 ~ 40 克。

（4）**奶类、大豆和坚果**：每天应至少摄入相当于鲜奶 300 克的奶及奶制品。每周摄入大豆 105 克，其他豆制品摄入量需按蛋白质含量与大豆进行折算。每周摄入坚果 50 克。

（5）**烹调油和盐**：每天食盐摄入量不要超过 4 克，烹调油摄入量为 20 ~ 25 克。

（6）**身体活动和饮水**：推荐低身体活动水平的 6 岁学龄儿童每天至少饮水 800 毫升，一天中饮水和整体膳食（包括食物中的水、汤、粥、奶等）摄入量共计为 1600 毫升。推荐 7 ~ 10 岁学龄儿童每天至少饮水 1000 毫升，一天中饮水和整体膳食水摄入量共计为

1800 毫升。在高温或高身体活动水平的条件下，应适当增加饮水量。

　　6 ~ 10 岁学龄儿童每天累计进行至少 60 分钟的中高强度身体活动，以全身有氧活动为主，其中每周至少 3 天的高强度身体活动。身体活动要多样，其中包括每周 3 天增强肌肉力量和（或）骨健康的运动，至少掌握一项运动技能。

 ## 6~10岁学龄儿童平衡膳食宝塔

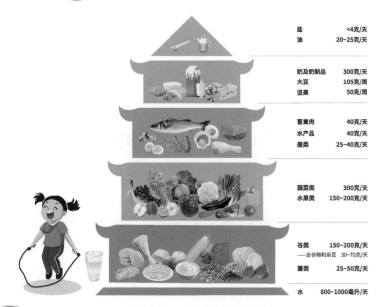

盐	<4克/天
油	20~25克/天
奶及奶制品	300克/天
大豆	105克/周
坚果	50克/周
畜禽肉	40克/天
水产品	40克/天
蛋类	25~40克/天
蔬菜类	300克/天
水果类	150~200克/天
谷类	150~200克/天
——全谷物和杂豆	30~70克/天
薯类	25~50克/天
水	800~1000毫升/天

2 11 ~ 13 岁学龄儿童怎么吃？

　　可以参照 11 ~ 13 岁学龄儿童平衡膳食宝塔安排一日饮食。

　　11 ~ 13 岁学龄儿童能量需要水平：1800 ~ 2000 千卡 / 天。

　　（1）**谷薯类食物**：每天摄入谷类 225 ~ 250 克，其中包含全谷物和杂豆类 30 ~ 70 克；每天摄入薯类 25 ~ 50 克。

　　（2）**蔬菜、水果类食物**：每天蔬菜摄入量 400 ~ 450 克，水果 200 ~ 300 克。

　　（3）**鱼、禽、肉、蛋等动物性食物**：每天摄入畜禽肉 50 克，水产品 50 克，蛋类 40 ~ 50 克。

　　（4）**奶类、大豆和坚果**：每天应至少摄入相当于鲜奶 300 克的奶及奶制品。每周摄入大豆 105 克，其他豆制品摄入量需按蛋白质含量与大豆进行折算。每周摄入坚果 50 ～ 70 克。

（5）**烹调油和盐：** 每天食盐摄入量不要超过 5 克，烹调油摄入量为 25 ～ 30 克。

（6）**身体活动和饮水：** 11 ～ 13 岁男童每天至少饮水 1300 毫升，女童 1100 毫升；11 ～ 13 岁男童一天中饮水和整体膳食水摄入量共计为 2300 毫升，女童为 2000 毫升。在高温或高身体活动水平的条件下，应适当增加饮水量。

11 ～ 13 岁学龄儿童每天累计进行至少 60 分钟的中高强度身体活动，以全身有氧活动为主，其中每周至少 3 天的高强度身体活动。身体活动要多样，其中包括每周 3 天增强肌肉力量和（或）骨健康的运动，至少掌握一项运动技能。

 11~13岁学龄儿童平衡膳食宝塔

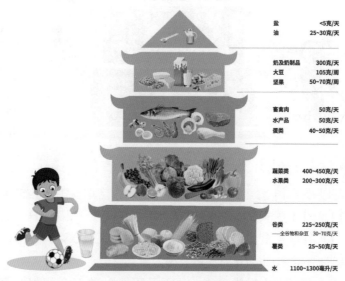

盐	<5克/天
油	25~30克/天
奶及奶制品	300克/天
大豆	105克/周
坚果	50~70克/周
畜禽肉	50克/天
水产品	50克/天
蛋类	40~50克/天
蔬菜类	400~450克/天
水果类	200~300克/天
谷类	225~250克/天
全谷物和杂豆	30~70克/天
薯类	25~50克/天
水	1100~1300毫升/天

③ 14 ～ 17 岁学龄儿童怎么吃？

可以参照 14 ～ 17 岁学龄儿童平衡膳食宝塔安排一日饮食。

14 ～ 17 岁学龄儿童能量需要水平为 2000 ～ 2400 千卡 / 天。

（1）**谷薯类食物：** 每天摄入谷类 250 ～ 300 克，其中包含全谷物和杂豆类 50 ~ 100 克；每天摄入薯类 50 ~ 100 克。

（2）**蔬菜、水果类食物**：每天蔬菜摄入量 450 ~ 500 克，水果 300 ~ 350 克。

（3）**鱼、禽、肉、蛋等动物性食物**：每天摄入畜禽肉 50 ~ 75 克，水产品 50 ~ 75 克，蛋类 50 克。

（4）**奶类、大豆和坚果**：每天应至少摄入相当于鲜奶 300 克的奶及奶制品。每周摄入大豆 105 ~ 175 克，其他豆制品摄入量需按蛋白质含量与大豆进行折算。每周摄入坚果 50 ~ 70 克。

（5）**烹调油和盐**：每天食盐摄入量不要超过 5 克，烹调油摄入量为 25 ~ 30 克。

（6）**身体活动和饮水**：14 ~ 17 岁男童每天至少饮水 1400 毫升，女童 1200 毫升；14 ~ 17 岁男童一天中饮水和整体膳食水摄入量共计为 2500 毫升，女童为 2200 毫升。在高温或高身体活动水平的条件下，应适当增加饮水量。

14 ~ 17 岁学龄儿童每天累计进行至少 60 分钟的中高强度身体活动，以全身有氧活动为主，其中每周进行至少 3 天的高强度身体活动。身体活动要多样，其中包括每周 3 天增强肌肉力量和（或）骨健康的运动，至少掌握一项运动技能。

 14~17岁学龄儿童平衡膳食宝塔

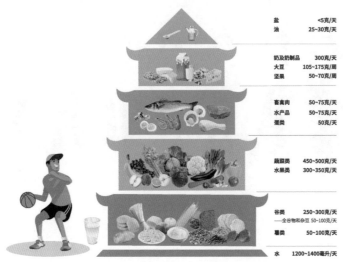

盐	<5克/天
油	25~30克/天
奶及奶制品	300克/天
大豆	105~175克/周
坚果	50~70克/周
畜禽肉	50~75克/天
水产品	50~75克/天
蛋类	50克
蔬菜类	450~500克/天
水果类	300~350克/天
谷类	250~300克/天
全谷物和杂豆	50~100克/天
薯类	50~100克/天
水	1200~1400毫升/天

第5章

女性营养和免疫

　　女性生命中的不同阶段相对于男性，有明显的生理特点。从青春期到性成熟期，孕产期、哺乳期、更年期、绝经期及老年期等，每个阶段都需要小心呵护。女人的年龄特征，可因遗传、营养、环境和气候等影响而有所差异，充足和全面的营养是女人一生都需要精心设计和跟随的宝藏，也是延缓和消除岁月带来痕迹的秘方。

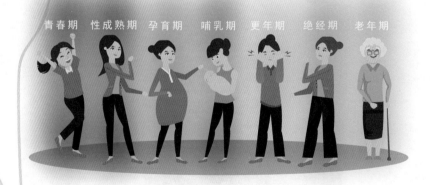

青春期　性成熟期　孕育期　哺乳期　更年期　绝经期　老年期

一、雌激素——掌控女性魅力和健康的秘密武器

一个身长 50 厘米左右、体重 3 千克左右的小生命降生到人间，经历了胎儿期、婴幼儿期、儿童期、青春期直至成年期，机体要发生一系列的变化。一个小女孩出落成一个水灵灵的大姑娘，就像一朵花儿慢慢地绽放。

1 雌激素的生理作用

发生这种变化需要一种重要的"激素"——雌激素，它对于女性的意义重大。对女性来说，雌激素作用非常大。它主导女性第二性征的发育和维持，它调控女性体内环境的稳定，它控制女性的生命周期，女性周期性的月经、女性的生育能力、女性特有的丰满体态等均离不开雌性激素的作用。除此之外，女性体内如神经系统、心血管系统、骨骼、泌尿系统等都是它的靶器官。所以雌激素在女性发育成熟的过程以及女性一生中的巨大作用是任何激素都不能替代的。

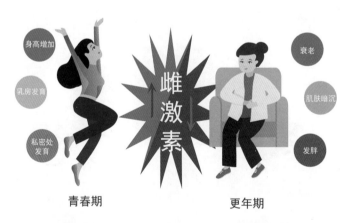

身高增加   乳房发育   私密处发育

雌激素

衰老   肌肤暗沉   发胖

青春期   更年期

（1）**青春期**：在雌激素的作用下，最早从 9 岁开始，女性的生长发育开始加速，在青春期的发育过程中，身高可增长 25 厘米，达到出生时的 3 倍多。这一生长一般到 15 岁变得缓慢。原本纤弱稚气的丫头出落成了一个窈窕水灵的大姑娘。

伴随着生长突增的开始，乳房和外阴的发育也启动了，这不但倍增了少女的魅力，同时又是哺育后代的源泉。在雌激素的作用下，脂肪堆积形成了女性特有的丰满体型、圆润光泽的肌肤、悦耳的声音……

（2）**更年期**：人体内的内分泌系统负责产生激素，而激素是控制细胞功能的化学物质。到了50岁左右，女性朋友就开始慢慢衰老，皮肤不再有弹性、变得暗沉并出现皱纹，身体也开始慢慢发胖，这与体内的雌激素下降、胰岛素、皮质醇激素的变化密切相关。激素还影响着我们维持肌肉和减少脂肪以及处理压力和抵抗饥饿的能力。衰老跟雌激素的分泌有很大的关系，有什么办法可以延缓衰老，促进雌激素分泌旺盛呢？

2 如何保持和延长女性的"美好"？

衰老虽然是随着年龄的增长自然发生并受先天因素的影响，但衰老是缓慢出现的过程，长期各种不良习惯会加速衰老。因此。应注意以下几点。

（1）**抛弃不良饮食习惯**：如重盐、重油、嗜甜辣，嗜烟和嗜酒等，不规律饮食和过度饮食。

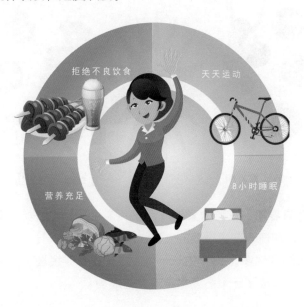

（2）**坚持 8 小时睡眠**：睡眠与 7 类激素分泌有关。睡眠和激素分泌互为因果，完全无节律的睡眠会引发皮质醇节律紊乱，导致早上起床后疲惫无力。睡眠中促性腺激素分泌增加是青春期的特征之一。步入成年期，成年男性血睾酮浓度存在明显的昼夜节律；成年女性黄体生成素的变化则受月经周期的影响。睡眠不足，影响水和钠的平衡，引发激素分泌和代谢紊乱，进而引起或加重代谢综合征。

（3）**抛弃懒惰，天天运动**：根据激素控制的相关生理作用，至少有 8 种激素与运动有关，如胰岛素、胰高血糖素、皮质醇、生长激素等。运动可以促进代谢，使儿童身高增加，有助于成人保持身材。

（4）**保障营养充足**：膳食中的一些营养素和植物化学物质经研究证明与提高女性营养和改善女性特征有关。营养缺乏会对皮肤、头发等产生不良影响。一些植物雌激素（异黄酮类、木酚素类和黄豆素类）储存在植物及其种子中，值得补充。

激素控制着身体的一系列生化反应，包括：能量代谢、繁殖过程、组织生长、水合状况、肌肉蛋白的合成与分解以及情绪调节。保持良好食物摄入和健康行为将对女性健康有利。

二、营养和皮肤健康

皮肤和容颜象征着女性的年龄，也是女人的可见标志。但并不是所有女人都有健康靓丽的肤色和肤质。靓丽且青春的皮肤是"养"出来的，除了雌激素，皮肤的健康与蛋白质、脂肪、水分、维生素等营养素都密切相关。

【**爱美的姑娘**】

都说年轻姑娘像花一样，小李姑娘 25 岁出头，爱美，长得也美，但因为皮肤易干燥且粗糙，看起来缺乏年轻人的"水灵"。她知道医院药品和日常护肤品肯定解决不了这个问题，她为此惆怅许久。今天抱着试试看的想法，前来咨询营养师。

小李：医生，我每年的冬春季节都很烦恼，因为皮肤变得又干又粗糙，还爱起皮。化妆品不解决实际问题。你们有什么办法吗？

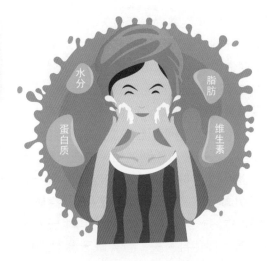

营养师：除了冬春两季，别的季节皮肤还好吗？

小李：夏秋季节也有烦恼，但似乎好些吧。前些天抹点护肤品吧，还长起了痘痘。

营养师：平时一日三餐怎么吃的，每天喝水多少？请先填写一个调查表吧。告诉我睡眠怎么样？

小李一面填写膳食调查表，一面叨叨：我们这些单身上班族，肯定是叫外卖啦，外卖油炸食品可能会多一些，蔬菜几乎没有吧，不过我会买些水果补充一下。晚上常常加班呀，写材料，顺便还看手机翻翻视频玩一下，哈哈，我是夜猫子。

营养师听完笑了笑：请跟我一起测试一下皮肤水分（小李完成测试）。

营养师：看了你最近三天的膳食调查和皮肤检测，基本了解了你的膳食习惯、生活方式和问题。

小李：有什么建议吗？

营养师：一个健康的年轻女性，皮肤应是光滑、丰腴、富有弹性和有光泽的。别着急，我们先来了解什么是健康的皮肤，再聊聊怎么吃出健康的皮肤。应该说我们人体"好皮肤"是由内向外的，是吃出来的，这与膳食营养有着密不可分的关系。按照我的"皮肤营养处方"试试，一周我电话回访一次，一个月后来再来看看有无见效哈。

★ ★ ★

① 什么是健康的皮肤？

皮肤是人体的第一道屏障，可以防止体内水分、电解质和其他物质的丢失，也可以阻止外界有害的或不需要的物质入侵，在保持机体内环境的稳定上起着重要作用。

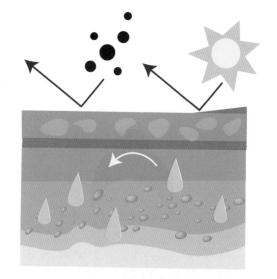

皮肤是由表皮、真皮、皮下组织构成的，成熟女性健康肌肤中的胶原蛋白和弹性纤维形成一个均匀的支持组织，有助于维持平滑及丰润的肌肤。

表皮具有抗摩擦、防止水分蒸发、防止体外物质进入体内、反射和吸收紫外线、保护内部组织等功能。角质细胞是表皮数量最多也是最重要的细胞，根据不同功能在角质层的各个层面呈现不同的形态。另外还有 3 种主要特殊细胞，朗格汉斯细胞负责免疫调节，黑素细胞产生黑色素吸收紫外线保护皮肤，梅克尔细胞与触觉有密切关系。表皮由外及里，分为角质层、透明层、颗粒层、棘层、基底层。

真皮的主要作用是输送养分和免疫细胞，并同时带走代谢废物，此外还参与感觉和抗拉力作用。皮下组织中的弹力纤维、胶原纤维和网状纤维共同构成了皮肤和肌肉的支架，保持皮肤弹性。角质形成细胞产生的细胞间脂质，与皮脂腺产生的汗水形成了皮脂膜，呈弱酸性。这层动态循环的生物膜，能够起到减少水分散发、保障皮肤细胞环境稳定、抑制有害微生物生长等功效。

表皮决定了皮肤的最原始外观，如干燥或油腻，肤色黝黑或白净。而真皮和皮下组织决定了我们皮肤的平整和饱满程度。

正常情况下，约 30% 的基底层细胞处于核分裂期，新生的角质形成细胞有次序地逐渐向上移动，由基底层移行至颗粒层约需 14 天，再移行至角质层表面并脱落又需 14 天，共约 28 天。也可以理解为，使用护肤品时，至少需要 28 天才能评判其有效性。

角质层的角质细胞（砖墙）与细胞间质（水泥）结合，形成稳定的屏障，同时避免水分过度散失，保持皮肤光滑、滋润。

② 如何保持皮肤光泽？

蛋白质、脂肪、维生素对于女性来说，都很重要。体内脂肪至少要达到体重的 22% 才能维持正常的月经周期。这也是能够怀孕、分娩及哺乳的最低脂肪标准。如果低于这个标准，雌激素就会处于不足状态，皮肤是最容易出现衰老的部位。首先是自然老化，其次是日常生活中接触到的阳光紫外线、空气污染、吸烟和饮酒，它们为皮肤带来了不可忽视的伤害。

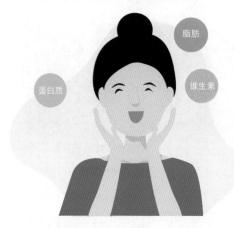

大约从 30 岁开始，人体皮肤的胶原蛋白及弹性纤维逐渐失去再生能力，使肌肤贮水能力变差而失去弹性，原本年轻柔细的皮肤表面呈现干燥及松弛的现象。皮肤疾患也是加速皮肤老化的重要影响因素，尤其是湿疹、过敏性皮炎等皮肤炎症。在皮肤出现炎症的部位，吞噬细胞和其他白细胞聚集且受到刺激，通过吞噬作用将羟自由基、超氧阴离子自由基等大量自由基释放出来，皮肤中的生物分子与这些被释放的自由基发生反应，使得脂质出现过氧化损伤。

生物膜内不饱和脂肪酸在自由基诱导下产生过氧化，损伤了组织和细胞，形成脂质过氧化物。脂质出现过氧化损伤导致皮肤进一步老化，积累形成脂褐素、黑素以及蜡样质等，这些物质堆积在皮肤细胞中，成为老年斑，黄褐斑、暗斑以及脂溢性角化病等。

③ 皮肤保水

水是生命之源，同时也是肌肤之源。水是保持皮肤清洁、滋润、细嫩的重要营养素。缺水引起的肌肤问题绝不仅仅是干燥那么简单，几乎每种肌肤问题都与水分的补充和保持有关。水分是美丽肌肤的第一要素，美白、防晒、控油等都要在补水保湿的基础上完成，敏感肌肤更不能缺少足够的水分。体内水分充足，才能使皮肤丰腴、润滑、柔软、富有弹性和光泽。皮肤缺水时会干燥起皱，缺乏柔软性和伸展性，加速皮肤衰老。

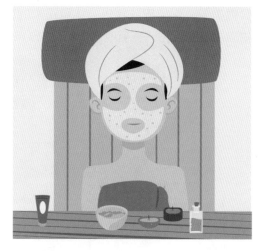

清洁皮肤、温和洁面后，涂护肤品（角质层含水量大概在30%左右，当涂上化妆水或乳液时，短期内角质层含水量能达到70%～80%），根据肤质来选用乳液或面霜（干性、敏感性肤质选用面霜，油性、混合性肤质选用乳液）锁水，延缓水分蒸发的时间。当觉得皮肤干燥时，也可以随时使用保湿喷雾来进行补水。

153

补水建议：
- 每天需要 1.5～1.7 升水来满足身体需要，维持皮肤的含水量。每日喝 7～8 杯水，对美容润肤非常有益。
- 多吃含水分多的蔬菜和水果，以及汤类。
- 补充锁水营养素：脂肪、维生素 E、B 族维生素、维生素 C
- 保持室内适宜的湿度。干燥环境，空气湿度不足，也会使皮肤失水过多。我们可以在室内使用空气加湿器，保持空气湿度在55%～60%，以增加皮肤角质层含水量。

④ 内养皮肤的四大要素

年龄增长、容颜改变是一条无法逆向行驶的单行道，但我们可以选择减速慢行，延长到达终点的时间。要延缓皮肤老化，科学饮食很重要。保持皮肤年轻、体重正常的饮食原则是：减少摄取会产生自由基的食物，多摄取含抗氧化物的食物。

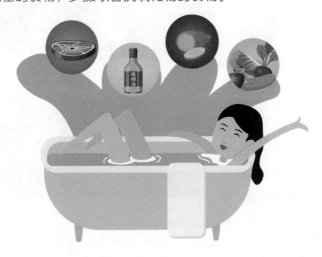

（1）**足量摄入优质蛋白质**：蛋白质能修复组织，维持皮肤的正常新陈代谢，使皮肤保持白皙水嫩、光滑和有弹性；头发乌黑发亮；指甲光泽透明。经常食用含有优质蛋白质的食物，如蛋类、奶制品、鱼虾、鸡鸭、兔肉、瘦肉、豆类及其制品等，既利于体内蛋白质的补充，又利于美容护肤。推荐成年女性每日膳食中蛋白质摄入量可达到每公斤体重 1 克左右。

（2）**皮下贮存适量的脂肪**：女性若脂肪摄入不足，皮肤会变得粗糙干枯、失去弹性。皮下脂肪对于保持皮肤的弹性和润滑，延缓皮肤的衰老有很大作用。建议在日常饮食中适量食用植物脂肪（如各种植物油），因其中含有较多的不饱和脂肪酸及维生素 E，是令皮肤滋润充盈、增加弹性、延续皮肤衰老的营养物质。不饱和脂肪酸以油酸、亚油酸和 α- 亚麻酸等为主。成人用油每天不应超过 30克，果仁平均每天摄入 10 克左右即可，以免引起肥胖致脂肪过度堆积，从而加速皮肤老化，影响美容。

（3）**碳水化合物应供给充足**：适量的碳水化合物能促进体内蛋白质的合成和利用，维持脂肪的正常代谢，从而间接地起到美容润肤的作用。平日适当吃一些如全谷类食物、杂豆类和薯类等，这些粗杂粮消化起来需要更多的时间，不会导致胰岛素分泌激增。其中的膳食纤维对美容护肤也有很大益处。膳食纤维是人体肠道的"清道夫"，可帮助清除有害物质，保持肠道功能正常，从而使皮肤光滑健康。

（4）各种维生素都不可缺：蔬菜水果是微量营养素（维生素和矿物质）的源泉，牢记"四舍五入"，多多摄取微量营养素。维生素 C、维生素 E、β- 胡萝卜素以及番茄红素、花青素等植物化学物属于抗氧化剂，对自由基有清除作用，可保持人体内自由基处于平衡状态。

三、减肥不减营养

【减重减了免疫力】

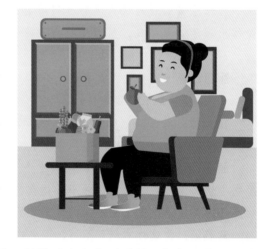

王丽丽如同她的名字一样，白领丽人，身高 1.65 米，体重 60 公斤，公认的三好生——工作好、收入好、身材好。但她觉得"好女体重怎能过百"？遂下定决心开始减肥，目标是从公司第一美女的身份提升到办公大楼第一美女。为了迅速达到目标，她认真策划设计膳食食谱，坚持不吃主食不动摇。短短 2 个月，就减下了 20 多斤，时间正逢夏日，丽丽更觉身材曼妙，吸引了不少赞叹的目光。最近疫情蔓延，丽丽不巧感冒了，持续咳嗽发热，一周还不见好，遂决定去医院检查一下。

医生：感冒几天了？哪里不舒服？先测个体温吧。然后先按照要求检查，最近病例多，请门外稍等会儿……（医生忙着问了个大概，就开出几张单子，包括血生化和肺部检查）。

6 号王丽丽请进（门诊叫号声）。

丽丽：怎么样？ 医生。

医生：(边看片子边说) 重感冒，肺部已经感染了，轻度肺炎；生化指标有一些不太好，总蛋白、白蛋白、血红蛋白都偏低，炎症指标高……年纪轻轻怎么这样？我给你开点药，卧床休息，需要7天连续服药，避免肺部情况加重。

丽丽：我可能太累了啊，同事里就我反复感冒，连续咳嗽发热几天了，吓人呀，还以为感染了新冠病毒呢。

医生：你体重多少？看起来身体比较弱。

丽丽：医生，我体重48千克，身高 1.65 米。前几个月在努力减肥，吃饭比较自我限制。

医生：反复感冒与身体免疫力低下有关。抵抗力低下时，病情进展迅速，由上呼吸道感染减缓自愈或加重导致病情发展，最终导致了肺部感染。我建议你去营养科看看，估计你的严格节食，导致身体出现了营养不良，所以抵抗力下降了。要找一个正确的减肥方法，不能减肥减掉抗病能力。

丽丽：好呀，我现在就去。

(丽丽挂号，来到营养科)

营养师：从医院电脑系统中，我知道了你的情况，先告诉我你是如何减肥的？如何安排三餐？体重下降速度是怎样的？

丽丽：早餐基本一杯奶，中餐吃个"简餐"或沙拉什么的，晚餐吃小块鸡肉或一个鸡蛋。一个月体重减少差不多10来斤吧。减肥后感觉体态轻盈，但是身体抵抗力变差了，太让我焦虑了。

营养师：你这样减肥可不行，正常的 BMI 为 18.5 ~ 23.9 kg/m^2。减肥速度也建议一周不超过 1 千克，一个月控制在 2 ~ 3 千克，减重过快不仅会造成脱水和瘦体重丢失，减体重的效果也不容易巩固。建议了解一下通过健康饮食来保持健康体重的方法。

★ ★ ★

1 体重、体型与健康

体型是女人的一张名片，苗条、凹凸有致的身材，对女人是很大的加分，其实女人的体型和年龄有关。

体型是对人体形状的总体描述和评定，包括各个部位的比例等，如身材匀称、腿的长短、腰的粗细等。体型与人体的运动能力、其他功能和对疾病的易感性及其治疗的反应有一定的关系，因此在人类学、医学和运动科学中引起注意。

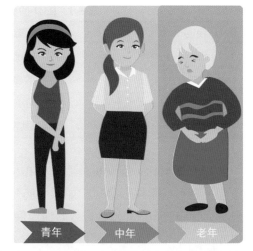

青年　中年　老年

一般认为，体型主要由遗传因素决定，而另一方面，包括人体对环境的适应和人体行为在内的后天影响也会使体型发生一定的变化。所以体型在一定程度上是可以改变的。尤其是体重、身高等。

判断是否超重和肥胖可以用一些简单的方法，通过简单的计算就可以。

（1）身高体重法：体重超过标准体重的 20% 以上称为肥胖。

$$标准体重（kg）= 身高（cm）- 105$$

理想体重在标准体重的 ±10% 以内。实际体重超过标准体重的 10% ~ 20% 为超重，超过 20% ~ 30% 者为轻度肥胖，超过 30% ~ 50% 者为中度肥胖，超过 50% 以上者为重度肥胖。

例如，某人身高 160 厘米，体重 70 千克。其标准体重为

$$160 - 105=55（千克）$$

（70-55）/55=27.3% > 20%，可以判断其为轻度肥胖。

（2）体重指数法：体重指数（BMI）是结合体重和身高来衡量人体脂肪相对水平的指标。体重指数是目前为止比较简易且较为准确地判断肥胖的标准。

$$体重指数 = 体重（千克）/ 身高^2（米^2）$$

例如，某人身高 165 厘米，体重 60 千克，那么这个人的体重指数即为 $60/1.65^2 = 22.04$（kg/m^2）

参照标准值（表 5-1），可知此人体重在正常范围内。

表 5-1　BMI 的参考标准

BMI（mg/m²）	体重情况
＜ 18.5	体重偏低
18.5 ~ 23.9	正常范围
24.0 ~ 27.9	超重
≥ 28.0	肥胖

（3）**腰臀比**：反映机体脂肪分布位置的指标。如果脂肪分布在腹部，则形成苹果形身材；如果脂肪分布于臀部和大腿则形成梨形身材。脂肪分布在腹部会导致心血管疾病发生危险性增加。

腰臀比 = 腰围 / 臀围

男性腰臀比≤ 0.9 则为正常，女性≤ 0.8 则为正常。

如某女性，腰围 75 厘米，臀围 90 厘米，则其腰臀比为 75/90=0.83，稍高于 0.8，偏苹果型。

② 肥胖是怎么发生的？

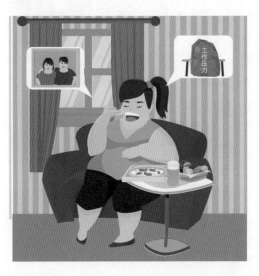

（1）**内因**：遗传因素。肥胖有一定家族聚集性，家族中往往不止有一个胖人。有研究表明，双亲都是肥胖者，子女约 70% 的概率会肥胖；双亲之一为肥胖者，子女肥胖概率约为 40%；双亲都不肥胖者子女仅 10% ~ 14% 的概率会发生肥胖。肥胖者体内缺乏肥胖基因的表达产物，不能及时传递饥饿和饱食的信息。

（2）**外因**：饮食营养。在能量摄入超过能量消耗的情况下，多余的能量以脂肪的形式储存于体内。身体活动不足、体能消耗少时，容易肥胖。

（**3**）**其他因素**：社会和心理因素。如通过进食获得安慰，长期如此形成的肥胖。

组成人体重量的有脂肪成分和非脂肪成分。有的人体重很重但脂肪成分很少，有的人体重较轻，但体内存在很多的脂肪成分。用上面两种方法都是一个粗略的计算，如要精确判断是否机体的脂肪成分比例过高，就可以采用体成分仪进行测量。

肥胖不但影响美观，更是慢性病发生发展的根源。

3 *如何减肥？*

减肥的主要目的是健康，而不是盲目地追求过瘦的外形。过度节食、经期剧烈运动以及服用减肥药等行为均可降低身体的抵抗力，甚至影响月经和生育能力，影响身体健康。

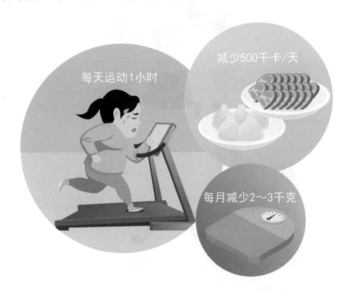

每天运动1小时　减少500千卡/天　每月减少2～3千克

正确的减肥方式应该是根据个人体质和体重，在营养师或专业人员指导下进行。超重者在生理允许的情况下，每天进行合适的身体活动至少 1 小时，保持低能量摄入，通常每日减少 500 千卡的食物摄入。保持食物多样、低盐、低油、低糖、富含优质蛋白质的饮食，控制减肥速度，每个月减 2 ~ 3 千克，缓慢进行，身体容易适应和调控，不易反弹。减肥期间食物可减少，能量可减少，但蛋白质和微量营养素摄入不能少，应注意补充。

肥胖患者应当咨询营养师，设计一段时间和不同阶段的减肥方案避免盲目操作，带来身体健康损伤。

④ 减肥不减健康

很多爱美的姐妹都喜欢减肥，想让自己的身材在穿衣服的时候看起来更漂亮一点。但有些人拼命追求一种骨感身材，尤其是办公室的一些白领女士。殊不知，如果太过消瘦也会带来疾病。

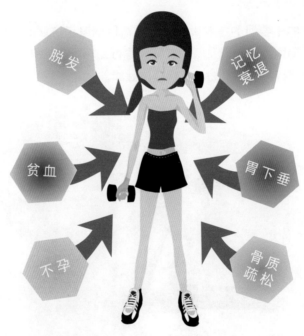

（1）"骨感"后果之一：贫血。过于消瘦者普遍存在营养不良的问题，铁、叶酸、维生素 B_{12} 等造血物质本身就摄入不足；由于经常吃得少，基础代谢率也比常人要低，因此肠胃蠕动较慢、胃酸分泌较少，影响营养物质吸收。这些都是造成贫血的主要原因。另外，营养不良则身体免疫力降低，还容易出现继发性贫血。

（2）"骨感"后果之二：记忆衰退。大脑工作的主要动力来源于碳水化合物的"燃烧"和脑内的磷脂，它能刺激大脑，加速大脑处理信息的能力，增强短期与长期记忆。消瘦的人脂肪摄入量和体内存贮量不足，机体营养匮乏，这种营养缺乏使脑细胞受损严重，将直接影响记忆力，于是会变得越来越健忘了。

（3）"骨感"后果之三：脱发。头发的主要成分是角质蛋白和锌、铁、铜等微量元素。对身体过瘦的人来说，体内脂肪和蛋白质均供应不足，因此头发频繁脱落，发色也逐渐失去光泽。

（4）"骨感"后果之四：胃下垂。不要羡慕你身边那些一吃就饱，几口米饭就能应付一顿午餐的女同事。只有她们自己明白，她们的胃每天在经受着多么大的折磨：食欲不振，还总是感觉胀气、胀痛。当人体过分消瘦时，身体内腹壁松弛、腹肌薄弱，导致悬吊、固定胃位置的肌肉和韧带松弛无力，腹压下降，于是整个胃的生理位置就降低、胃蠕动减弱，从而引发胃下垂。

（5）"骨感"后果之五：不孕。女性的体脂百分比至少要达到20% 以上才能维持正常的月经周期和性欲水平，这也是月经正常能够健康怀孕、分娩及哺乳的最低脂肪标准。体内脂肪过少，雌激素的合成及其在血液内的浓度水平就会受到影响，导致雌激素水平处于不足状态，而这一水平正是影响女性生育能力的关键标准之一。

（6）"骨感"后果之六：骨质疏松。一些经常靠节食纤体的女性，其骨密度竟与 70 岁的老婆婆相同。建议体重过轻的姐妹应检查骨密度；经常减肥的朋友更要注意均衡饮食，否则易患骨质疏松症。体瘦的女性髋骨骨折发生率比标准体重的女性高 1 倍以上。由于过瘦的人体内雌激素水平不足，影响钙在骨上沉积，无法维持正常的骨密度，因此容易出现骨质疏松、发生骨折。

四、月经紊乱和调理

【大姨妈的脾气】

美伊今年 39 岁了，在"微胖界"摸爬滚打二十多年，圆润的她计划生第二胎，几个月前有了下定决心开始减肥的念头，结果麻烦来了。原来正常的月经周期是 28 ~ 30 天，现在发现月经时间推迟，月经量过少，阴道出血淋漓不尽的情况。于是她和在某医院营养科

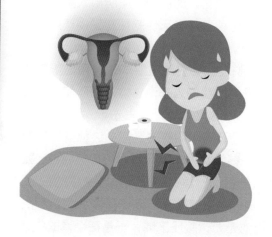

工作的朋友交流起来，她的朋友是一名注册营养师。

美伊：也不知怎么了，"大姨妈"（月经）要么不来，要么"沥沥啦啦"不走，这就让我焦虑了。

营养师：最近生活有什么改变？或者吃什么药物了吗？

美伊：孩子的爷爷奶奶、姥姥姥爷都催我赶紧要二胎，压力大着呢。一家人逼着我，我也准备在 40 岁前解决二胎呀，所以补品吃了不少。这几个月控制体重准备怀孕，米饭等主食基本不吃了，真的瘦下来了。

营养师：妇科没问题吧？几个月没吃主食了？我看是你的严格节食导致身体出现了营养不良，所以出现了闭经现象或月经不调的表现。

美伊：哟，可别，我还年轻，准备孕育呢……

营养师：别着急，我们先来了解月经不来的原因，再想办法恢复它。

★ ★ ★

1 月经不调的原因

月经不调可能是由内分泌紊乱造成的，也有可能是存在子宫肌瘤、子宫腺肌症等疾病，或者是内分泌疾病，比如甲状腺功能异常。以上故事里的美伊，可能与精神因素（如紧张、劳累）、过度节食减肥、营养不良等有关。

雌激素是促进雌性第二性征发育及性器官成熟的物质，主要由卵巢分泌产生，具有广泛而重要的生理作用，不仅有促进和维持女性生殖器官和第二性征的生理作用，还对内分泌、心血管、代谢系统、骨骼的生长和成熟，皮肤等均有明显的影响。

月 经 不 调 的 原 因

女性大脑中的下丘脑－垂体－卵巢轴调控着子宫内膜周期性地生长、剥脱，发生月经来潮。这个"轴"非常重要，它关系到人体内多种激素的分泌，与女性健康及生育能力密不可分。当这个轴受到影响时，就容易出现月经不调，甚至闭经。女性雌激素低的原因，可能也是由下丘脑－垂体－卵巢轴的异常造成的。

节食可以引起月经不调甚至闭经。许多女生为了追求快速减肥，服用减肥药、泻药，或者极端节食减肥。胆固醇作为合成性激素的原料，当低于一定水平时，就会导致雌激素和孕激素的供给跟不上，加重月经紊乱。一般来说，女性的体脂率低于 20% 时，容易出现闭经现象，因此，极度节食可能会引起月经稀发，甚至是闭经。

脂肪组织是雌激素的一个重要的性腺外来源，脂肪组织的量可以直接影响体内控制月经周期的内分泌调节，一定身高的最轻体重（比如 BMI 为 18.5 kg/m²）代表体内临界的瘦／肥比例，女性应当维持这种最低的比例"使体内保持足够多的脂肪"，月经周期才能正常。

运动强度过大可以引起月经不调甚至闭经。有的女性饮食比较规律，但也出现了月经紊乱的现象，这可能和运动不当有关。长时间高强度运动，会导致下丘脑的功能低下，进一步导致卵巢功能紊乱，出现性激素合成和分泌减少，近而发生继发性闭经。

令头发生长茂密亮泽，
令皮肤光滑水嫩

妊娠、月经、
乳房发育

强壮骨骼

皮肤毛发

生殖系统

骨骼

雌激素

精神情绪

体重

对于精神情绪的
调节作用

调节脂肪分布
及水的潴留

心血管

预防血脂升高
和心脑血管疾病

月经失调和闭经对女性来说不是小事，极有可能引起生殖器官发育异常、不孕不育，甚至糖脂代谢紊乱、骨质疏松，影响女性一生的健康。

所以一定要记住，减肥也要讲科学。

2 *如何快速恢复正常月经？*

如果雌激素偏低不是很严重，可以通过食疗方法进行月经量和周期调节。

（1）脂肪充足，能量适宜：首先要满足脂肪的摄入量，一般女性每天应该摄入脂肪 60 ~ 70 克（包含 25 克烹调油），其中亚麻油、葵花子油、菜籽油等富含多不饱和脂肪酸（α- 亚麻酸和亚油酸）。烹调油中一般维生素 E 丰富，可以营养生育相关功能。食物调节对于改善体内激素水平效果非常理想，植物性雌激素（大豆异黄酮、葛根黄酮等）很容易被代谢掉，并不会增加人体负担，能够达到双向调节作用，让激素水平更平稳，气色越来越好。

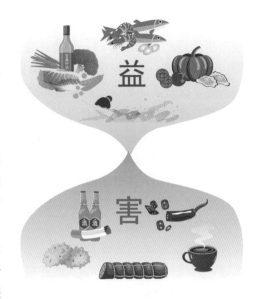

十字花科蔬菜（西蓝花、菜花、油菜、卷心菜、大白菜、萝卜等）、各种绿叶蔬菜、洋葱、葡萄酒、颜色鲜艳的水果等富含抗氧化成分，这些都是女性朋友非常爱吃的，能够帮助身体更好地摄取营养素。

（2）**适量补充维生素D**：维生素 D 主要来源于晒太阳和饮食补充，如深海鱼、鱼肝油、强化食品等。如果女性朋友每天摄取的维生素 D 达到 400 单位（10 微克）以上，并长期坚持，能起到一定的调理雌激素平衡的作用。

夏季时因紫外线较强，选择清晨或者傍晚阳光不太强烈的时候进行户外运动。一天之中，有两个时段最适合晒太阳，第一个是上午 9 ~ 10 时，第二个是下午 4 ~ 5 时。将面部和双上臂暴露于阳光下 10 ~ 30 分钟即可满足一天维生素 D 所需。

（3）**摄入富含硒和锌的食物**：含硒蔬菜有荠菜、大蒜、香菇、番茄、南瓜等；含锌食物有牡蛎、青花鱼、鳗鱼、海带、豆类、芝麻、胡桃等，其中贝壳类食物如牡蛎的含锌量尤为可观。

通过饮食补充营养物质，能够帮助增强自身抵抗力和免疫力，尤其是进入更年期的女性，更需要积极调节饮食结构，减低雌激素缺乏引发的不适感。

（4）**坚持身体活动**：雌激素低下也有可能是因为女性朋友长期缺乏身体活动。所以平时一定要注意运动，可以选择太极拳、广场舞、广播体操、游泳等运动，晨起做扩胸运动、深呼吸运动及快走、慢跑等，这些运动都可以有效辅助改善雌激素偏低引起的各种症状。女性可以根据自身情况选择适合自己的运动方式，能够帮助更好地强健体魄，降低患疾病风险。

（5）**远离不良饮食行为**：吸烟会产生一氧化碳、尼古丁、焦油等有害物质，对人体健康造成严重损伤。饮酒导致内分泌紊乱，甚至会增加基础代谢负担，影响各器官功能，更容易导致卵巢早衰，出现雌激素分泌不足现象。生活中很多女性都喜欢**重口味食物**，辛辣刺激食物确实能让人胃口大开，麻辣烫、火锅、浓茶和咖啡等食物都属于刺激性较强的食物，会影响人体神经中枢，让人比较亢奋，影响内分泌稳定，影响体内激素水平。同时进食过量更容易影响人的身体健康。**烟熏和腌制食品**、**油炸食品**导致体内出现脂质过氧化反应。

五、孕妈妈怎么吃好？

【王妈妈的心事】

生活在江南县城的王妈妈，家庭殷实、邻里和睦，儿子娶妻，老伴健康，就等着抱孙子了。这几天看到儿媳气色不对，饭桌上时

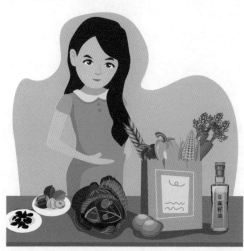

常呕吐，心里大喜。心想这一定是怀上了。她一面督促儿子带上儿媳妇去医院检查确认，一面自己操持起来。到商场集市转一圈，买了燕窝、人参、海参、母鸡、排骨等滋补品和好吃的，就等着做好饭慰劳慰劳小两口。

儿媳回来了，看着

摆上桌的母鸡烧海参、红烧排骨等菜肴，又吐了起来。儿子心疼地说，"妈呀，你应该做些素菜，你看看你，搞那么多肉"。

王妈妈累了半天，受全家埋怨，很是不高兴，第二天就悄悄到妇幼保健院咨询，儿媳怀孕了，该怎么吃？孕吐怎么办？

★ ★ ★

备孕是指育龄女性有计划地怀孕，并对优孕进行必要的前期准备，夫妻双方均应通过健康检查发现和治疗潜在疾病，避免在患病及营养不良状况下受孕，并保证充足的叶酸、碘、铁等微量营养素的储备。体重是反映营养状况最实用的简易指标，定期测量体重，保证孕前体重正常、孕期体重适宜增长，可减少妊娠并发症和不良出生结局的发生。随着经济的发展和生活方式的改变，育龄妇女超重、肥胖的问题日益突出，大龄怀孕、双胞胎等也成为比较多见的现象。孕期膳食摄入不合理、活动量不足，能量过剩和体重增长过多的现象较为普遍，铁、钙、碘、叶酸、维生素 D 等微量营养素缺乏在部分人群中依然存在，这些问题都会影响母婴双方的近期和远期健康。

① *孕前准备——把体重调整到正常范围*

体重正常（体质指数 BMI 18.5 ~ 23.9 kg/m²）的妇女最适宜备孕，肥胖或低体重的备孕妇女应通过合理膳食和适度的身体活动将体重逐渐调整至正常范围，并维持相对稳定。

体重正常是怀孕的开始，也是生育宝宝的良好基础。

（1）低体重（BMI < 18.5 kg/m²）的备孕妇女，可适当增加食物量和规律运动，每天可加餐 1 ~ 2 次，增加牛奶 100 ~ 200 毫升，坚果 10 ~ 20 克。

（2）超重（24.0 ≤ BMI < 28.0 kg/m²）或肥胖（BMI ≥ 28.0 kg/m²）的备孕妇女，应纠正不健康饮食行为，减慢进食速度，减少高能量、高脂肪、高糖食物的摄入，多选择膳食纤维、蛋白质和微量营养素含量高的食物，在控制总能量的前提下满足机体的营养需要，并通过增加运动消耗多余的身体脂肪，每天主动进行 30 ~ 90 分钟中等强度及以上的运动。

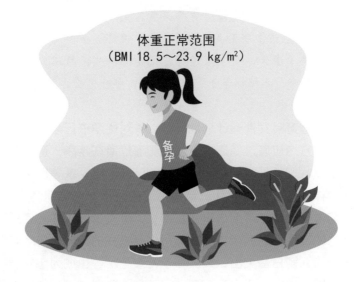

体重正常范围
（BMI 18.5～23.9 kg/m²）

备孕

2 孕期怎么吃？

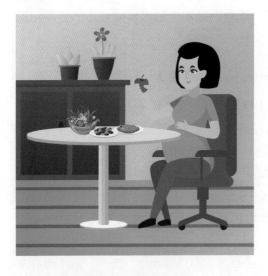

孕期胎儿的生长发育、母体乳腺和子宫等生殖器官的发育以及为分娩后乳汁分泌进行必要的营养储备，都需要额外的营养。妊娠期妇女应在孕前平衡膳食的基础上，根据胎儿生长速率及母体生理和代谢变化适当调整进食量。

（**1**）**孕早期**：胎儿生长发育速度相对缓慢，孕妇所需营养与孕前差别不大。

（**2**）**孕中期**：胎儿生长发育逐渐加速，母体生殖器官的发育也相应加快，营养需要增加，应在一般人群平衡膳食的基础上，适量增加奶、鱼、禽、蛋和瘦肉的摄入，食用碘盐，合理补充叶酸和维生素 D，以保证对能量和优质蛋白质、钙、铁、碘、叶酸等营养素的需要。

孕育新生命是正常的生理过程，要以积极的心态适应孕期的变化，学习孕育相关知识，为产后尽早开奶和成功母乳喂养做好充分准备。

为满足对优质蛋白质、钙、铁的需要，孕中、晚期应适当增加奶、鱼、禽、蛋、瘦肉的摄入。轻度至中度体力活动水平妇女备孕和孕期一日食物推荐量见下表（表5-2）。

表5-2　妇女备孕和孕期一日食物推荐量

食物种类	建议量（克/天）		
	备孕/孕早期	孕中期	孕晚期
粮谷类 [a]	200～250	200～250	225～275
薯类	50	75	75
蔬菜类 [b]	300～500	400～500	400～500
水果类	200～300	200～300	200～350
鱼、禽、蛋、肉（含动物内脏）	130～180	150～200	175～225
奶	300	300～500	300～500
大豆	15	20	20
坚果	10	10	10
烹调油	25	25	25
加碘食盐	5	5	5

注： [a] 全谷物和杂豆不少于1/3。
　　 [b] 新鲜绿叶蔬菜或红黄色蔬菜占2/3以上。

3 孕期体重增长

孕期体重适宜增长有利于保证母婴的营养并获得良好的妊娠结局。平均而言，孕期总增重约12千克较为适宜。

一般孕中晚期每周增重约350克。孕前体重较轻的妇女，孕期增重可稍多，孕前超重/肥胖者孕期增重应减少。推荐我国孕前体重正常妇女孕期增重8～14千克，孕前低体重者增重11～16千克，超重者增重 7 ~ 11 千克，肥胖者增重不超过 9 千克，不同孕前 BMI 妇女孕期增重适宜值和增重速率见表 5-3。

表 5-3 中国妊娠期妇女体重增长范围和增重速率推荐值

孕前 BMI（kg/m²）	总增重范围（千克）	孕中晚期增重速率（千克 / 周）
低体重（< 18.5）	11.0 ~ 16.0	0.46（0.37 ~ 0.56）
正常体重（18.5 ~ 23.9）	8.0 ~ 14.0	0.37（0.26 ~ 0.48）
超重（24.0 ~ 27.9）	7.0 ~ 11.0	0.30（0.22 ~ 0.37）
肥胖（≥ 28.0）	5.0 ~ 9.0	0.22（0.15 ~ 0.30）

注：孕早期增重 < 2 千克。
引自：中国营养学会团体标准《中国妇女妊娠期体重监测与评价》（T/CNSS-009-2021）

体重监测和管理要从备孕期开始，每周至少称重一次，使体重在整个孕期按计划适宜增长。除了使用校正准确的体重秤，还要注意每次在固定的时间称重，如晨起空腹时，称重前排空大小便，脱鞋，仅着单衣，以保证测量数据的准确性和监测的有效性。

从孕早期开始就应明确孕期适宜的增重目标和每个阶段的增重

根据孕前 BMI 选择相应的孕期体重增长图

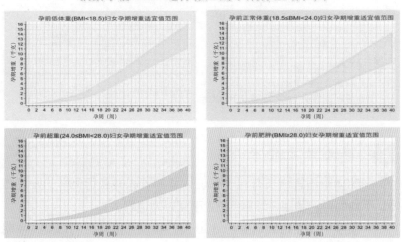

注：根据中国营养学会团体标准《中国妇女妊娠期体重监测与评价》（T/CNSS-009-2021）制作。

速率，可根据孕前 BMI 选定对应的孕期体重增长曲线图进行孕期增重记录和动态监测。

妊娠期身体内分泌及外形的变化、对孩子健康和未来的过分担忧、工作及社会角色调整等，都可能会影响孕妇的情绪，需要以积极的心态去面对和适应。孕育新生命是女人必须经历的完美人生体验，是正常的生理过程，夫妻双方都要积极了解孕期生理变化特点，学习孕育知识，孕妇应定期进行孕期检查，预防和及时发现异常，并予以专业指导和正确处理。遇到困难多与家人和朋友沟通，积极寻求专业咨询以获得必要的帮助和支持，有助于释放压力，缓解焦虑，愉悦心情。

④ 早孕反应严重时，需保证碳水化合物的摄入量

早孕反应是正常生理现象，反应不明显的孕早期妇女，可继续保持孕前平衡膳食，孕吐较明显或食欲不佳者不必过分强调平衡膳食和规律进餐，可根据个人的饮食嗜好和口味选用清淡适口、容易消化的食物，少食多餐，尽可能多地摄入食物，特别是富含碳水化合物的谷薯类食物。为保证最基本的能量供应，每天必需摄取至少含有 130 克碳水化合物的食物。

首选富含碳水化合物、易消化的食物，如米饭，面条、烤面包、烤馒头片、苏打饼干等。各种糕点、薯类、根茎类蔬菜和一些水果中也含有较多碳水化合物，可根据孕妇的口味选用。食糖、蜂蜜等的主要成分为简单碳水化合物，易于吸收，进食量少或孕吐严重时食用可迅速补充身体需要的碳水化合物。达不到上述基本进食目标的孕妇，应寻求医师帮助。

为减少孕吐、增加进食量，早孕反应明显的妇女可尝试以下饮食方案：

（1）选择水分少的米、面制品，如烤馒头、烤面包、饼干，或稠粥、肉干、糖果等，尝试晨起或睡觉前吃。

（2）避免煎炸和油腻的食物，或引起反胃恶心的食物。

（3）适当补充维生素 B_1、维生素 B_2、维生素 B_6 和维生素 C

等，根据个人口味，少量多次食用新鲜水果、酸奶等。

含 130 克碳水化合物的食物举例：

① 180 克米（生重）

② 180 克面（生重）

③ 550 克薯类

④ 550 克鲜玉米

⑤食物组合：米饭（100 克大米）+ 红薯 200 克 + 酸奶 100 克。

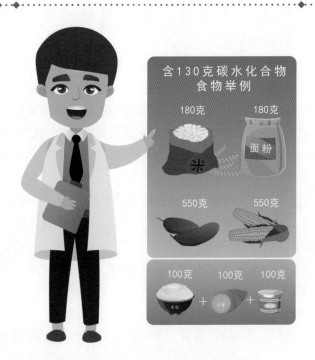

六、如何满足叶酸和铁的需要？

【备孕的小李】

小李今年 25 岁，刚结婚半年，现在计划怀孕。她听说叶酸和铁元素对备孕者和孕妇非常重要，要提前补充。便到区妇幼保健院咨询营养师，以了解两种微量营养素的重要性，以及怎么补充。

★ ★ ★

① 正确认识叶酸

叶酸（folic acid，FA）是一种 B 族维生素，虽然在体内的总量只有几个毫克，但它是细胞增殖、机体生长发育不可缺少的微量营养素。除了参与蛋白质、DNA、血红蛋白的合成，同型半胱氨酸代谢，DNA 甲基化，叶酸还可以影响卵泡质量和成熟，影响排卵，以及满足受精卵分裂发育需要。孕早期缺乏叶酸可引起死胎、流产、脑和神经管畸形，还可导致胎儿眼、口唇、腭、胃肠道、心血管、肾、骨骼等器官畸形。据统计，超过 50% 的神经管缺陷病例与孕早期叶酸补充不足有关。孕中期、孕晚期叶酸的缺乏仍然会引起孕期巨幼红细胞性贫血、先兆子痫、胎盘早剥的发生。

孕前 3 个月（备孕者）开始补充叶酸可以增加受孕成功率。孕前 3 个月至孕 12 周服用叶酸补充剂可以预防 80% 的神经管畸形儿出生。整个孕期合理补充叶酸，还可以减少流产、巨幼细胞贫血、子痫前期等风险。

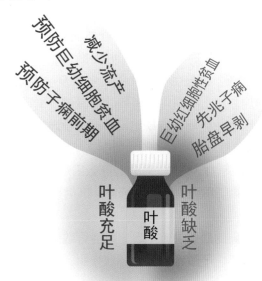

2 怎样补充叶酸？

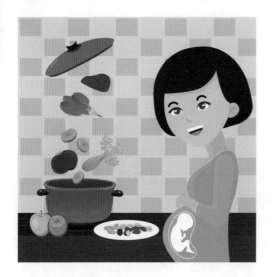

富含叶酸的食物有动物肝、蛋类、豆类、酵母、绿叶蔬菜、水果及坚果类。但天然食物中存在的叶酸是四氢叶酸的各种衍生物，均为还原型，烹调加工或遇热易分解，生物利用率较低。叶酸补充剂是合成的氧化型单谷氨酸叶酸，稳定性好，生物利用率高。孕前每天补充400微克叶酸，持续3个月，可使红细胞叶酸浓度达到有效预防子代神经管畸形发生的水平；孕期继续每天补充叶酸400微克，可满足机体的需要。

3 预防孕期缺铁性贫血

根据世界卫生组织推荐，妊娠期查血常规提示"血红蛋白（Hb）浓度＜110 g/L"时，可诊断为妊娠期贫血，其中，最常见的原因是缺铁性贫血。这是由于胎儿生长发育及孕期血容量增多，对铁的需求量增加。加上孕妇胃肠道的功能减弱、蠕动减少、对铁的吸收也减少等因素，因而更容易出现贫血。孕妈妈这时可不能大意，贫血如不及时改善，会随着孕周增加而逐渐加重。贫血的孕妈可能会有疲劳、头晕、乏力、心悸、烦躁、呼吸困难等症状，还容易出现妊娠期高血压、胎膜早破、产褥期感染、产后抑郁和母婴互动关系不良等情况。

贫血时由于胎盘的血氧供应不足，可能导致胎儿生长受限、胎儿窘迫、流产、早产，严重者甚至会导致死胎、死产、缺血缺氧性脑病等。

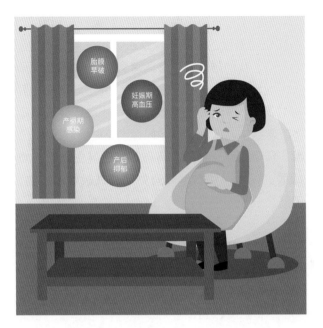

另外，孕妈缺铁也可引起宝宝出生后第 1 年出现贫血或铁缺乏。铁缺乏的儿童会出现行为异常，精神发育指数也会受到影响。

④ 孕期怎样补铁？

缺铁性贫血需要补铁，饮食上，可以多摄入含铁丰富的食物。食物中的铁分为血红素铁和非血红素铁，孕期对血红素铁吸收率约为15%，非血红素铁吸收率则低些。动物血、肝脏及红肉中血红素铁含量丰富，吸收率高，每日摄入瘦畜肉50～100克，每周摄入1～2次

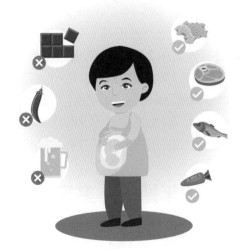

动物血或肝脏20～50克，可满足机体对铁的需要。摄入含维生素

C 较多的蔬菜和水果，有助于提高膳食铁的吸收与利用率。

膳食中非血红素铁的主要来源是谷物和蔬菜，尤其是黑色、绿色、深色的蔬菜。我们常听说"菠菜富含铁"，其实菠菜所含的是非血红素铁，吸收率较低，补铁效果不如红肉和动物血和肝脏。红枣中的铁含量并不高，同时糖分还比较多，所以不建议靠吃红枣来补血。除了多吃含铁丰富的食物，孕妈适当吃些新鲜蔬果，如猕猴桃、橙子、草莓、绿叶蔬菜、甘蓝、青椒等富含维生素 C 的食物，可以促进铁的吸收。同时，注意尽量避免抑制铁吸收的食物，如浓茶、咖啡、可可等。

含铁和维生素 C 丰富的菜肴：

①猪肝炒柿子椒（猪肝 50 克、柿子椒 150 克）：含铁 12.5 毫克、维生素 C 118 毫克。

②鸭血汤（鸭血 50 克、油菜 50 克）：含铁 16.0 毫克、维生素 C 25 毫克。

③水煮羊肉片（羊肉 50 克、豌豆苗 100 克、油菜 100 克、辣椒 25 克）：含铁 7.6 毫克、维生素 C 118 毫克。

孕中期和孕晚期每日铁的推荐摄入量为 24 毫克和 29 毫克。孕妇每天增加 20 ~ 50 克瘦肉可提供铁 1 ~ 2.5 毫克，每周摄入 1 ~ 2 次动物血和肝脏，每次 20 ~ 50 克，可提供铁 7 ~ 15 毫克，基本能满足孕期增加的铁需要。

同时，冬季缺乏阳光或户外活动不足，不能通过日光合成维生素 D 的妇女，可每天服用维生素 D 补充剂 10 微克 / 天（400 单位）。

七、更年期——多事之秋的保障要点

【更年期的王阿姨】

王阿姨今年 49 岁，最近几个月，她发现月经变得非常不规律，月经周期增长，经量改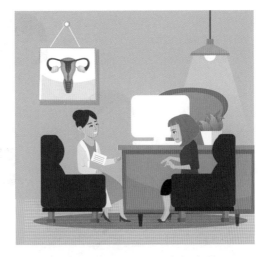
变、颜色变浅，甚至经
血中还会有小血块及纤
维碎片等。同时还出现
潮热现象：冒虚汗，感
觉身体里像有一条热龙
在穿梭；经常面色潮红，
同时还会伴有焦虑、心
悸等症状。王阿姨觉得
自己已经步入更年期，
她觉得内服调理比药物
改善更加重要。于是她到妇幼保健院向妇科医生和营养师请教。

★ ★ ★

① 更年期会有哪些症状？

更年期是妇女自生育旺盛的性成熟期逐渐过渡到老年期的一段岁月，是妇女一生中重要的时期。有人认为更年期自 41 岁就开始。因为妇女在 40 岁左右卵巢的内分泌功能逐渐衰退，排卵的次数逐渐减少，受孕的机会亦减少，提示了更年期的开始。在这个过渡时期，部分妇女会被一系列或轻或重的症状所困扰。

更年期症状可分为围绝经症状及绝经后症状。持续时间可长达数年甚至数十年，从症状开始至生命结束，每个人的表现有所不同。

围绝经期一般始于 45 ～ 55 岁，至停经后的一年内，这一时期可有以下症状：①月经紊乱：月经量过多、过少或周期不规则；②神经系统症状：眩晕、失眠健忘、皮肤感觉异常、潮热、发红以及面部长斑等更年期综合征等；③精神心理症状：抑郁、焦虑、多疑、自信力不足、注意力不集中等；④心血管系统症状：表现为血压波动不稳、心律不齐。另外还有潮热、出汗、头痛等症状。这种症状可以持续 1 ～ 5 年或更长。

绝经后期占女性生命历程的 1/3，此期间卵巢还在经历不断老化的过程。因此伴随着女性身体一系列的变化直至生命终止。

更年期常见症状

精神心理症状

心血管系统症状

月经紊乱

神经系统症状

（1）生殖道、尿道黏膜萎缩变薄，尿道松弛，容易出现尿失禁及泌尿系统感染。阴道黏膜从酸性变为中性，降低了对细菌的抵抗力，易发生老年性阴道炎。

（2）体脂分布出现老年人特征：如身材变粗，腰围线条消失，面部皱纹增加，皮肤出现色斑等。

（3）罹患骨质疏松：由于雌激素水平降低，大量骨质丢失。临床表现为骨痛、关节痛、腿抽筋、全身疲乏无力。若干年以后出现身高下降、驼背、易发生骨折且骨折不易愈合。

2 如何轻松度过更年期的免疫力低谷？

在日常生活中，我们可以有多种方法进行调理，帮助女性解决和安全度过更年期所出现的各类问题和不适表现，更好地享受幸福生活。

生理上的退化、性功能衰退、工作竞争性强、压力太大等给更年期妇女身心多方面带来痛苦，导致她们的人生处在免疫力低谷，有些疾病会乘虚而入。实际上，更年期是一个正常的生理过渡阶段，通过自身的调节可以舒适、平稳地渡过更年期。女人应该清楚如何保持健康，合理膳食、多运动，规律生活、心态好，增强免疫力。

以下五大举措可保护自己的身体，不让免疫力下降。

（1）**心理护理**：心理护理是治疗疾病的一种重要方法，情绪与人的健康有非常密切的关系。消极的情绪可以使人致病或诱发躯体疾病；而积极的情绪可治疗疾病。不少妇女想到自己进入更年期即将衰老，心情焦虑，精力明显下降，对生活中的事过分紧张，心理无所寄托。家人应做好心理疏导，更年期妇女自己也应解除思想顾虑，保持较为稳定的心态。

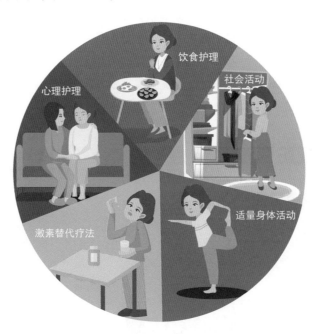

（2）**饮食护理**：凡病，"三分治，七分养"。尤其是女人生命过程中所发生的一些生理性变化，更应该首先强调以"养"为主。广义的养，至少应包括养胃、养心和养体。合理膳食是更年期妇女的护身法宝，按照中国居民膳食指南八大准则，应设计一日三餐保证充足营养。这个阶段由于雌激素变化，易出现骨质疏松症。应多晒太阳，多食牛奶、豆制品等富含钙质、滋阴养血的食物。补充维生素 D 和钙、镁、钾等营养素，调节烦躁不安的心态以及腰背疼痛。多食用新鲜的蔬菜和水果，多食用全谷物如燕麦、糙米、全麦食品、荞麦、黑米粥、小米粥，以及瘦肉、鱼虾等，适量选择一些富含植物雌激素的食药同源食物，如大豆制品、葛根等。

（3）**社会活动**：多参与社会活动、适度外出购物、聚餐等，提供舒适的环境，避免过重的工作负担，这有利于更年期妇女解除思想顾虑。

（4）**适量身体活动**：适当进行锻炼，多出门走走，多与他人沟通，运动调养可以排解内心的不快乐，分散注意力。运动的时候人会产生"快乐"的多巴胺，有利于调整情绪状态，调节神经递质，还能促进血液循环，缓解更年期症状。

（5）**激素替代疗法（HRT）**：当更年期综合征症状严重，经一般治疗收效不大时，医生可能会考虑是否使用激素替代疗法。从广义上来讲，由于机体缺乏性激素，已发生或将要发生健康问题时，可给予性激素的补充，以纠正性激素不足的问题。

八、预防骨质疏松症

【好强的奶奶骨折了】

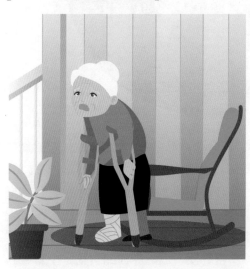

张大爷今年刚过70岁，由于年前摔倒导致小腿骨折，从此小心翼翼起来，每天拐杖不离手，拐杖成了日常生活必备的辅助工具。爷爷骨折后变得非常小心，平时都是由老伴服侍着。60多岁的张大妈看起来还是挺硬朗的，腿脚也利索，总是骄傲地说"我比他强"。最近，大爷说天冷了，让儿子帮忙取床被子晚上用。被子放在衣柜的上层，大妈说，这点小事自己取吧，便逞强地搬了凳子上去取。没曾想，凳子不稳，她摔了下来。大妈想自己站起来，这才感觉臀部疼痛得厉害，无法移动受伤的腿；大爷赶紧想扶起来，才发现大妈一只腿向外旋，心想：糟了！家里几个人一起送大妈去了医院。经拍片检查，才发现是髋部骨折了。这下大妈可遭罪了。

★ ★ ★

① 认识骨质疏松症

骨质疏松症是中老年人最常见的骨骼疾病，尤其是老年女性更多见。骨质疏松症是一种全身性疾病，它的主要特征是骨矿物质含量降低、骨结构破坏、骨强度降低、易发生骨折。一个骨质疏松性髋部骨折的患者每年的直接经济负担是 32 776 元人民币。中国每年骨质疏松性髋部骨折的直接经济负担达到 1080 亿元人民币。

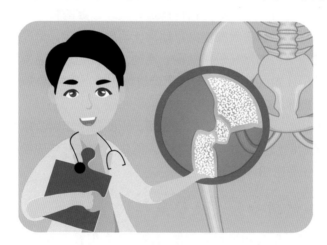

通俗来讲，髋部就是大腿和臀部连接的部位，就是老百姓常说的胯部。髋部有人体最重要的关节部位，与多种骨骼、韧带、肌肉相连。髋关节又是连接人体躯干和下肢的重要枢纽，承载着人体上部的重量，也是人体最大、最重的关节。

可是，张大妈踩的凳子并不高，家里还有地毯，怎么会摔成这么严重的髋部骨折呢？医生说这是骨质疏松症造成的。

② 骨质疏松症的症状

骨质疏松症是第四位常见的慢性非传染性疾病，也是中老年最常见的骨骼疾病。骨质疏松症被称为"沉默的杀手"。骨折是骨质疏松症的严重后果，常是部分骨质疏松症患者的首发症状和就诊原因。髋部骨折后第一年内由于各种并发症的原因其死亡率达到 20% ~ 25%。存活者中 50% 以上会留下不同程度的残疾。

疼痛、驼背、身高降低和骨折是骨质疏松症的特征性表现。但有许多骨质疏松症患者在疾病早期常无明显的感觉。骨质疏松性骨折是脆性骨折，通常在日常负重、活动、弯腰和跌倒后发生。骨折是骨质疏松症的直接后果，轻则影响机体功能，重则致残甚至致死。常见的骨折部位是腰背部、髋部和手臂。

骨质疏松症是可防可治的慢性病。人的各个年龄阶段都应当注重骨质疏松的预防，婴幼儿和年轻人的生活方式都与成年后骨质疏松症的发生有密切联系。

③ 如何预防骨质疏松症？

富含钙、低盐和充足蛋白质的均衡饮食对预防骨质疏松有益。牛奶、虾皮等富含钙质，大豆和鸡蛋、肉类都是富含蛋白质的食物。步行或跑步等能够起到提高骨强度的作用；负重运动可以让身体获得并保持最大的骨强度。平均每天至少要达到 20 分钟日照，充足的光照会对维生素 D 的生成及钙质吸收起到非常关键的作用。

无论男性或女性，吸烟都会增加骨折的风险。注意还要不过量饮酒，每日限制饮酒的酒精含量不超过 15 克，相当于红酒一杯。

预防跌倒。老年人 90% 以上的骨折由跌倒引起。高危人群应当尽早到正规医院进行骨质疏松检测，早诊断。

相对于不治疗而言，骨质疏松症在任何阶段开始治疗都不晚，但早诊断和早治疗会大大受益。

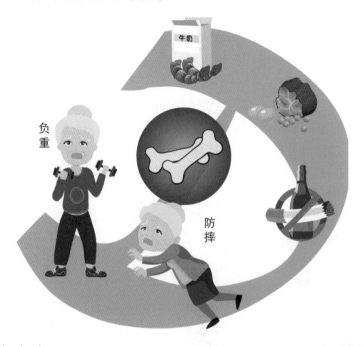

> 骨质疏松症受先天因素和后天因素的影响。先天因素指种族、性别、年龄及家族史；后天因素包括药物、疾病、营养及生活方式等。年老、女性绝经、男性性功能减退都是导致骨质疏松症的原因。

4 骨质疏松症预防和治疗

有以下因素者属于骨质疏松症的高危人群：老龄、女性绝经、母系家族史（尤其髋部骨折家族史）、低体重、性激素低下、吸烟、过度饮酒或咖啡、体力活动少、饮食中钙和（或）维生素D缺乏（光照少或摄入少）、有影响骨代谢的疾病、应用影响骨代谢的药物。

骨质疏松症是可防可治的。人的各个年龄阶段都应当注重对骨质疏松的预防，婴幼儿和年轻人的生活方式都与骨质疏松的发生有密切联系。

人体骨骼中的矿物含量在 30 多岁达到最高，医学上称之为峰值骨量。峰值骨量越高，就相当于人体中的"骨矿银行"储备越多，到老年发生骨质疏松症的时间越推迟，程度也越轻。

老年后积极改善饮食和生活方式，坚持钙和维生素 D 的补充可预防或减轻骨质疏松症。

（1）**均衡饮食**：增加饮食中钙及适量蛋白质的摄入，采用低盐饮食。钙质的摄入对于预防骨质疏松症具有不可替代的作用。嗜烟、酗酒、过量摄入咖啡因和高磷食品会增加骨质疏松症的发病风险。

（2）**适量运动**：人体的骨组织是一种有生命的组织，人在运动中肌肉的活动会不停地刺激骨组织，使骨骼更强壮。运动还有助于增强机体的反应，改善平衡功能，减少跌倒的风险。这样骨质疏松症就不容易发生。

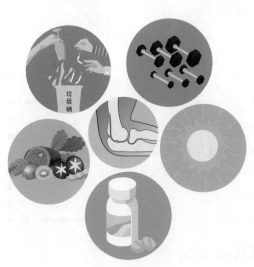

（3）**增加日光照射**：中国人饮食中所含维生素 D 非常有限，大量的维生素 D_3 依赖皮肤接受阳光紫外线的照射后合成。经常接受阳光照射会对维生素 D 的生成及钙质吸收起到非常关键的作用。正常人平均每天至少要接受 20 分钟的日照。

防晒霜、遮阳伞也会使女性骨质疏松症的患病概率加大。在平时户外光照不足的情况下，出门又要涂上厚厚的防晒霜或者用遮阳伞，会影响体内维生素 D 的合成。

（4）**骨质疏松症的预防和治疗**：需在医生指导下进行，其防治策略包括基础措施和药物治疗两部分。药物治疗包括抗骨吸收药物、促进骨形成药物以及一些多重机制的药物。必须在医师的指导下应用。

基础措施包括调整生活方式和骨健康基本营养补充剂，如钙、维生素 D 和维生素 K_2 等。保持富含钙、低盐和适量蛋白质的均衡饮食；注意适当户外运动；避免嗜烟、酗酒；慎用影响骨代谢的药物；采取防止跌倒的各种措施。

九、全身疼痛和心理障碍

【终于不疼了】

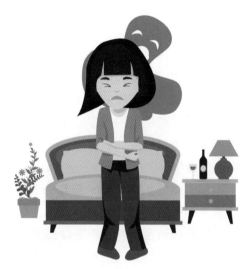

46 岁的小曼姑姑，以"间断性、闪电样肌肉疼痛1 年"入院检查。

小曼姑姑说，这一年来，不知为什么，身体就蹦蹦地开始疼痛，类似针刺样，骤发突止，持续时间数秒到数分钟。疼痛以游走样、类似神经痛为主，在外界刺激下极易诱发，对冷刺激尤为明显。口服氨酚咖那敏（百服宁）后，可慢慢缓解，但过些天又会再次复发，对自己造成一种不能忍受的慢性折磨。接诊的刘医生认真询问了病情，做了各种仪器检查和生化指标检查。并开始与病人交流，以望得到更多信息。

刘医生：你是做什么工作的？平日里会有哪些活动。

姑姑：去年退休了，平时社会活动少，朋友都忙着呢，家里人都上班去了。我自己在家，看看手机、看看电视，吃个饭，就这样吧。

刘医生：肌肉闪电痛的原因比较多，需要结合疼痛的具体部位，对疼痛的性质进行综合分析。你告诉我什么地方疼？

姑姑：肋间、头、大腿上都疼过。

刘医生：每天都看电视，看手机。有时间出去购物、散步或者运动吗？

姑姑：我住 17 层呀，白天没有人聊天，基本不出来。晚上家里人回来了，更不出去了。不过，经常开窗通风，在房间里溜达一下。

刘医生：晚上家里人聊天多吗？你如何和外面人沟通？不闷吗？

姑姑：嗨，饭后就都各自忙了，孩子看书写作业，老公看电视。

刘医生：等检查结果出来后，我需要和您认真聊一下，告诉你解决的方法。不要急，我估计应该不是什么大毛病，不需要住院。

刘医生笑笑走了，小曼姑姑并没有高兴起来，她继续担心着会突然来临的刺痛。

★ ★ ★

近些年来，慢性疼痛逐渐引起医疗界的关注，成为困扰中老年人的大问题。很多时候这些慢性疼痛检测不出原因，未能发现器质性病变。但是，疼痛依旧在折磨着他们。这种情况经常发生在中年人身上，可能是日积月累的伤痛，也可能是神经性疼痛，抑郁和疼痛的共存可以被共同的神经生物学通路以及生理学背景所解释，请务必注意小心。

颈、肩部肌肉疼痛一般与患者不正确的生活和工作姿势有关，患者长时间躺在沙发上或靠在床上看电视、玩手机、长时间伏案工作，极易导致颈、肩肌肉慢性疲劳。手臂、手腕和手指的疼痛通常与慢性劳损引起的无菌性炎症有关，这是由于患者的工作性质或长期活动造成的。

❶ 什么是慢性疼痛？

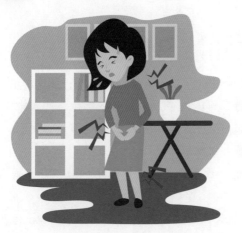

慢性疼痛是指持续时间超过 6 个月以上的疼痛。主要以躯体疼痛不适为主。主诉常见有头痛、颈痛、背痛、肌肉疼痛、胃部烧灼感、腹痛及排尿疼痛等。不明原因的慢性疼痛是与实际或潜在组织损伤有关的不愉快的感觉及情

感体验。

对于疼痛的研究，包括疼痛感受器的类别及遗传的多样性；疼痛上行通路各级神经递质受体类型及遗传的多样性等；免疫因素对抑郁障碍中的作用及免疫遗传多样性的影响等。这些问题都会对疼痛感受、抑郁障碍的发病及程度类型，以及抑郁障碍与疼痛的关系产生影响。

② 引起身体疼痛的原因和表现

引起身体疼痛的原因一般包括 4 个方面：

（**1**）**伤害性**：由外伤、损伤或潜在组织损伤引起。

（**2**）**炎症类**：由细菌病毒感染所致，或各种长期不良膳食导致相关的机体反应。

（**3**）**神经性**：与神经疾病或损伤相关的自发性疼痛或超敏反应，如三叉神经痛。

（**4**）**功能性**：对身体正常输入信号的异常处理导致的对疼痛的超敏性，另有包括高血压、糖尿病等疾病引起的疼痛。

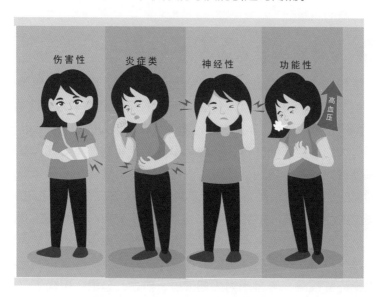

大多时候，最初的疼痛是由于外伤（如擦伤、撞伤、划伤等）留下的，可外伤痊愈后，隐隐约约的痛感依然存在。这是因为当疼

痛超过了一定时间，就会在大脑神经元中留下反射痕迹，对这种疼痛产生了记忆。所以，如果慢性疼痛时间过长，就会引起心理上的不适，甚至产生抑郁症、焦虑症等精神心理疾病。

负面的心理情绪加重疼痛感，疼痛感再次刺激神经产生负面情绪，这样一个微妙的循环便产生了，所以有长期慢性疼痛的患者一定不要大意，应该及时到医院检查和治疗。

有时发现，到医院做的单纯的身体治疗没有起到根本性去除疼痛的效果。这是因为由精神心理因素引起的神经性痛感并未消失。慢性疼痛总伴随着情绪反应，包括情感、认知、动机以及生理多种成分在内的复杂的生理心理过程。慢性疼痛可以加重情绪障碍，甚至引起抑郁症的发生。一些慢性疼痛患者常有明显的认知功能扭曲和无助感，疼痛对他们的生活产生了重要影响，使其相应的社会报酬降低、社会活动减少、自我控制和自我实现下降等。

在临床问诊中，疼痛与情绪障碍常常同时存在。患者就诊时容易把情绪障碍隐藏在慢性疼痛问题背后，这既是知识缺乏的问题，更有由于受社会因素、文化背景的特异性影响而希望避免精神障碍方面诊断的问题。

3 为什么女性疼痛者更多？

根据调查，女性患有心理疾病的比例较高。目前我国已确诊的抑郁症患者约有 3000 万，女性抑郁症的终生患病率为男性的 2.1 倍，即便在青春期至 18 岁之间，抑郁症在女孩中的增长势头也十分迅猛，大约为男孩的 2 倍。从成年早期至老年期亦是如此。女性去医院就诊比较多，男性就诊少，也许是因为男性更加不愿意面对自己抑郁的现实，女性更容易向亲友表达情感，主动求助，主动就诊。有不少男性朋友宁可在家窝着，"流血流汗不流泪"，也不主动求助。

从心理学的角度来看，许多没有器质性病变但患者感觉痛苦的疾病是一种心因性疾病。例如，胃痛、头痛和背痛等查不出原因的慢性疼痛等疾病，常是因为人把愤懑、焦虑、恐惧、担忧等过多的负面情绪，推到无意识层面里所触发的。

上述案例中的小曼姑姑，年龄不大，退休在家，与人交流少，一个人情绪无法释怀。当过度担忧未来，就夺去了现今的喜乐，使人筋疲力尽，内心所有不安的情绪，就像日夜燃烧的烈火，从而将心理能源熊熊燃烧，促使内心焦灼，六神无主，躯体就是这样用真实的面貌来反映心理的症状。当现实超出了所能承受的范围，就会患疾病。

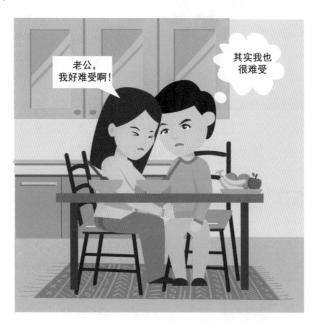

 4 *疼痛的自我救赎*

除非外伤性、病理性等原因，很多慢性疼痛的原因并不清晰。除了药物的帮助，慢性疼痛的朋友应该首先做到把让自己难过自卑受伤的心打开，告诉自己那没什么。然后放松自我，享受生命的快乐！

（1）**运动训练**：瑜伽冥想、跑步、打太极拳、八段锦都是不错的方法，身体的伸展运动，放松精神和肌肉，对很多情况下的疼痛的确有效。

（2）**交友聚会**：学会交朋友，放松情绪、改善精神状态，身体随后自愈！

（3）**营养调理**：对自己好一些，认真采购食物、准备膳食，食物多样，用些 B 族维生素类、钙镁合剂，调理缓解与神经、肌肉疼

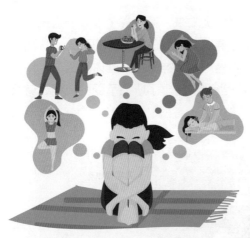

痛相关的症状。

（4）**调理睡眠**：努力睡好、争取拥有深睡眠，精神得到良好修正，保持足够精神。

（5）**物理治疗**：针对痛点进行热敷、按摩、拿捏等物理疗法，辅助降低疼痛。

（6）**积极治疗基础病**：应积极治疗高血压、高血脂、高血糖和心脑血管疾病等，这样可有效减轻身体负担，对预防疼痛也有好的功效。

十、"50"不衰，"60"不老

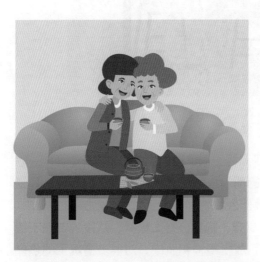

随着年龄的增长，女人身体各个器官走向下坡路，尤其是到了50岁以后，更年期后期，如果不注意保养，衰老的速度会越来越快。50～60岁的人已经不年轻了，这个年龄段的人要充分认识一点，衰老是一直往前开的列车，我们无法阻止，没有什么长生不老药，但是我们有很多办法强健身体、延缓衰老，提醒各位中老年朋友，50～60岁是一个非常关键的时期，在这个年龄阶段若不注意，很容易导致一些疾病的出现，一定要学会如何正确保养和预防。

做好4个方面的事很重要！

1 合理膳食，预防"三高"

人到中年，一些疾病的出现逐渐增多，其中"三高"的问题更为明显。人到 50 岁以后，可以说是"三高"的疾病高发期。合理膳食、戒烟限酒、适量运动、心理平衡都是有助于防治"三高"的有效手段，其中，科学而合理的饮食是最为关键的防治手段。注意自身的饮食习惯，合理控制每日的能量摄入量，选择多样化、营养合理的食物，如可放宽对主食类食物的限制，减少富含单糖及双糖的食物。

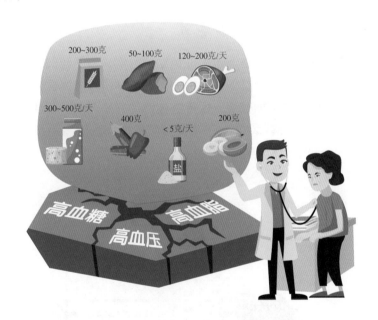

与此同时，还应注意低盐饮食、限制脂肪摄入量，增加膳食纤维摄入，每天摄入谷物 200 ～ 300 克（其中包括全谷物和杂豆 50 ～ 150 克）、薯类 50 ～ 100 克；将畜禽肉、水产品、蛋类合并为动物性食物，建议摄入动物性食物 120 ～ 200 克 / 天，其中每周至少 2 次水产品，每天 1 个鸡蛋；奶及奶制品每天摄入 300 ～ 500 克 / 天；食盐每天摄入 ＜ 5 克 / 天。每日最好吃 400 克蔬菜、200 克水果（一斤蔬菜半斤果），并适当增加维生素、矿物质的摄入。多吃深色叶菜，不要用蔬菜替代水果；摄入足量蛋白质，保证动物性食物和大豆制品的充分摄入；鼓励和家人共同进餐、保持良好食欲、享受食物美味。

在我们的生活中有很多人在步入中老年阶段之后，由于味蕾退化，胃肠消化液减少，反而喜欢重口味的食物，比如高油、高盐、高糖或者腌制食品。随着年龄的增长，身体中各项器官功能逐渐衰退，长期不良的饮食习惯会引发身体出现一些疾病，加快身体的衰老速度。建议日常生活中一定要保持清淡的饮食习惯，最好少吃辛辣刺激食物，糖分过高的食物也不能过多食用，多吃一些新鲜的蔬菜和水果，注意营养的均衡搭配。

 坚持运动，保持活力

很多中老年朋友也在逐步养成运动的习惯，虽然他们的身体状况不如年轻人灵活，但是他们会根据自己的体质来选择适合自己的运动方式，让身体更加健康，保持身体活动的好习惯，加速身体的血液循环，提高新陈代谢能力，有效预防各种心脑血管疾病的发生。同时，在运动时会燃烧身体中多余的脂肪，塑造完美的身材。

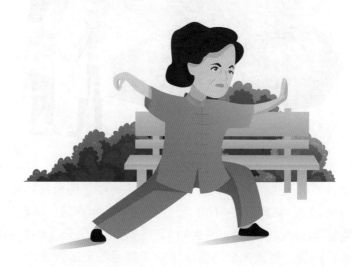

身体活动是中老年人绕不开的一个话题，不管身体怎么样，每天总要出去遛两圈，多数人的目的是保持身体健康、降低"三高"。身体活动确实有益健康，还能延缓衰老，但是选择什么样的运动非

常关键，不能照搬别人的经验，看别人每天走5公里，自己也走上5公里，最后不仅不能锻炼，还会损伤膝盖。对于中老年人来说，有几种运动比较推荐，即游泳、快走、太极拳等。快走和太极拳没有场地限制，入门要求低，而游泳的限制比较多，有条件的人可以选择。

适量的身体活动，如步行、慢跑、骑车、球类、健身操等有氧运动，每周应进行3～5次，每次时间控制在20～30分钟即可。值得注意的是，根据自身的实际情况，不同人群运动期间的注意事项也有所差异，有"三高"的患者在锻炼前最好先咨询专业医生。

3 心情愉快，提高免疫力

面对疾病，不仅需要食物和药物支持，更需要调节好我们的情绪。保证正向情绪是预防疾病的一味"特效药"。保持乐观向上的心态，时常进行自我心理调节，正气足了，才能"邪不压正"。

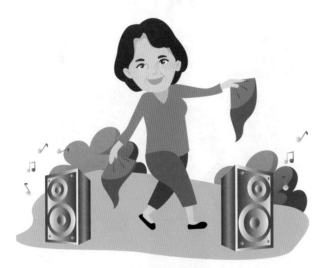

人的情绪、内分泌、免疫功能相互影响，良好的心理状态可以增强免疫力，也可以通过调控激素的释放间接提高人体免疫力。这不但能帮助人体抗击病原体，还可以帮助防治糖尿病、冠心病、肿瘤等慢性疾病。良好的心理状态，或者保持好心情，不仅可以帮助疾病快速康复，还可以降低患病的风险。

提倡不攀比、不苛刻、不放纵的生活方式。人到中年心态要放开，不苛刻别人，宽以待人，对自己可以严格一点，生活要自律，不能放纵吃喝。

4 戒不良嗜好，为长寿做准备

50 岁才开始控制血压、血脂、血糖还来得及吗？当然来得及，虽然对于"三高"的控制，我们一再强调要早干预、早控制，但即使我们没有早控制，从 50 岁开始关注三高问题，开始调养身体，保持健康、良好的生活方式，控制饮食，加强运动，也并不是太晚，关注血压、血脂、血糖水平，出现升高时积极控制，同时生活上保持良好习惯，对于降低心脑血管疾病和肿瘤发生的风险，是非常重要的。

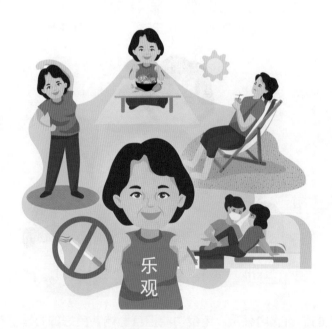

（1）**拒绝烟草，保护身心**：吸烟已经被证明与多种癌症相关，包括肺癌、膀胱癌、子宫癌、肾癌等。不管是哪一种烟（包括咀嚼烟草制品、吸二手烟等）都会增加癌症的患病风险。

（2）**清淡饮食，多吃蔬果**：虽然无法保证任何不健康食物都不碰，但调整一下自己的膳食结构还是很有必要的，每天食用足够的水果、蔬菜、全谷类食物和豆类食物。少吃高脂肪、高能量食物，特别是来自动物的脂肪。喝酒时千万不要贪杯，饮酒量越大、酒龄越长的人，患乳腺癌、结肠癌、肺癌、肾癌以及肝癌等各种癌症的风险会越大。

（3）**经常运动，适当减肥**：只有保持正常的体重才可以很好地降低患乳腺癌、前列腺癌、肺癌、结肠癌和肾癌等的风险。总的来说，每天至少保证 30 分钟的运动时间，每周至少要有 150 分钟左右低强度的有氧运动，或是 75 分钟中等强度的有氧运动。

（4）**晒对太阳，保护皮肤**：适度晒太阳对身体有益。适度晒太阳对预防皮肤癌的效果也是非常明显的。阳光强烈时，在户外最好能够选择亮色，宽松但编织紧密的衣服，以反射更多的紫外线；多涂几次防晒霜，戴上太阳镜和宽帽檐的帽子。平时一定要注意尽量躲开早上 10 点至下午 4 点这段时间的太阳，千万不要使用日光浴床和太阳灯，它们会给身体带来过量的紫外线照射。

（5）**定期体检，早做预防**：只有定期体检，才能了解"三高"的控制情况，而皮肤癌、结肠癌、子宫癌和乳腺癌等疾病，越早发现、早治疗，治愈的可能性也就越大。体检只需花上半天时间，可能就会让你受益终生。

人老了会多病，会色衰，会有莫名的伤感和惆怅，会有太多的怀念和遗憾，但这又有什么可怕呢！春天的芽苗到了秋天当然会憔悴，夏天的鲜花到冬天自然要凋谢，只要我们心态不老，夕阳也许更红。所以，人老了心态不能老，要老当益壮！

第⑥章

老年人的常见问题

　　人口老龄化已成为一种全球现象，中国是老年人口最多的国家。截至2020年末，中国60岁及以上的人口为2.64亿，占总人口的18.7%，其中，65岁及以上人口为1.91亿，占总人口的13.5%。预计至2050年，65岁及以上老年人口占总人口的比例将达到30%。

　　衰老是生物体内在的自发过程，衰老本身的六大特性是普遍性、内在性、进行性、有害性、个体差异性、可干扰性。但外界条件可以加速或延缓衰老这种过程的进程。合理饮食、平衡营养是提高机体免疫能力，延缓衰老、延长寿命的重要措施之一。

60岁以上占总人口的18.7%

65岁以上占总人口的13.5%

一、老人为什么容易生病？

我国在《老年人权益保障法》第 2 条规定，老年人的年龄起点标准是 60 周岁，80 岁及以上一般为高龄老人；长寿老人定为 90 岁及以上。也有一些国家将 65 ~ 75 岁定为年轻老年人，75 岁以上定为高龄老年人。实际生活中，受生病、情绪和环境等影响，衰老的年龄是有变化的。

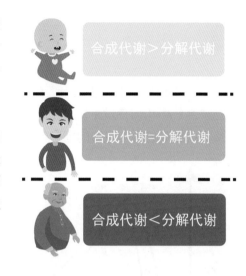

 衰老

从生物学上讲，衰老是生物随着时间的推移，自发的必然过程，它是复杂的自然现象，表现为结构的退行性变和功能的衰退，适应性和免疫抵抗力减退。

衰老多是病理、生理和心理过程综合作用的必然结果，是个体生长发育最后阶段的生物学、心理学过程。也是伴随生命发生、发展过程中，机体从构成物质、组织结构到生理功能的丧失和退化过程。

在人的一生中，由于内在或外在的原因，使衰老过程提早发生，这称为早衰。早衰是病理老化，它将影响人的寿命。生理性老化是不可避免的自然规律，而病理性老化则是可以防止和推迟的。

至今为止，有关引起衰老的机制尚未彻底搞清楚。虽然有细胞衰老学说、端粒学说、氧自由基学说等，但无论如何，从生理学角度看，衰老是由新陈代谢减退而引起的。

新陈代谢是生命活动的基本特征之一，它包括合成代谢和分解代谢两方面。如果机体的合成代谢高于分解代谢，人就会生长发育，这就是童年期和青年期；如果这两个代谢过程的速度基本平衡，人就到了中年期和壮年期，这个时期人体的变化较小；假若分解代谢高于合成代谢，人就开始衰老，如果新陈代谢一旦停止，人的生命活动也就结束了。

2 *免疫衰老*

　　人体免疫系统作为人体重要的系统之一，随着人年龄的增高也一样会发生衰老，即免疫衰老，免疫衰老是人体衰老的过程或现象在免疫系统中和疾病发生发展中的体现。和大多数的生物过程一样，免疫系统的衰老会同时影响固有免疫和获得性免疫。

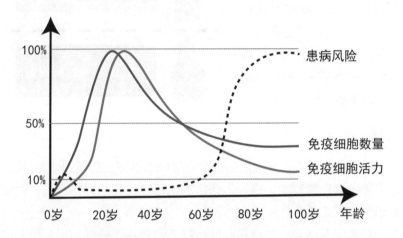

　　免疫系统的衰老是一个多因素的级联事件，不同类型的免疫细胞表现出不同的敏感性，免疫系统的固有免疫和获得性免疫异常会直接导致衰老。另外，人体免疫系统在抵抗外来病菌（免疫防御）、清除突变或癌变细胞（免疫监视）和维持机体自稳状态（免疫自稳）等三大方面发挥核心作用。研究表明，衰老的免疫细胞是衰老细胞中最危险的一种细胞类型，会加速实体器官衰老，从而促进全身衰老。因此，衰老的免疫细胞也成为延缓衰老的关键靶标。

　　衰老细胞是衰老的关键驱动因素，衰老细胞的典型特征是细胞周期停滞，并发展为多方面的衰老相关分泌表型（SASP），可分泌多种促炎因子、趋化因子，导致慢性炎症状态，诱导周围组织损伤。这也导致了与衰老相关性疾病的发生，如 2 型糖尿病、心血管疾病、自身免疫性疾病等。随着免疫系统的衰老或功能衰退，与之相连的慢性感染性疾病、恶性肿瘤、自身免疫病等多种疾病的发病率相应增加，并增加治疗和康复的困难。

3 衰老的其他变化

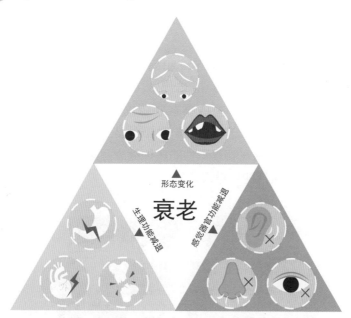

（1）**形态变化**：包括细胞变化（如细胞数的逐步减少）。由于内脏器官和组织的细胞数量减少，发生形体萎缩、体重减轻。随着年龄的增长，体形和外形出现变化，如头发变白、皮肤弹性降低、出现皱纹和老年斑、牙齿松动脱落、耳聋、眼花、驼背、身高逐渐缩短等。

（2）**生理功能减退**：包括心血管系统功能的衰退，如心肌纤维逐渐萎缩，心瓣膜变得肥厚硬化、弹性降低等。呼吸器官老化表现为肺容量降低，呼吸功能明显减退，代偿能力降低。消化系统功能的衰退主要是口腔、胃肠功能减弱，牙龈、牙齿发生萎缩性变化。肌肉骨骼运动系统变化，如肌纤维变细、弹性降低、收缩力减弱；骨骼中有机成分减少，无机盐增多，骨的弹性、韧性降低，易骨折等。神经系统变化主要表现为脑细胞随着年龄的增长而减少、神经传导速度降低，动作迟缓，反应灵活性减弱等。

（3）**感觉器官功能减退**：如视觉、听觉、嗅觉、味觉、皮肤感觉（包括触觉、温觉、痛觉）能力减退。此外，老年人心理运动反应也相应迟缓。

二、老年人和衰弱

衰弱是导致老年人功能下降和死亡的主要因素。衰弱作为医学术语最早出现在 20 世纪 60 年代末，用于评价社区老年人群的健康状况。70 年代，美国抗衰老联盟提出"衰弱老人"（frailty elderly）术语。1978 年美国老年联邦会议上，衰弱这一概念被正式提出，用以描述存在着累积性的多种健康问题，长期需要支持性服务以应对日常生活的老年人。

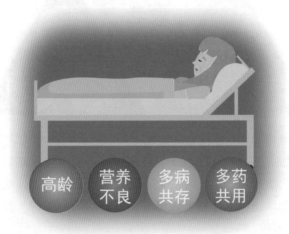

1 衰弱的定义

经过多年研究后，衰弱的定义已经得到共识。衰弱（frailty）是指老年人生理储备下降导致机体易损性增加、抗应激能力减退的非特异性状态。我国 60 岁及以上的社区老年人中约有 10% 患有衰弱，75～84 岁老年人约 15%，85 岁以上老年人约 25%，住院老年人约 30%。

衰弱涉及多系统病理、生理变化，包括神经肌肉、代谢及免疫系统等。衰弱、失能和多病共存是不同的概念，三者关系密切、相互影响并伴有一定的重叠。衰弱常为多种慢性疾病、某次急性事件或严重病的后果。除遗传因素外，增龄和营养不良是衰弱发生的重要危险因素。

衰弱老人遇到受伤、急性疾病等状况，预后不佳，容易出现跌倒（骨折、残疾）、沮丧/抑郁、谵妄、住院、失能或死亡。

高龄、营养不良、多病共存、多药共用等均与衰弱发生发展相关。部分老年人可能没有相关疾病的发生，但出现易疲劳、体重指数下降明显以及软弱无力等也属于衰弱的范围。衰弱综合征的患病率随年龄的增长而增高。据估计，有 25% ～ 50% 的 85 岁以上老年人患有衰弱综合征，出现跌倒、失能、长期照护和死亡等不良结局的风险显著增加。

2 衰弱的评估

衰弱涉及的范围较广，能够导致机体多个系统的生理学变化，包括神经、内分泌、免疫、运动、心血管、呼吸及泌尿等系统。

最常用的测评标准为衰弱评估自我检查，见表 6-1。

表 6-1 衰弱评估自我检查

序号	检测项目	男性	女性
1	体重下降	过去 1 年中，意外出现体重过下降 > 4.5 kg 或体重下降 > 5%	
2	行走时间 (4.57 m)	身高 ≤ 173 cm：≥ 7 s 身高 < 173 cm：≥ 6 s	身高 ≤ 159 cm：≥ 7s 身高 > 159 cm：≥ 6 s
3	握力 (kg)	BMI ≤ 24.0 kg/m^2：≤ 29	BMI ≤ 23.0 kg/m^2：≤ 17
		BMI 24.1 ～ 26.0 kg/m^2：≤ 30	BMI 23.1 ～ 26.0 kg/m^2：≤ 17.3
		BMI 26.1 ～ 28.0 kg/m^2：≤ 30	BMI 26.1 ～ 29.0 kg/m^2：≤ 18
		BMI > 28.0 kg/m^2：≤ 32	BMI > 29.0 kg/m^2：≤ 21

序号	检测项目	男性	女性
4	体力活动（MLTA）	＜ 383 kcal/w（约散步 2.5 h）	＜ 270 kcal/w（约散步 2.0 h）
5	疲乏	CES-D 的任一问题得分 2 ~ 3 分。您过去的 1 周内以下现象发生了几天？（1）我感觉我做每一件事都需要经过努力；（2）我不能向前行走。0分：＜ 1 d；1分：1 ~ 2 d；2分：3 ~ 4 d；3分：＞ 4 d	

注：① BMI：体重指数；② MLTA：明尼苏达州休闲时间体力活动问卷；③ CES-D：流行病学调查用抑郁自评量表；④散步 60 分钟约消耗 150 千卡能量。

评分标准：具备表中 5 条中 3 条及以上被诊断为衰弱综合征；不足 3 条为衰弱前期；0 条为无衰弱健康老人。

3 日常生活能力（ADL）和废用综合征（DS）

ADL 指一个人为了满足日常生活需要每天所进行的必要活动，常用来评估个体或老年人自我生活能力。日常生活能力评量表由躯体生活自理量表（physical self-maintenance scale，PSMS）和工具性日常生活活动量表（instrumental activities of daily living scale，IADL）组成，主要适用于评定被试者的日常生活能力。

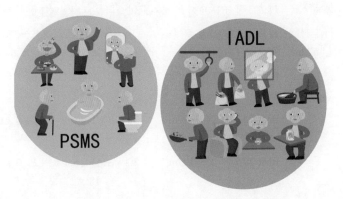

其中，PSMS 包括自己吃饭、穿衣、梳洗、上厕所、洗澡、室内走动等 6 项；IADL 包括自己乘车、购物、做家务、洗衣、做饭、

打电话、理财、服药等 8 项。在医学和保健中常用来评价老人状况。日常我们家庭也可以用于实验性学习和预防改善。

废用综合征（disuse syndrome，DS），指机体长期丧失活动能力或持续不活动而产生的继发性障碍。发病原因常包括：①由各种原因造成的长期卧床，病人基本不活动或运动不足；②外伤或原发病导致的运动障碍；③因严重的感觉障碍引起刺激减少而致活动减少；④各种骨关节疾病使肢体活动范围减少。

长期制动会造成肌肉萎缩、骨质疏松症、神经肌肉反应性降低、心肺功能减退等一系列生理功能衰退的表现，加之各种并发症的存在，长此以往，会形成机体功能严重的"失用状态"。废用综合征的主要功能障碍包括循环系统、呼吸系统、中枢神经系统、运动系统、甚至咀嚼、肠道功能等的障碍。

三、如何增加呼吸道防护能力？

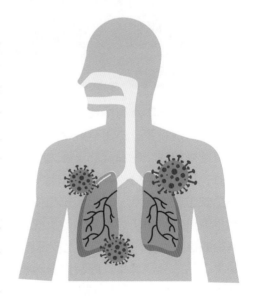

2023 年 2 月 23 日，国务院联防联控机制召开新闻发布会，宣布经过全党全国各族人民的同心抗疫，我国取得新冠疫情防控重大决定性胜利。近期各地疫情呈局部零星散发状态，防控形势总体向好，平稳进入"乙类乙管"常态化防控阶段。不过，当前全球疫情仍在流行，病毒还在不断变异。从国家层面，要加强疫情监测和常态化预警，密切跟踪研究病毒变异和传播情况，提升疫情早发现、早处置和应急响应能力。从个人层面，要践行健康的生活方式，做好个人防护。

I 呼吸道黏膜是第一道防线

呼吸系统从鼻咽部开始到气管、支气管、呼吸性细支气管，最后是肺泡，是一套相对封闭的气体交换系统。人类通过气体交换，吸入氧气，排出二氧化碳。与此同时，空气中的粉尘（如 PM 2.5 ）、细菌和病毒等也会通过呼吸系统进入我们的身体。

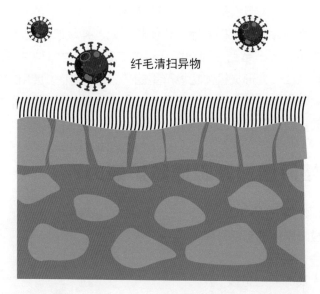

纤毛清扫异物

呼吸系统本身有净化功能，发挥免疫作用。气管和支气管表面覆盖着一层黏膜，由带有纤毛的上皮细胞、分泌黏液的杯状细胞和免疫细胞组成，黏膜层的下面为平滑肌层。当粉尘、病菌或病毒进入时，杯状细胞分泌黏液，纤毛单向抖动，平滑肌强烈收缩，从而产生咳嗽咳痰症状，将它们排出体外。随着年龄增长，杯状细胞或者平滑肌细胞对于病毒刺激的反应性可能会降低，从而降低了物理屏障的保护性。如果呼吸道上皮细胞分化和完整性受损，纤毛倒伏、缺失，粘液分泌异常，呼吸道自然防御功能降低，细菌病毒就会长驱直入，发生感染。比如吸烟、被动吸烟、空气污染（雾霾）就会损害呼吸道上皮细胞，降低呼吸道免疫力。

从某种程度上讲，保护好呼吸道黏膜就是提高呼吸道的防护能力。饮食营养在这方面发挥重要作用，特别关键的是蛋白质、维生素 A、维生素 C 和抗氧化剂等。多喝水，避免呼吸道过于干燥也很重要。

此外，戴口罩除了能防止病毒进入呼吸道之外，在特别寒冷的天气还避免使呼吸道直接暴露在寒冷的空气中。非雾霾天气要勤通风换气，保持良好的居室空气质量，以及适宜的温度和湿度。少去或不去商场、车站、集市等人流聚集场所。

② 提高呼吸道免疫力的 6 种营养素

饮食营养是影响全身免疫力的重要因素，几乎每一种营养素的缺乏都会或轻或重地损害身体免疫功能。其中，对呼吸道免疫力影响较大的营养素是优质蛋白质、维生素 A、维生素 C、维生素 D、维生素 E 和锌。

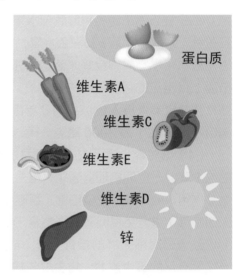

蛋白质
维生素A
维生素C
维生素E
维生素D
锌

（1）蛋白质是人体的重要组成部分，也是免疫器官、免疫细胞、免疫因子的物质基础。当蛋白质缺乏时，人体内的淋巴细胞就会减少，抗体的数量也会减少，吞噬细胞的杀菌能力降低，干扰素无法合成……这会造成人体免疫力明显下降，呼吸道的防护能力降低，更容易发生感染。饮食中优质蛋白的来源是奶类、蛋类、鱼虾和大豆制品，这些食物是每日食谱中必不可少的。乳清蛋白粉、大豆蛋白粉、酵母蛋白质粉等补充剂亦可酌情选用。

（2）维生素 A 是一种脂溶性的维生素，能维护呼吸道黏膜上皮组织的完整性，从而抵御病菌和病毒的入侵，对呼吸道免疫力至关重要。维生素 A 缺乏时会增加呼吸系统传染病的患病概率，易发生反复呼吸道感染。维生素 A 的主要食物来源是动物肝脏、蛋类、鱼虾和奶类等动物性食物。另外，蔬菜水果中含有 β 胡萝卜素，它在体内可以转化为维生素 A，故也可以作为维生素 A 的食物来源。维生素 A 和 β 胡萝卜素也是复合维生素矿物质类产品中最常见的成分。

（3）维生素 C 是一种水溶性的维生素，同时也是重要的抗氧化剂，在大多数免疫细胞中都维持在高水平，能通过刺激免疫细胞增殖和促进抗体形成来维持机体免疫力，通过支持上皮细胞的屏障功能从而有效地抵抗病原体。维生素 C 缺乏会导致免疫力下降，增加感染的概率，特别是呼吸道感染。近年关于维生素 C 对普通感冒、流感、新冠肺炎、其他呼吸道感染性疾病的作用的研究较多。维生素 C 的主要食物来源是新鲜蔬菜水果，推荐多摄入深色蔬菜（绿色、红黄色、紫黑色蔬菜）和深色水果，它们既是维生素 C 的良好来源，也是植物化学物质的良好来源。此外，各种剂型的维生素 C 产品是市面上最常见的营养素补充剂之一，根据中国营养学会《中国居民膳食营养素参考摄入量》（2013 年版）的建议，维生素 C 可耐受最高摄入量（UL）为 2000 毫克 / 天。

（4）维生素 D 是目前与新冠易感性和重症风险关系中最受关注的维生素。一些间接证据表明，维生素 D 在呼吸道感染中具有免疫调节作用，能对多种免疫细胞（巨噬细胞、树突状细胞、T 细胞 和 B 细胞等）进行免疫调节。维生素 D 缺乏会导致感染风险增加，还会导致遗传易感人群的自身免疫（自身免疫性疾病）。日常食物很难提供充足的维生素 D，它主要靠皮肤在日光照射下合成，因为日晒有限和防晒用品的广泛使用，维生素 D 缺乏变得十分普遍。中老年人应服用含维生素 D 的补充剂，每天补充 400 ～ 800 单位维生素 D 是非常必要的。根据中国营养学会《中国居民膳食营养素参考摄入量》（2013 年版）的建议，维生素 D 可耐受最高摄入量（UL）为 2000 单位 / 天。

（5）维生素 E 是一种脂溶性维生素，同时也是一种抗氧化剂，可以保护细胞膜上的多不饱和脂肪酸不被氧化，并能有效调节免疫功能。维生素 E 缺乏会损害免疫系统的正常功能，增加患呼吸道感染性疾病的风险。不过，维生素 E 缺乏一般很少见，食物来源较为丰富。含维生素 E 最丰富的食物是植物油和坚果。

（6）锌是一种微量元素，对免疫系统的发育以及维持人体正常的免疫功能至关重要。锌还可以增加 T 细胞的数量和活力。锌缺乏会严重影响免疫功能的发挥，导致胸腺、淋巴结等免疫器官萎缩；还会影响含锌酶的基因表达，从而影响抗体的形成。鱼虾、肉类（瘦猪肉、瘦羊肉、瘦牛肉等）、动物肝脏和蛋类是锌的良好食物来源。

3 **为什么老年人最易受新冠病毒攻击？**

　　老年人是新冠病毒感染的高危人群，老年人（年龄 ≥ 65 岁）始终是新冠感染发生重症和死亡的主要高风险人群。尤其是高龄老人（年龄 ≥ 80 岁）或合并多种基础疾病、肿瘤、接受免疫抑制剂治疗的老年人的重症风险进一步增加。如果没有基础疾病或者基础疾病并不严重，重症风险会相对低一些。但无论如何，保护老年患者，是应对新冠病毒流行高峰的重中之重。

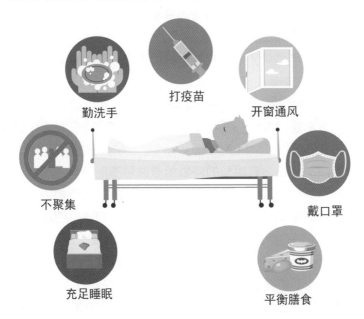

勤洗手　　打疫苗　　开窗通风

不聚集　　戴口罩

充足睡眠　　平衡膳食

　　首先，一定要强化老年人的疫苗接种，这是全球科学界形成的共识。香港的数据表明，疫苗接种可以显著降低老年人新冠感染后的重症率，降低幅度高达 76% ~ 98%。上海的疫情数据也证实，接种疫苗是保护老年人最重要的医疗手段。因此，对于目前尚未接种疫苗的老年人，只要符合接种条件，应抓紧时间尽快接种，接种

3针的保护力优于2针，2针的保护力优于1针。接种的每一针疫苗，都将会给人体提供进一步的保护。虽然接种疫苗之后仍有较大的感染可能，但感染率、感染后重症风险会大幅度降低。而且，接种疫苗再感染后所获得的免疫力要远超未接种疫苗发生自然感染所获得的免疫力。

其次，老年人要加强自身防护。疫情上升和高峰期间尽量减少外出，避免在公众场所的非必要聚会和聚餐，戴口罩，勤洗手，经常开窗通风，保持室内空气流通。有慢性病的老年人，若病情控制稳定，应做到非必要不去医院，多储备一些长期使用的治疗基础疾病的药物（如高血压药，糖尿病药等），避免因为药物短缺导致的治疗中断。

最后，要保持充足的睡眠和平衡的饮食营养，包括适当增加奶类、蛋类、大豆制品、鱼虾和瘦肉等蛋白质食物摄入，多吃新鲜蔬菜、水果、全谷物或粗杂粮，多喝水。

老年人一旦感染新冠，需要家庭的密切监测。感染后的常见症状包括发热、咳嗽、咽痛、流鼻涕、鼻塞、肌肉酸痛、头痛等。如果出现持续高热（大于39℃）或脉搏（心率）持续增快（超过100次/分）超过3天；或者氧饱和度下降至95%以下（建议有老年人的家庭备用一个指尖血氧仪），则应及时前往医院就诊。如果在发热的同时，还伴有明显的呼吸困难或是不能缓解的胸痛乃至意识混乱，需要及时前往医院就诊。值得注意的是，80岁以上的高龄老人服用解热镇痛药应当慎重，尤其是大量服用容易造成肝肾功能损害，还可能因为服药后大量出汗导致低血压休克。

此外，在疫情高峰期间，与老人同住者也应当接种疫苗和加强针，自觉减少非必要的外出和聚集，外出时做好自我防护，避免感染。如果年轻人出现疑似感染症状，应及时进行抗原自测，并自我隔离（单间、单独卫生间），减少和家中老人的接触。

 4 *感染之后应该怎么吃？*

感染新冠或流感等病毒后，身体变成战场，在免疫系统清除病毒的战争中，饮食营养的作用相当于后勤保障，非常重要。身体能量和营养不足时，免疫力就会下降，康复就会缓慢。

感染之后最普遍的症状之一是食欲下降，吃不下，能量摄入减少。只要没有恶心、呕吐等彻底无法进食的情况，就要尽量吃东西，别让免疫系统忍饥挨饿。即使发热没有力气，味觉嗅觉丧失，也要千方百计补充一些能量，能吃得下什么，就吃什么。首选容易消化吸收的碳水化合物，比如小米粥、白米粥、软面条、馄饨、水饺、土豆泥、杂粮粉、藕粉、水果、果汁、水果罐头等，如果能吃下固体的馒头、面包、米饭等含碳水化合物较多的食物就更好了。碳水化合物食物既能补充能量，又能起到节约蛋白质的作用，值得优先摄入。米粥、面条可以直接调味（比如加味精、盐或其他酱汁），或者搭配榨菜末等，有助于增加进食量。在此基础上，如果还能吃奶类、蛋类和鱼虾等含蛋白质的食物就更好了，蔬菜水果和大豆制品也都可以正常吃。进食较好的人身体康复快，整体症状较轻。一定要避免"滴米不进"的情况，实在不行的话，可以喝适量蜂蜜水、红糖水、含糖饮料等。

在进食量较少的情况下，补充维生素 C 和 B 族维生素是非常必要的。维生素 C 的剂量可以大一些，每天 1000 毫克；B 族维生素和其他维生素、矿物质的补充剂量不宜过大，一般按平常推荐剂量（推荐摄入量）补充即可。在发热、出汗、大量喝水排尿时，维生素 C 和 B 族维生素等水溶性维生素损失很大，需要注意补充。

如果症状不重，食欲尚可，那么遵循一般的健康饮食原则即可，包括食物多样化、主食粗细搭配、增加全谷物或粗杂粮的比例，适当增加蛋白质食物摄入，每天饮奶 500 毫升、鸡蛋 1 ~ 2 个、鱼虾及肉类 150 ~ 200 克、大豆及坚果类适量；多吃新鲜蔬菜（每天 300 ~ 500 克）和水果（每天 350 克）；大量饮水，每天至少 6 ~ 8 杯。

要特别强调奶类、蛋类、鱼虾和肉类蛋白质食物的重要性。免疫系统的正常运转离不开蛋白质，当免疫系统清除病毒时，蛋白质的消耗也在增加。充足的蛋白质摄入是非常必要的，每餐都应摄入 15 ~ 30 克蛋白质，当食物蛋白质摄入不足时，可以额外补充乳清蛋白质粉。尤其是有些老年人可能有肌肉减少的问题，补充蛋白质格外有必要，在每餐和零食中增加一些蛋白质是很有帮助的，比如鸡蛋、牛奶和奶制品、鱼肉、虾肉、鸡肉、瘦牛肉、大豆制品等。

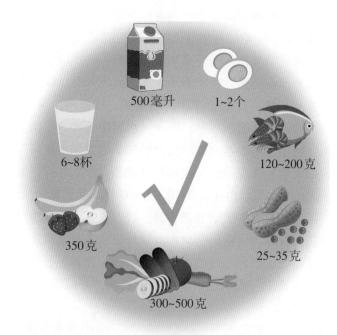

500毫升
1~2个
6~8杯
120~200克
350克
25~35克
300~500克

四、如何提高睡眠质量?

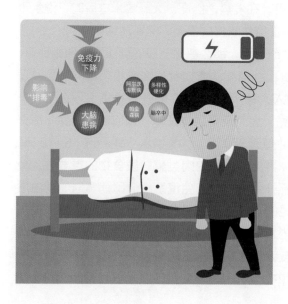

免疫力下降
影响"排毒"
大脑患病
阿尔茨海默病
多样性硬化
帕金森病
脑卒中

睡眠对人体的重要性众所周知,其中,睡眠对免疫力的影响研究很多。一般来说,一个好的睡眠状态会使人精神倍增、免疫力增强,可以抵御各种疾病和病原体的侵袭。而长期失眠、缺觉,会造成人体的免疫力下降,人体容易受到病毒、细菌的侵袭，继而产生各种各样的疾病。

睡眠有一个非常重要的作用是清除"垃圾"，给大脑"排毒"。神经元和神经胶质细胞的新陈代谢非常活跃，会产生很多代谢废物，包括乳酸和一些特定的蛋白分子（与阿尔茨海默病有关的 Aβ 蛋白和 tau 蛋白）。而睡眠不足、昼夜节律混乱（如轮班工作）、久坐、肥胖、睡眠呼吸暂停等会影响这种"排毒"作用，从而增加大脑患病风险，如阿尔茨海默病、帕金森病、多发性硬化、中风等。这些对老年人尤其重要。

【睡不着的苦恼】

一位 70 岁老年女性因自觉睡眠不好、体力变差来营养门诊咨询。

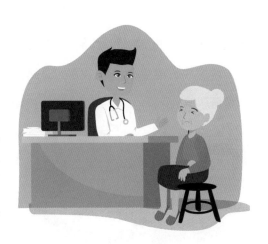

老人： 我晚上睡眠时间只有大约 5 小时，凌晨 4、5 点就醒了。我我看资料说，老年人每天应该睡 7 小时，否则会影响身体健康，降低免疫力，我怎样才能睡得好一点？

医生： 那你一般几点上床呢？

老人： 晚上 10 点多吧，有时是 11 点。

医生： 卧床之后，你入睡很快吗？大概需要多长时间入睡？

老人： 大概得 20 多分钟吧。

医生： 在白天你会觉得困倦吗？

老人： 会有一些，中午我经常要睡一会儿。

医生： 午睡一般多长时间呢？

老人： 不一定，有时就是打个盹，有时可能睡半小时。

医生： 午睡有没有超过 1 小时的情况呢？

老人： 没有，中午我不敢睡那么久，怕晚上更睡不着了。

医生： 这么说来，中午和晚上睡眠时间加起来肯定超过 5 小时了。一般推荐 65 岁以上老年人每天睡 7～8 个小时，如果少于 5 小时才属于睡眠不足。不过，评价睡眠好坏不能只看睡了几个小时，还要看睡眠的质量、效率以及是否有影响睡眠的一些烦恼。我们这有一个评价睡眠好坏的量表——睡眠状态自我检查（附录七），你先填一下，有看不明白的问我。你填完后，我们看一下你的睡眠情况到底怎么样。

老人填表。医生快速（用软件）计算该位老人的睡眠状态自我检查，总得分为 8 分，睡眠尚可。为了缓解老人的焦虑，医生给了老人很多建议。

★ ★ ★

❶ 良好免疫源于优质睡眠

睡眠占人类生命过程 1/3 的时间，是人类健康不可或缺的组成

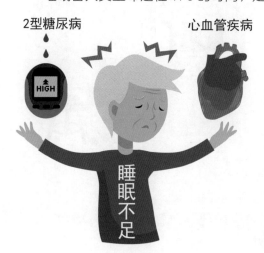

2型糖尿病　　　　心血管疾病

睡眠不足

部分。通过睡眠可以恢复体力，缓解疲劳，优质睡眠是提升人体免疫力的关键因素之一，有益于身心健康。另一方面，睡眠不足会直接导致免疫功能下降，还可能会增加心血管疾病、抑郁症、肥胖症、2 型糖尿病、阿尔兹海默病等多种疾病的患病风险。

研究表明，睡眠不足会降低体内抗感染细胞的数量。睡眠质量较好的人血液中的 T 淋巴细胞和 B 淋巴细胞均明显高于睡眠质量差的人。而这两种淋巴细胞是人体内免疫功能的主力军。美国芝加哥大学的研究者发现，每晚只睡 4 个小时会导致参与者体内对抗流感的抗体数量减半。总体而言，睡眠不足会导致人体抵抗外来侵袭、维护体内环境稳定的能力下降。患同样疾病时睡眠质量好的病人恢复较快，睡眠差的病人恢复较慢。不止于此，免疫力下降也会影响

睡眠，病人会出现嗜睡和乏力，深睡眠减少，浅睡眠增加，这种情况与病毒或细菌感染的强度有关。

正是因为睡眠与人体的免疫功能密切相关，2021 年世界睡眠日（3 月 21 日）的主题为"良好免疫源于优质睡眠"，目的是提醒人们关注睡眠对免疫力的作用，睡眠不足或睡眠过多都会对免疫功能产生不良影响，良好规律的睡眠是维持稳定免疫状态的保证。

② 保证 7 小时睡眠时间

根据美国国家睡眠基金会的建议，成年人每日推荐的睡眠时间是 7 ~ 9 小时；65 岁及以上老年人每日推荐的睡眠时间是 7 ~ 10 小时，如果每日睡眠时间少于 5 小时则为睡眠不足，超过 9 小时是睡眠过多。近几年的研究表明，过短和过长的睡眠时间都与全因死亡率增加有关。2021 年 9 月美国医学会杂志 *JAMA* 子刊发表的重磅研究表明，每日 7 小时睡眠时间对身体健康可能是最佳的。除睡眠时长之外，入睡时间也影响身体健康和免疫力，2021 年 11 月《欧洲心脏杂志》（*European Heart Journal*）发表的研究表明，入睡黄金时段是晚上 10 ~ 11 点之间，晚睡肯定不可取，但睡早了也不好，也会增加心血管疾病患病风险。

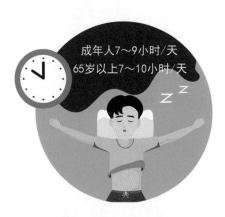

成年人7~9小时/天
65岁以上7~10小时/天

睡眠不足 睡眠 < 5小时

睡眠过多 睡眠 > 10小时

③ 午睡时间不要太长

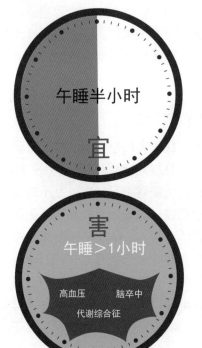

很多老年人有午睡的习惯，一般认为午间小睡有益健康，但不能睡太长时间，以睡半小时左右为宜。2019年中南大学和华中科技大学的研究者分别发现，午睡超过90分钟会增加代谢综合征、高血压和中风风险。2020年浙江大学医学院附属慢性病研究所的研究人员发现，午睡时间超过1小时，糖尿病、脂肪肝和肥胖的患病率升高。关于午睡有益健康的研究目前还只是初步的，所以如果没有午睡习惯，也没必要一定午睡，保证充足的夜间睡眠时间才是关键。另外，不建议午餐后立即午睡，以免影响消化功能。值得注意的是，在午间之外的白天长时间打盹不利于不健康，与较高的血压和腰围具有潜在因果关系。

④ 改善睡眠的方法

如何才能改善睡眠呢？有很多实用建议可以参考。

首先，每天同一时间就寝和起床，即便前一天没睡好，或是在周末，也不要轻易推迟就寝和起床时间。养成并坚持按时就寝和起床的习惯很重要，但也不必太执着或变得神经质，偶尔调整一次也是允许的。

其次，保持卧室温度舒适，18℃左右最适合让身体进入睡眠状态，如果脚冷可以穿袜子。保持卧室通风，降低二氧化碳浓度亦有助睡眠。

光线可影响睡眠，睡前1小时就调暗灯光并关闭所有电子屏幕和设备。较暗的灯光可以帮助身体生成褪黑素以促进睡眠，而智能手机和平板电脑的屏幕则会起到完全相反的作用，遮光窗帘有助于入睡。

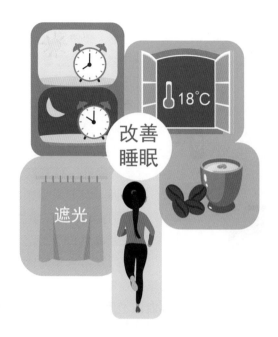

再次，适量运动。运动可以有效改善睡眠问题。这是由于运动可以使人体感觉愉悦，释放焦虑和压力；使机体有一定疲劳感，能尽快入睡。研究表明，在早上或者下午运动可以增强夜间的睡眠质量。但不要在睡觉前进行剧烈运动，因为这样会升高体温并激活肌肉，使人在短时间内更加难以入睡。

最后，午后应避免摄入刺激性饮食，如咖啡、茶等。睡前不要饮酒，酒精或许有助入睡，但会损害睡眠质量，减少深度睡眠时间。此外，每天运动对睡眠也有益处。

5 **影响睡眠的食物有哪些？**

根据科学研究结果，食物中很多营养物质会影响睡眠，比如色氨酸、褪黑素、γ-氨基丁酸（GABA）、钙、钾、镁、锌、维生素 B_6、L-鸟氨酸、血清素、组胺、乙酰胆碱、叶酸、抗氧化剂和维生

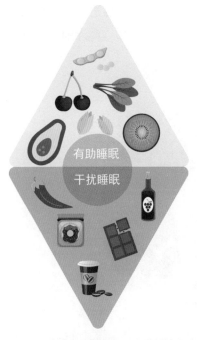

有助睡眠

干扰睡眠

素 D 等有助睡眠。含有这些物质比较丰富的食物有巴旦木、核桃、牛奶、奇异果（猕猴桃）、樱桃、多脂鱼（比如三文鱼、金枪鱼、鳕鱼、鳗鱼等）、甘菊茶（草本洋甘菊）、大麦草粉和莴苣等。此外，开心果、毛豆、鳄梨、香蕉、菠菜、糙米和藜麦等全谷物有助睡眠。当然，这些食物只能起辅助作用，并不能治疗失眠。

另外，有些饮食习惯会干扰睡眠，如下午喝咖啡，晚餐吃高脂肪食物、高糖食物、辛辣食物，晚上喝酒，晚上吃巧克力。咖啡和巧克力含咖啡因，咖啡因是兴奋剂，不利于睡眠；高脂肪或辛辣食物刺激消化系统，使胃肠不适影响睡眠；高糖食物快速升高血糖进而影响睡眠质量；酒精可能有助于入睡，但会减少深度睡眠时间。

⑥ 被子重一点有助于改善睡眠

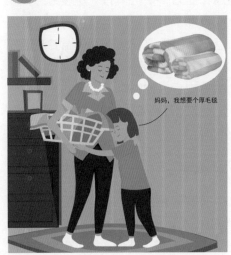

妈妈，我想要个厚毛毯

2020 年 9 月，美国睡眠医学学会（AASM）旗下的医学杂志《临床睡眠医学杂志》（*Journal of Clinical sleep Medicine*）发表来自瑞典卡罗林斯卡医学院的临床试验研究，发现加重毛毯不仅能在一年内治愈大多数失眠患者，而且还能减轻抑郁和焦虑的症状。

重毛毯为什么能促进

睡眠呢？研究人员解释说，重毛毯施加在身体的压力，刺激了深触觉、肌肉和关节感觉，起到了类似指压和按摩的效果。深层压力刺激能唤起自主神经系统的副交感神经兴奋，抑制交感神经兴奋，产生镇静作用。另外，深层压力刺激能够增加身体催产素分泌，催产素具有抗焦虑和镇静效果，在睡眠和放松过程中发挥重要作用。

五、选择适宜活动，提高免疫力

规律地运动是提高免疫力的重要方法之一。美国运动医学会（ACSM）的数据显示，对大多数健身爱好者而言，每天30 ~ 60分钟低或中等强度训练，能使人在流感季节所经历的患病天数至少降低40%。还有研究发现，有运动习惯的老年人拥有更好的疫苗接种效果。运动能提高心肺功

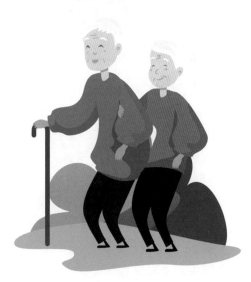

能，改善代谢，增加肌肉比例，这些均有助于提高免疫力。研究表明，骨骼肌可以进行免疫调节，在运动时，骨骼肌能够分泌细胞因子，如白细胞介素-6（IL-6），白细胞介素-6具有促炎的作用，能增强免疫反应。单次运动就能够提升免疫功能，在开始运动几分钟后，分子水平和细胞水平即可出现良好的变化，但是维持的时间相对较短（3小时左右恢复到运动前水平）。定期、适度的规律性运动才能持续地改善免疫力。

【老年人的适宜运动】

一位67岁老年女性从年轻时就喜欢运动，一直爱好跑步、爬山等户外活动。但最近几年膝关节出了点问题，有时会疼痛，被诊

断为骨关节炎。在家人劝阻下，她好几年都不运动了，感觉体力和精力比以前差多了，免疫力好像也下降了，感冒发热次数增多。这种情况，到底能不能继续运动呢？

医生：我先了解一下你骨关节炎的情况，现在膝关节还疼吗？

患者：一般走路不疼，膝关节几乎没什么感觉，但如果爬楼梯会有不舒服的感觉，爬山走多了会疼。

医生：白天在家休息，或者晚上睡觉时，膝关节会疼吗？

患者：不疼，但经常早晨起床后觉得膝关节发紧、有点僵硬，活动一会才能好转。

医生：这些都是膝关节骨性关节炎的常见症状。另外，你做蹲起、扎马步、前弓步、踢腿等动作时，膝关节会感觉不舒服吗？

患者：这些动作都没有不舒服，做家务什么的一般也不影响。

医生：看来你的膝关节骨关节炎不算严重。适当运动是完全可以的，不但不会加重关节炎，还会起到治疗骨关节炎的作用，包括减轻疼痛，改善关节功能，保持关节活动度，延缓疾病进程。另外，就像你感受到的一样，运动可以改善体力与精力，提高免疫力。

患者：那我适合什么样的运动？运动时，需要注意些什么？

★ ★ ★

❶ 身体活动的健康益处

人们常说的运动在正式的官方文件或研究中称为身体活动（physical activity），是指骨骼肌收缩产生的任何消耗能量的身体动作。身体活动的健康益处包括降低全因死亡率、心血管疾病死亡率，减少新发高血压、肿瘤和 2 型糖尿病，减少焦虑和抑郁症状，改善认知健康和睡眠，控制体重，减少肥胖。

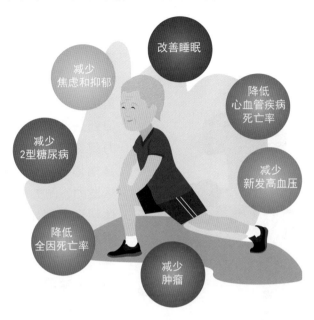

值得强调的是，即使身患高血压、冠心病、2 型糖尿病等慢性病或癌症，适量的身体活动仍然是非常必要和有益的。根据世卫组织（WHO）《关于身体活动和久坐行为的指南》，对高血压患者来说，身体活动可以改善心血管疾病死亡率、病情进展、身体功能、与健康相关的生活质量；对 2 型糖尿病患者来说，身体活动可以降低心血管疾病死亡率和病情进展指标；对癌症幸存者来说，身体活动可以改善全因死亡率、肿瘤特异性死亡率、肿瘤复发或第二原发肿瘤的风险。

虽然说不同形式身体活动的健康益处有所不同，但整体而言，老年人进行有规律的身体活动不但可以防治疾病（高血压、心血管疾病、2 型糖尿病、骨质疏松症、关节炎、癌症等），还能提高免疫力，改善体力和认知，让人睡眠更好，感觉更好，功能更好，提高生活质量，延长寿命。有力的证据表明，身体活跃的老年人不容易发生跌倒，即使跌倒也不容易受到严重伤害。与不活动的老年人相比，身体活跃的老年人更有可能保持独立性和功能性，患痴呆的风险较低，生活质量较好，焦虑和抑郁症状较轻。

② 老年人锻炼身体一定要有力量练习

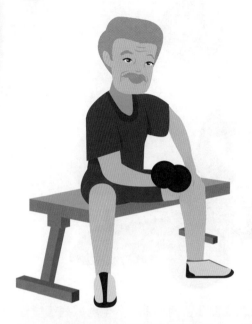

不论是从防治肌少症，还是从防治骨质疏松症，抑或是防治代谢性疾病的角度，老年人进行力量练习都是非常有效的。肌肉力量练习也叫抗阻训练，是指增加骨骼肌的力量、爆发力、耐力和质量的身体活动。例如，蹲起、举哑铃、仰卧起坐、平板支撑、拉弹力带、坐位抬腿、静力靠墙蹲等。力量练习对老年人健康的作用不能被有氧运动或日常运动取代，尽管有氧运动的健康益处很大，日常活动也有益于身体健康，但研究表明，跑步等有氧运动不能有效阻止肌肉力量降低，除非加上肌肉力量练习。

然而，老年人普遍不重视肌肉力量练习。调查显示，在65～74岁老年人中进行抗阻训练的人仅占6%，75周岁以上的老年人进行抗阻训练的比例仅占4%。老年人应该有意识地、有计划地坚持力量练习，每周3次（隔日进行），每次20～30分钟。锻炼部位应包括上肢、下肢、躯干等主要肌肉群。力量练习一般不受场地限制，也不依赖专门的工具，在家里、小区或公园均可因地制宜地开展。当然，如果有专门的场所（健身房）或专业人员指导，那效果就更好了。

不论采用哪种运动形式，都应循序渐进、持之以恒，老年人尤其要注意。已有肌肉减少的老年人不要盲目加大负重或抗阻，不要蛮干。在运动过程中，要注意防止跌倒或用力碰撞等，以免引发骨折。

3 老年人身体活动量建议

　　《中国人群身体活动指南（2021）》建议，65 岁及以上老年人，如果身体状况良好、有锻炼习惯、无慢性病，可以参考普通成年人的身体活动建议，即每周进行 150 ～ 300 分钟中等强度或 75 ～ 150 分钟高强度有氧运动，每周至少进行 2 天肌肉力量练习，保持日常身体活跃状态。如果身体不允许每周达到 150 分钟中等强度身体活动，则要尽可能地增加各种力所能及的身体活动。对老年人来说，任何时候开始增加身体活动量都是可以的，而且无论增加多少，对健康都是有益的。高龄、虚弱或者不能达到身体活动推荐量的老年人，应以自己身体允许的水平为起点，尽可能多地参加各种力所能及的身体活动。通过一段时间的适应和努力后，可在原有基础上不断增加身体活动类型、时间和强度。这对保持身体的活跃状态有积极作用，并有利于改善老年人的身体功能和免疫力、维持生活自理能力、提高生活质量，还可以保持心理健康。

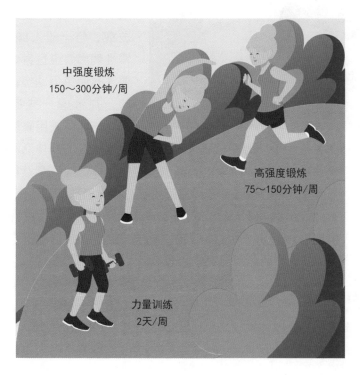

中强度锻炼
150～300分钟/周

高强度锻炼
75～150分钟/周

力量训练
2天/周

除有氧运动和肌肉力量练习之外，还有一类运动形式对老年人特别重要，那就是注重平衡能力、灵活性和柔韧性的练习，比如单腿站立练习、伸展和压腿动作、太极、瑜伽、舞蹈、广场舞等。这些身体活动练习的最大益处是可以降低老年人的跌倒风险，预防老年人跌倒及其造成的骨折是维护老年人健康和生活质量的关键措施。因此，老年人要坚持平衡能力、灵活性和柔韧性练习。

4 患有慢性病，可否减少运动

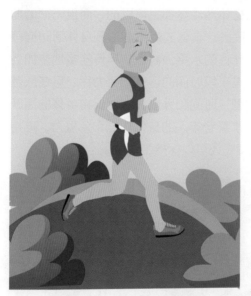

慢性病并不是放弃或减少身体活动的理由。恰好相反，心脑血管疾病、2型糖尿病、慢性阻塞性肺病、骨质疏松症等慢性病和癌症患者都应该进行适量的身体活动，以促进疾病康复或减少复发和并发症。与一般人群相比，慢性病患者进行身体活动要注意避免运动伤害的风险，并考虑一些特殊情况，比如，服用降糖药的患者避免在餐后1小时左右进行中等强度或高强度的身体活动；心脑血管疾病患者要避免屏气用力或身体冲撞、体位改变突然且急剧或运动强度过大等。慢性病或肿瘤患者进行身体活动前应咨询医生，最好在专业人员指导下进行。但只要身体允许，完全可以参照普通成年人群的身体活动推荐；即使身体情况不允许，也应根据自身情况进行规律的、力所能及的身体活动。

5 运动会不会增加骨关节炎风险

有人担心走路或跑步会损伤膝关节，因为走路或跑步会"磨损"膝关节软骨组织。这种担心看似很有道理，但不要忘记人体功能需要锻炼，这种所谓的"磨损"其实也是一种对骨关节的锻炼，会让膝关节更结实、更耐磨损。重要的是，现有的研究表明，不论是跑步、行走、骑行活动等，还是娱乐性身体活动，都不会增加膝关节炎的风险。因此，关节健康的人可进行力所能及、适度的运动，无需担心膝关节炎风险。即使患有骨关节炎，也要在医生的指导下坚持运动，尤其是活动存在关节炎的那个关节。因为如果因为疼痛不适就不去使用这个关节，会让固定这个关节的肌肉萎缩，该关节反而会变得更不稳定，更容易继续损伤乃至失去功能。

⑥ 氨基葡萄糖具有保护关节的作用吗？

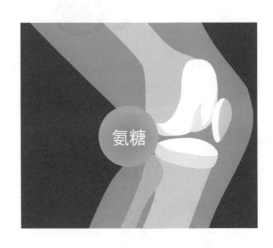

氨基葡萄糖，简称氨糖，又名葡萄糖胺。其化学结构是葡萄糖的一个羟基被一个氨基取代。在体内是关节软骨组织的天然成分。市面上的产品主要来自甲壳动物（甲壳素）、微生物等。体内氨基葡萄糖聚合物含量不足，可破坏软骨的完整性，导致骨关节炎。补充外源性氨基葡萄糖可刺激软骨细胞合成蛋白多糖，帮助修复和维护软骨。中国营养学会建议，对于有关节运动损伤或有骨关节炎的成人，每天应补充氨基葡萄糖 1000 毫克，或者硫酸氨基葡萄糖 / 盐酸氨基葡萄糖 1500 毫克。中华医学会《骨关节炎诊疗指南（2018 年版）》也建议有症状的骨关节患者可选择性使用氨基葡萄糖。

六、保持肌肉力量

肌肉（骨骼肌）不但关系到机体运动能力和结实程度，还与全

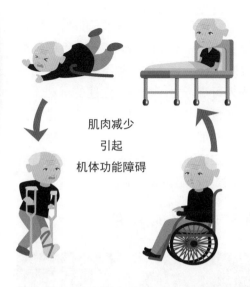

肌肉减少
引起
机体功能障碍

身代谢息息相关。青少年和青年时期肌肉随年龄增加而增加，在中年时保持不变，老年期则随着年龄增加而减少。肌肉是受衰老影响最大的器官之一，估计老年人的肌肉质量每年损失约1%，肌肉力量每年损失约3%，这导致衰老期间肌肉质量的累积净损失超过1/3。当肌肉减少到一定程度时，就会影响身体活动能力和代谢，引起机体功能障碍，增加老年人跌倒、骨折、失能和死亡风险。

【总跌倒的马大姐】

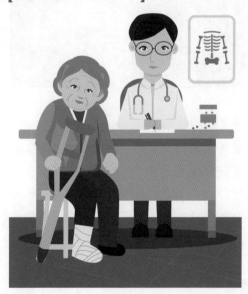

一位79岁老年女性自觉下肢没有力量，反复跌倒几次（幸亏没有受伤或骨折），在家人陪伴下来咨询饮食营养。

医生：老人家，您的血压、血脂、血糖都正常吗？平时吃什么药吗？

患者：我的血糖、血脂是正常的，血压有点高。平时只吃一片降压药，没吃其他药物。

医生：老人家先称一下身高、体重吧。身高1.58米，体重52千克，体重指数（BMI）为20.8 kg/m²，目前看是在正常范围。与半年前相比，体重有变化吗？

患者：变化不大，我体重保持在一百零几斤已经好几年了，最近也没啥变化。但我明显觉得腿脚不利索，使不上劲了。

医生：高龄老人要注意肌少症，尤其是出现体重下降、反复跌倒和下肢无力时。高龄老人患肌少症有时体重并不下降，因为身体脂肪增加掩盖了肌肉减少。

医生：老人家我要测量一下你的小腿围，你双脚分开站好放松，拉起外裤露出小腿来。你的小腿围是 31 厘米，正常来讲应该大于 33 厘米，这说明你小腿肌肉量不足。

医生：我们再用握力计测量一下老人家的手劲，你用右手抓住握力计，我说"一二三"，你就使出最大力气握紧，等 3、5 秒我说放开你再松手。握力计显示读数是 16.2 千克，没有达到 18 千克，说明你肌肉力量不足。

医生：老人家你坐到这把椅子上，像我这样站起来再坐下，再站起来再坐下，一共重复做 5 次，中间尽量不要停。我来读秒计时，看看你一共用多长时间。老人家你一共用了 13 秒，正常来讲不应超过 12 秒。

医生：综合小腿围、握力和起坐测试来看，老人家你很可能是肌少症。如果想进一步确诊的话，要进一步用仪器检测四肢肌肉量。但无论如何，你都得进行抗阻训练和高蛋白饮食，以延缓肌肉减少。还要检测血清 25（OH）D 如果数值偏低就应该补充维生素 D。

患者去检测血清化验单回报血清 25（OH）D 为 18 μg/L（正常范围为 30 ~ 75 μg/L）。

★ ★ ★

Ⅰ 老年人的肌少症

肌少症（肌肉减少症，sarcopenia）是指骨骼肌质量和功能随着年龄的增长而逐渐下降。患者可表现为虚弱、容易跌倒、行走困难、步态缓慢、四肢纤细和无力等，其诊断有赖于肌力、肌强度和肌量的评估。虽然肌少症经常与"老来瘦"联系在一起，但是身材适中甚至偏胖的老年人也有可能患肌少症，有些人看起来"壮"，只不过是皮下脂肪代替肌肉，撑起了身体轮廓。

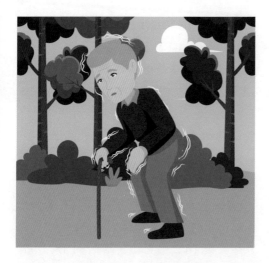

根据中华医学会老年医学分会《中国老年人肌少症诊疗专家共识（2021）》，社区老年人的肌少症患病率为8.9%～38.8%，男性患病率高于女性，且随着年龄增长，肌少症患病率显著增加，80岁及以上老年人肌少症患病率高达67.1%。虽然肌少症比较常见，但因为它是一个漫长和无形过程，所以没有引起足够的重视，很多人误以为人老了肌肉无力、行动不便是很自然的，对肌少症的危害缺乏认识。

肌少症不但是导致老年人虚弱、丧失独立性和生活质量降低的主要原因之一，而且会增加心血管疾病（括心脏疾病和卒中）的患病风险，是构成全因死亡率的危险因素。2022年2月，《柳叶刀》（ *The Lancet* ）旗下期刊《临床医学》（ *EClinical Medicine* ）发表针对中国人群的大型研究，发现患有肌少症的人患心血管疾病的风险增加了72%。

 自我筛查肌少症

有一个简单的方法可以检查自己是否可能患肌少症，测量小腿围。测量时双脚间距20厘米站好，腿部放松，用软尺测量双侧小腿中最粗的部位。如果男性小腿围 < 34厘米，女性 < 33厘米，那患肌少症的风险就会增加。也可以用自己双手的食指和拇指环绕围住非优势小腿（两个小腿中相对较细的一个）最粗的部位，如果测量到的小腿围小于"指环"，那患肌少症的风险就会增加。这两种情况都应该去医院进一步检查诊断。根据《中国老年人肌少症诊疗专家共识（2021）》，测量小腿围可以用来筛查肌少症。

如果家里有握力器，可以用它测量一下优势手（力气相对比较

腿围＜33厘米　　腿围＜34厘米

握力＜18千克　　握力＜28千克

大的那只手）的握力，如果男性握力＜28千克，女性握力＜18千克，则需要去医院进一步诊治。

　　还可以用一个专门的量表——简易五项评分问卷（SARC-F）（表6-2）来自我筛查肌少症。本表包含5项评估内容，每项0～2分，总分范围为0～10分。分数越高则肌少症的风险越高。总分≥4分为筛查阳性，需要到医院进行进一步检查。

表6-2　简易五项评分问卷

序号	检测项目	询问方式
①	S（Strength）：力量	搬运10磅（约10斤或5千克）重物是否困难？ 无困难记0分，偶尔有困难记1分，经常或完全搬不动记2分
②	A（Assistance in walking）：辅助行走	步行走过房间是否有困难？ 无困难记0分，偶尔有困难记1分，经常或完全不能记2分

序号	检测项目	询问方式
③	R（Rise from a chair）：起身	从床上或椅子上起身是否困难？ 无困难记 0 分，偶尔有困难记 1 分，经常或完全不能记 2 分
④	C（Climb stairs）：爬楼梯	爬 10 层楼梯是否有困难？ 无困难记 0 分，偶尔有困难记 1 分，经常或完全不能记 2 分
⑤	F（Falls）：跌倒	过去一年里跌倒多少次？ 从未跌倒记 0 分，跌倒 1 ~ 3 次记 1 分，跌倒 ≥ 4 次记 2 分

注：本表包含 5 项评估内容，每项 0 ~ 2 分，总分范围为 0 ~ 10 分。分数越高则肌少症的风险越高。总分 ≥ 4 分为筛查阳性。

　　根据《中国老年人肌少症诊疗专家共识（2021）》的建议，把上述 SARC-F 量表与小腿围数值结合起来算评分更好。具体算法是，如果男性小腿围 ≤ 34 厘米，女性 ≤ 33 厘米，则记为 10 分；如果男性小腿围 > 34 厘米，女性 > 33 厘米，则记为 0 分。把这个 10 分或 0 分与上述 SARC-F 量表得分相加，如果总评分 ≥ 11 分为筛查阳性。

3 老年人为什么容易跌倒？

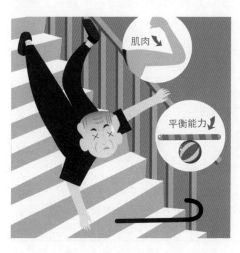

　　随着年龄增长，肌肉减少悄悄地发生发展，出现肌肉量减少、肌肉力量下降和（或）躯体功能减退，主要以四肢骨骼肌数量、力量、质量和功能的下降为主，而且下肢力量比上肢力量下降得更快，从而影响步态的稳定性和身体平衡能力。老年人为弥补其肌肉能

力的下降，可能会采取更加谨慎地缓慢踱步行走的方式，造成步幅变短、行走不连续、脚不能抬到一个合适的高度，引发跌倒的危险性增加。研究表明，老年人股四头肌肌肉力量的减弱与跌倒之间的关联具有显著性。当然，除了下肢肌肉减少之外，老年人中枢控制能力下降，对比感觉降低，反应能力下降、反应时间延长，协同运动能力下降，这些都会导致跌倒危险性增加。

老年人跌倒容易导致骨折和残疾，甚至导致死亡。即使没有导致严重后果，跌倒后的恐惧心理也会降低老年人的活动能力，使其活动范围受限，生活质量下降。老年人跌倒并不像一般人认为的是一种意外，而是存在潜在的危险，应该采取积极措施加以预防和控制。老年人要坚持参加规律的运动锻炼，以增强肌肉力量、柔韧性、协调性、平衡能力、步态稳定性和灵活性，从而减少跌倒的发生。尤其是要进行抗阻训练，抗阻训练也叫肌肉力量练习，是指蹲起、仰卧起坐、平板支撑、举哑铃、拉力带等需要用力完成的运动，也包括爬楼梯、搬运重物等日常活动。老年人每周要有 3 ~ 4 次专门的抗阻训练。这里推荐一个可以每天做的动作，坐在椅子上，将腿绷直抬腿（离开地面），坚持 5 ~ 10 秒钟放下，有空就做，每天最好做 80 ~ 100 次，要长期坚持。

除提高肌肉力量外，提高身体平衡能力也是预防跌倒的关键措施。太极拳是老年人保持平衡能力最有效的锻炼方式之一，研究发现，太极拳可以将跌倒的风险减少一半。此外，国家卫生健康委员会《老年人跌倒干预技术指南》给出了提高平衡能力的"小招式"，比如"金鸡独立"，睁眼或闭眼，双手叉腰，一腿弯曲，一腿站立尽可能长的时间。也可以两腿轮流做单腿跳跃，以增强腿部力量。每天早晚各跳 10 分钟（每次跳 20 个，两次之间休息 30 秒钟）；"不倒翁"练习，挺直站立，前后晃动身体，脚尖与脚跟循环着地以锻炼下肢肌肉，达到控制重心的目的；坐立练习，站在椅子前反复缓慢起立坐下，坐立练习时可以将一个纸盘放在头顶上，尽量保持不掉下，以增强平衡性；"蟹步"走，就是像螃蟹一样横着走；倒着走，在平坦的空地倒着走并尽量保持直线。

4 补充蛋白质和维生素有助于延缓肌肉减少

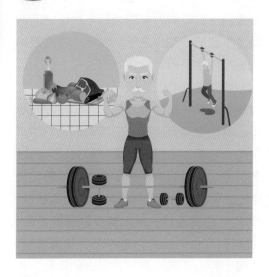

老年人每天摄入足够的能量和蛋白质是保证肌肉量和肌肉质量的必要条件，尤其是足量的蛋白质补充。老年人体内蛋白质合成效率下降，需要比年轻时更多的蛋白质进行肌纤维的合成，故建议一般老年人每天蛋白质摄入量应达到每千克体重1.0～1.2克，如果是患有肌少症的老年人，应摄入高蛋白饮食，即蛋白质摄入量要达到每千克体重1.2～1.5克。以马大姐（体重52千克）为例，每天要摄入75克蛋白质。大致每天要喝500克牛奶或酸奶，一个鸡蛋，100克鱼虾或肉类，至少吃一次豆腐、豆腐干等大豆制品，3～4两主食，蔬菜水果合计500克左右。要把鱼肉蛋奶这些高蛋白的食物，分配到一日三餐，每餐都有1～2样。奶类每天要喝2次，早餐1次，加餐1次。平时要尽量多吃鱼虾，还要补充ω-3多不饱和脂肪酸，这对延缓肌肉减少亦有帮助。有些老年人可能吃不下这么多蛋白质食物，要额外补充乳清蛋白，每天晚餐后冲服20～30克乳清蛋白质粉。

除衰老外，肌少症的发生发展主要与营养不良和活动不足有关。从预防肌肉减少的角度，老年人每日膳食应精心安排，每天应至少摄入12种以上的食物，吃好三餐。每一餐都要有1～2种蛋白质食物（奶类、蛋类、大豆制品、鱼虾和肉类等）。除蛋白质外，ω-3多不饱和脂肪酸、维生素D以及维生素C、维生素E等抗氧化剂对防治肌少症也有一定作用。尤其要注意维生素D的补充，要多晒太阳，以促进皮肤合成维生素D，日晒不足或检测发现血清25（OH）D

低于 30 微克/升就应该额外补充，每天 800 单位或更多（遵医嘱）维生素 D。可以选用单独的维生素 D 制剂，也可以选择含有维生素 D、维生素 C、维生素 E、类胡萝卜素和硒的复合维生素矿物质补充剂。

七、解决便秘问题

【老妈的难言之隐】

65 岁王妈妈常年受到便秘的困扰，说是病吧，但药物治疗都没什么用；说不是病吧，不舒服真的会影响日常吃饭睡觉和情绪。最近 1 个月，3 天 1 次排便已经算是最好的状态了，王妈妈便秘加重，本想用泻剂，但太难受了，来营养门诊探求解决办法。

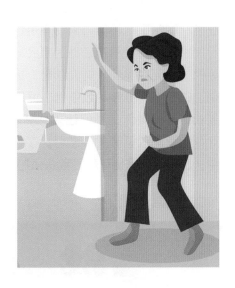

★ ★ ★

① 便秘的定义

每天排便 1 次是大多数健康人的频率，但每天 2 ~ 3 次或每 3 天 1 次也是正常范围，只要大便不稀，不干燥硬结，排便时不费力。但如果每周排便次数少于 3 次，并伴明显排便困难，就是便秘。一般认为，当以下三种障碍中的任何一项出现时，都有可能是便秘：①排便次数减少，每周排便少于 3 次；②排便困难，包括排便费力、想排便但排不出（空排）、排便不尽感、肛门直肠堵塞感、排便费时和需辅助排便；③粪便干硬。便秘是很多人偶尔都会遇到的健康困扰，但有些人经常便秘，或便秘比较顽固，超过 6 个月就是慢性便秘了，需要就医治疗。

随着饮食结构改变、生活节奏加快和社会心理因素影响，慢性便秘的患病率呈上升趋势。我国成人慢性便秘的患病率为

4.0% ~ 10.0%。便秘的患病率随着年龄的增长而升高。70 岁以上人群慢性便秘的患病率达 23.0%，80 岁以上可达 38.0%，在接受长期照护的老年人中甚至高达 80.0%。目前国内大部分相关研究结果显示，女性慢性便秘患病率高于男性。

 便秘的原因

导致便秘的因素有很多，除老年外，饮食过于精细、缺少膳食纤维、饮水不足和体力活动不足也是很常见的原因。焦虑、抑郁和不良生活事件等精神心理因素会导致便秘。有些药物（包括抗胆碱能药物、阿片类药、抗抑郁药、抗组胺药、解痉药、钙拮抗剂、钙剂、铁剂等）也会导致便秘。慢性便秘虽不是恶性疾病，但其病程漫长，反复发作，不但让人感到困扰，还与肛门直肠疾病，如痔、肛裂和直肠脱垂等关系密切。在急性心肌梗死、脑血管意外等疾病中，过度用力排便可能导致病情加重。

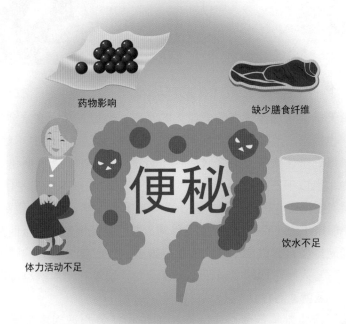

药物影响

缺少膳食纤维

便秘

饮水不足

体力活动不足

大多数便秘是功能性便秘，主要由于结肠、直肠肛门的神经平滑肌功能失调所致。其中，结肠推进力不足导致的便秘较为常见，结肠动力降低、结肠蠕动收缩减少，导致粪便通过结肠时间延长，表现为排便次数少、排便费力、粪便干结等。有的患者在尝试排便的过程中盆底肌群存在矛盾收缩、松弛不全或肛门静息压增高，从而导致粪便排出障碍。还有一部分便秘是器质性疾病或某些药物引起的。总之，便秘发生的原因和机制都很复杂，便秘发生时可以先通过饮食、饮水、运动等方法自行调节，如果便秘不能缓解或反复出现，那就要及时就医诊治。医生会询问病史，结合便秘表现、伴随症状、用药史，以及进一步辅助检查（肛门直肠指诊、结肠镜检查、结肠传输时间测定、球囊逼出试验、肛门直肠压力测定及排粪造影等）做出诊断。

老年人由于牙齿松动、脱落、缺损，咀嚼功能减退，往往造成膳食纤维摄入不足，躯体活动不便或卧病在床使老年患者活动量明显减少。另外，老年患者常合并多种慢性疾病，需长期服用多种药物。这些都是老年人发生便秘的重要原因。

3 便秘的危害

便秘与肛门直肠疾病，如痔、肛裂和直肠脱垂等关系密切。慢性便秘在结直肠癌、肝性脑病、乳腺疾病、阿尔茨海默病等疾病的发生中可能发挥着重要作用。在急性心肌梗死、脑血管意外等疾病中，过度用力排便可能导致病情加重甚至死亡。有调查显示，便秘患者在生理功能、社会功能、躯体疼痛、精力、一般状况、精神健康、健康变化等方面均有明显下降。

当然，在日常生活中大多数便秘是功能性的，由结肠、直肠肛门的神经平滑肌功能失调所致，并不是严重的疾病。只有少数便秘是器质性疾病（肠道疾病、代谢性疾病、神经系统疾病）和药物引起的疾病，虽然少见，但首先要通过检查排除，要特别注意"警报征象"：便血、粪便隐血阳性、发热、贫血和乏力、消瘦、明显腹痛、腹部包块、血癌胚抗原升高、有结直肠腺瘤史和结直肠肿瘤家族史等。便秘伴随这些问题出现时要及时就医。

④ 便秘的对策

老年便秘患者的治疗应首先增加膳食纤维和水分摄入、合理运动，尽量停用导致便秘的药物。

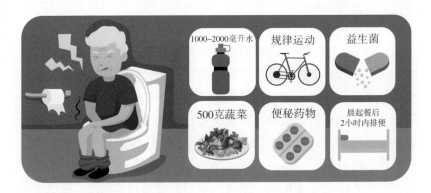

膳食纤维可留住肠腔水分并增加粪便体积，改善便秘症状。膳食纤维的推荐摄入量为每天25～30克，大多数人日常饮食达不到这个推荐量，除非每天主食以粗杂粮或全谷物为主，摄入500克及以上的蔬菜，以及半斤以上的水果，并经常食用大豆制品。单纯多喝水对便秘的缓解作用较差，但在增加膳食纤维摄入和运动量基础上多喝水，每天1500～2000毫升，会有较好的通便效果。

规律的体育运动可缩短肠道传输时间、利于通便，有氧运动如步行、骑车等对改善老年人便秘有效。

益生菌有助缓解便秘。研究表明，便秘患者存在肠道微生态失衡，益生菌（probiotic）和益生元（prebiotic）制剂有助恢复肠道微生态平衡，也可用于便秘治疗。因为益生菌和益生元兼具营养作用，所以可作为慢性便秘的长期辅助用药。补充含双歧杆菌、乳杆菌、枯草杆菌等益生菌的制剂，尤其是双歧杆菌四联活菌、枯草杆菌二联活菌等复合制剂，可通过调节肠道菌群失衡，促进肠道蠕动和胃肠动力恢复改善便秘症状。目前市面上益生菌类产品有很多。酸奶，尤其是添加了益生菌的酸奶也有助排便。

益生元是指可以支持肠道有益菌群生长繁殖的低聚糖。常用的益生元是菊粉。大豆、菊芋（洋姜）、菊苣、洋葱、大蒜、芦笋、蜂蜜、香蕉等天然食物含有较多益生元。

老年人应建立良好的排便习惯。晨起的起立反射可促进结肠运动，有助于产生便意。进餐后胃部扩张通过胃结肠反射促进结肠蠕动，有利于排便。因此，建议便秘者在晨起和餐后 2 小时内尝试排便。如厕排便时需集中注意力，避免受到与排便无关的因素干扰。与坐位排便相比，蹲位排便姿势可缩短排便时间，改善排便费力的问题。

治疗老年性便秘的药物首选容积性泻剂和渗透性泻剂，前者常用药物包括欧车前、聚卡波非钙和麦麸等，后者常用的是乳果糖、聚乙二醇。不论服用哪种泻剂都要多喝水，因为这些药物主要是通过增加肠道粪便水分来通便。便秘较重者可短期、间断、适量应用刺激性泻剂，如沙可啶、酚酞、蒽醌类药物和蓖麻油等，但这类药物只作为补救措施，不应长期使用。长期使用刺激性泻剂易出现药物依赖、吸收不良和电解质紊乱，还可损害肠神经系统而导致结肠动力减弱，甚至引起结肠黑变病。临床用于便秘治疗的药物还有利那洛肽、普芦卡必利和鲁比前列酮等，某些中药、针灸、按摩推拿也用于治疗便秘，应遵医嘱使用。

八、维持好记忆力

记忆力是大脑功能最直接的体现，受到年龄的明显影响。人到中年之后，记忆力明显发生变化，进入老年后记忆力减退成为衰老的一部分。不过，记忆力减退也可能是认知障碍的一种表现，不能掉以轻心。

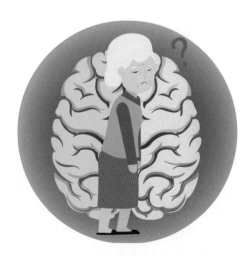

【变了一个人的田先生】

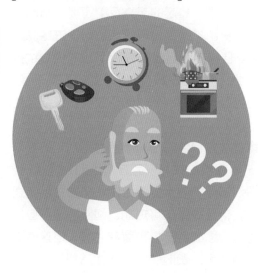

今日的门诊接待了71岁田先生，田先生身为教师，本来知书达理、学识渊博，又爱说爱笑，是家庭的顶梁柱。近半年来，出现进行性记忆力下降和行为改变，吓到了一家人，在女儿陪同下来到医院。

女儿：本来我父亲与我母亲一起生活，我母亲身体不好，主要由我父亲照顾她。去年我母亲因病去世了，我父亲的日常生活发生一些变化，按理说他应该轻松一些了，但身体健康方面却陆续出了一些问题，记忆力下降非常明显，出门忘记带钥匙发生了很多次，做完饭忘记关火也有几回。这些还不算，在时间上经常搞错，多少年前的事情，他会认为是昨天发生，记忆混乱……

医生：目前他在吃什么药物吗？高血压、糖尿病、高血脂、冠心病或动脉硬化等常见慢性疾病是什么情况？

女儿：我们已经看过神经内科医生，但没给开药，医生建议先调整一下生活状态。我父亲有高血压，二十多年了，一直吃降压药，之前还确诊过颈动脉硬化、有斑块，心脏也不太好，但没吃药。他没有糖尿病。

医生：平时吸烟、喝酒吗？

老人：吸烟，但不多，每天几支吧，也喝酒，晚上喝一点儿白酒，会睡得更好一些。

女儿：我母亲在世时，我父亲都不怎么吸烟，也很少喝酒，但自从我母亲去世这一年多时间，我看他吸烟越来越多，喝酒也挺频繁。我给他买一瓶酒，没几天就喝完了，后来我都不敢给买了。

医生：老人家的记忆力下降与很多因素有关，慢性疾病、吸烟

236

饮酒、饮食情况都会影响记忆力，后期要引起重视，从各个方面改善，延缓记忆力减退。

★ ★ ★

① 老龄化和记忆力减退

一般来说，当你注意到自己记忆力有问题时，它有三种可能，一是身体状态降低影响大脑功能的暂时性反应，比如近期睡眠不足、生病或精神压力等；二是健康老龄化的正常认知衰退，是由年龄增长决定的；三是轻度认知功能障碍，轻度认知功能障碍会增加患痴呆的风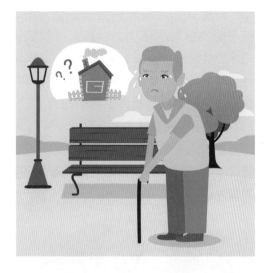险。这里重点关注可能与认知功能障碍相关的记忆力减退，不同的人可能会有不同的表现，但比较典型的记忆力减退有以下一些情形。

记忆下降，特别是情景记忆较差，也就是自己亲身经历、参与的事情想不起来，本来约好的事情给忘记了，或记不起近期的事，丢三落四、说完就忘等。很容易分心，话到嘴边又想不起来要说什么；把常用物品放错地方，比如电水壶放煤气灶上，或者不记得放在哪里了，有时甚至连多年养成的习惯也忘记了。本来想喊张三却叫了李四的名字，想不起熟人的名字，或者把物品的名字叫错。因为记不清相对复杂的流程，所以计划事情的能力下降。本来想找杯子，杯子就在眼前但就是看不到，或者记不起来那就是杯子。判断力减退，比如有的老年人买了太多保健品，明显吃不完。

如果再严重一些，可能就需要就医诊治轻度认知功能障碍了，比如就在家附近却找不到自己家门，分不清时间或地点；忘记数字代表什么意义，分不清钱多少；行为及情绪改变，本来正高兴，莫名地开始生气或抑郁；性格明显改变，变得多疑、糊涂或过度依赖等；对日常生活不感兴趣，连续几小时呆坐在电视机前；不愿意参加社交活动，退缩，以前能做的事情也不做了。

② 轻度认知功能障碍的危险因素

轻度认知功能障碍是指记忆力或其他认知功能进行性减退，但不影响日常生活能力，且未达到痴呆的诊断标准。根据《柳叶刀·公共健康》（*The Lancet Public Health*）2020 年 12 月发表的来自首都医科大学宣武医院神经内科的研究报告，我国 60 岁及以上人群轻度认知障碍的整体患病率约为 15.5%，痴呆患病率约为 6.0%（其中阿尔茨海默病患病率为 3.9%）。绝大部分（97.2%）轻度认知功能障碍患者没有接受诊疗，几乎所有（99.2%）轻度认知功能障碍患者对此没有概念，更没有意识到轻度认知功能障碍可能发展为痴呆。

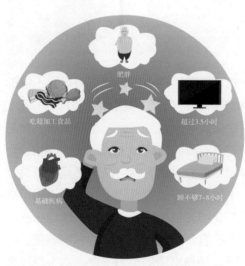

轻度认知功能障碍和痴呆有类似的危险因素，除了年龄和遗传之外，还有吸烟、过量饮酒、高血压、糖尿病、高血脂、心脏疾病、脑血管疾病、丧偶或独自生活以及受教育时间短等。实际上，这些也是导致记忆力下降的主要因素。除此之外，记忆力也受睡眠、饮食和肥胖等生活方式的影响。每天最佳睡眠时长为 7 ～ 8 小时，如果睡眠不足，记忆力就会下降。但每天睡眠时间过长，记忆力或认知能力同样也会出现下降。过度肥胖是另一个影响记忆力的常见因素。还有研究说，中老年人看电视时间太长（一天超过 3.5 小时）会导致记忆力下降；过量饮酒或酗酒以及吃较多超加工食品（ultra-processed food，UPF）也会损害记忆力。超加工食品是指那些经过多重加工、多种添加的加工食品，比如饼干、蛋糕、点心、奶油面包、起酥面包、薯片、加工肉类（如香肠、培根）、鱼丸、肉丸、沙拉酱、人造黄油、饮料、奶昔、方便面、速食面或饭、冰激凌、早餐麦片、油炸零食、糖果、蒸馏酒等。

③ 改善认知功能的方法

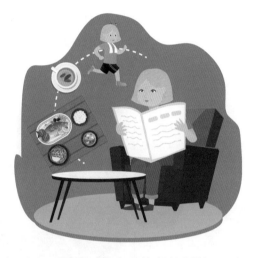

老年人大脑的潜力仍然巨大。很多上了年纪的人经常发出感叹："老了老了，脑子不中用了"。但这并不是事实，2021 年 8 月《自然·人类行为》（*Nature Human Behaviour*）杂志发表了一项来自里斯本大学和乔治敦大学医学中心的研究，人们的某些认知能力在 70 岁时依然在增长。该研究测试了警觉、定向和执行抑制这 3 种不同的能力，它们参与记忆、决策和自我控制。举例来说，警觉可以让你在开车到十字路口前做好准备；当你将注意力转移到行人身上时，就会做出定向行为；而执行抑制可以让你忽略鸟儿或广告牌等干扰，并专注于驾驶。

综合警觉性、定向和执行抑制三种认知功能，大脑的执行效率事实上是随着年龄增长而改善的。这就意味着在空间导航、长期记忆编码和提取、决策、推理、数学能力和语言处理方面，老年人的认知能力并不一定比年轻人差。

运动锻炼对提高记忆力很有帮助。美国神经病学学会（AAN）在 2017 年发布的指南中指出，经常运动锻炼可改善轻度认知功能障碍患者的认知功能。来自美国加州大学的一项研究发现，60 岁以上的老年人日行 4000 步以上有助于提高记忆力和思维能力。

营养均衡的饮食，摄入充足的磷脂、ω-3多不饱和脂肪酸、B族维生素（尤其是叶酸、维生素 B_{12} 和维生素 B_6）、维生素 E 等重要营养素，日晒不足时补充维生素 D，有助于减缓记忆力下降。研究表明，每天喝 2～3 杯咖啡或茶，可以降低患痴呆的风险。此外，频繁参与社交活动、获得社会支持也很重要。

4 世卫组织预防痴呆的 12 项建议

世界卫生组织（WHO）在 2019 年发布了《认知功能下降和痴呆风险》指南，给出预防痴呆的 12 项建议。

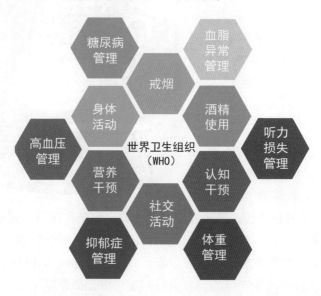

（1）**身体活动**。身体活动包括步行、骑车、做家务、运动等休闲活动。每周至少进行 150 分钟的中等强度有氧运动，或者至少 75 分钟的高强度有氧运动，或者中等和高强度的等效组合。保持身体活动尤其是较高强度的锻炼与大脑健康有关。在数十年随访的大型观察性研究中，与非活动人群相比，身体活跃的人出现认知衰退、全因痴呆、血管性痴呆和阿尔茨海默病的风险更低。

（2）**戒烟**。除了改善心血管疾病、呼吸系统疾病、焦虑抑郁等健康益处，戒烟还可能降低认知衰退和痴呆风险。

（3）**营养干预**。向所有成年人推荐健康、均衡的饮食，以降低认知衰退和（或）痴呆风险。推荐地中海饮食，其特点是多吃植物性食物和橄榄油，而肉类和甜食摄入量很少。在食物种类方面，水果、蔬菜和鱼类的消费与痴呆风险降低密切相关，坚果、橄榄油和咖啡也有益处。

（4）**酒精使用**。过量饮酒是导致痴呆和认知能力下降的危险因素。

（5）**认知干预**。向认知正常和轻度认知功能障碍的成年人提供认知训练。研究表明，增加认知活动可能刺激或增加认知功能的保留，能够缓解认知能力的快速下降，并将轻度认知损害和阿尔茨海默病的诊断风险显著降低62%。

（6）**社交活动**。较低的社会参与率和孤独感、较高的痴呆发病率有关。

（7）**体重管理**。肥胖和认知功能障碍也有关，一项涉及约60万人的研究显示，中年肥胖人群的痴呆症风险增加33%。减轻体重可以改善葡萄糖耐量、胰岛素敏感性、血压、氧化应激和炎症等各种与认知障碍、痴呆有关的代谢因素。

（8）**高血压管理**。研究显示，中年高血压与晚年痴呆风险增加有关。

241

（9）**糖尿病管理**。糖尿病与痴呆风险增加有关。

（10）**血脂异常管理**。有流行病学研究表明，高血清胆固醇水平与阿尔茨海默病或痴呆发病有关。

（11）**抑郁症管理**。有大量证据表明抑郁症与认知衰退和痴呆有关。此外，抑郁症可能在痴呆中具有前驱作用，比如认知障碍可能是老年人抑郁的主要症状，这一现象也曾被称为假性痴呆。

（12）**听力损失管理**。由于影响日常交流能力，听力障碍往往会造成行动不便和沮丧、孤独等情感问题，也与认知能力下降或痴呆的风险增加有关。

总的来说，新指南建议人们通过定期锻炼、不吸烟、避免有害饮酒、控制体重、健康饮食以及保持健康的血压、胆固醇和血糖水平来降低痴呆风险。

5 老年人出现记忆力或其他认知功能减退时要及时就医

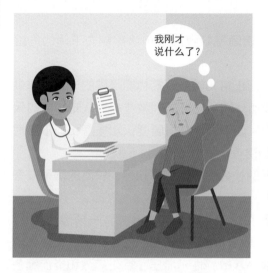

我刚才说什么了？

老年人，尤其是患有糖尿病、高血压、动脉硬化、心脑血管疾病的老年人以及高龄老人，要注意预防认知功能障碍和痴呆。当发现记忆力或其他认知功能减退时，要及时就医。根据《中国痴呆与认知障碍诊治指南2018》的建议，可以用简易精神状态检查表（MMSE）、蒙特利尔认知评估（MoCA）等量表来评估、发现早期的轻度认知功能障碍。就医时还要评估老年人的精神状态、视力和听力损害程度，以及个人行动能力等。发现问题后要进行生活方式干预、功能训练、心理治疗、治疗基础疾病等。如果有向痴呆发展的趋势，可以启动专门的药物治疗。

242

九、老年人加强营养的方法

老年人对能量需求随着年龄的增长而减少，进食量下降，但对大多数营养素的需求并没有减少，对某些重要营养素（如蛋白质和钙）的需求反而是增加的。这本身就是一种不容易解决的矛盾，再加上很多老年人的味觉、嗅觉、视觉功能下降，往往会导致其缺乏食欲，其口味和食物选择随年龄增加逐渐固化，造成食物品种单一。因此，要充分认识食物品种丰富的重要性，保障供应，不断丰富老年人的餐食。在维持一定进食量的基础上，应以营养素密度高的食物为主，千方百计做到食物多样化。当进食量不足，或食物种类不够丰富时，应咨询临床营养师或医师，及时（膳食摄入不足目标量80%时）采取强化食品、营养素补充剂和特医食品等措施补充营养。进食量不足、营养素无法满足需要、体重下降和衰弱，会增加患病、住院和失能的风险。

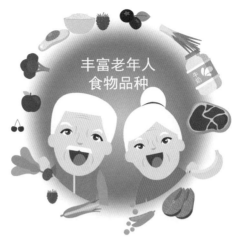

丰富老年人食物品种

📖 精心安排膳食和生活

在一般成年人平衡膳食的基础上，老年人应提供更加丰富多样的食物，特别需要摄入易于消化吸收、利用且富含优质蛋白质的动物性食物和大豆类制品。老年人应积极主动参与家庭和社会活动，积极与人交流；尽可能多与家人或朋友一起进餐，享受食物美味，体验快乐生活。老年人应积极进行身体活动，特别是户外活动，更多地接受阳光、呼吸新鲜空气，促进体内维生素 D 合成，延缓骨质疏松症和肌肉衰减的进程。

老年人膳食要合理搭配，减少不必要的食物限制。食物品种丰富，努力做到餐餐有蔬菜，特别注意多选深色叶菜，如油菜、青菜、菠菜、紫甘蓝等。尽可能选择不同种类的水果，每种吃得量少些，但种类多一些。动物性食物换着吃，尽可能换着吃畜肉（如猪肉、羊肉、牛肉等）、禽肉（如鸡肉、鸭肉等）、鱼虾类和蛋类食物。这些动物性食物和大豆类食品的摄入量要充足，动物性食物摄入总量应争取达到平均每日 120 ~ 150 克，其中，鱼 40 ~ 50 克、畜禽肉 40 ~ 50 克、蛋类 40 ~ 50 克。另外，每日饮用牛奶 300 ~ 400 毫升，或蛋白质含量相当的奶制品；同时，保证平均每天摄入相当于 15 克大豆的大豆制品。

80 岁及以上的高龄老人尤其要注意，多吃鱼、畜禽肉、蛋类、奶制品及大豆类等营养价值和生物利用率高的食物，同时配以适量的蔬菜和水果。保证每日摄入足量的鱼、禽、肉、蛋类食物，包括畜禽肉 40 ～ 50 克、水产品 40 ～ 50 克、蛋类 40 ～ 50 克。建议每天饮用 300 ～ 500 毫升液态奶，也可以选用酸奶、奶粉或其他奶制品。根据高龄老人的具体情况，采取多种措施鼓励进食，减少不必要的食物限制。关注体重下降，定期进行营养筛查评估，预防营养不良。

2 保持健康体重

老年人要关注自己的体重变化，定期测量；用体重指数（BMI）评判，BMI= 体重（kg）÷ 身高 ^{2}（m^2）。老年人 BMI 适宜范围为 20.0 ～ 26.9 kg/m^2。不要求偏胖的老年人快速降低体重，而是应维持在一个比较稳定的范围内。在没有主动采取措施减重的情况下，一旦发现体重明显下降，要主动去做营养和医学咨询。

3 该补就补

当高龄或身体虚弱的老年人出现进食量不足，或体重下降时，首先要进行日常饮食咨询指导，进行干预，如果不能改善，则建议采用以下三种方法强化营养摄入。

（1）强化食品：强化食品是为保持食品原有的营养成分，或者为了补充食品中所缺乏的营养素，向食品中添加一定量的食品营养强化剂（如钙、铁、锌、碘、维生素 A、维生素 D、维生素 C、叶酸、维生素 B$_1$、维生素 B$_2$等），以提高其营养价值的食品。比如老年奶粉、强化牛奶、强化面粉、强化麦片或饼干、加碘盐等。遗憾的是，现在市面上可以买到的强化食品并不多，只靠强化

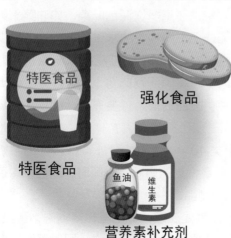

特医食品

强化食品

营养素补充剂

食品恐怕也难以改善老年人的营养状况。

（2）**营养素补充剂**：包括各种常见的维生素（如维生素A、类胡萝卜素、维生素D、维生素E、维生素C、叶酸、维生素B_1、维生素B_2等）、矿物质（如钙、铁、锌、硒、碘等）、蛋白质（如乳清蛋白粉、大豆蛋白粉等）、ω-3多不饱和脂肪酸（如鱼油、海藻油等）和膳食纤维（如菊粉、大豆膳食纤维、亚麻籽粉等）。营养素补充剂具有预防相应的营养素缺乏的作用，对于已经出现营养素缺乏临床表现的老年人，营养素补充是最快速有效的治疗措施。

市面上的营养素补充剂既有单一成分的，也有复合配方的，其产品种类既有保健食品批准文号的，也有OTC（非处方药）药准字的，还有普通食品批准文号的。老年人应在医生或营养师的指导下，选择适合于自己的营养素补充剂。机体对矿物质、维生素需要量有一定的范围，补充剂量应依据中国居民膳食营养素参考摄入量（DRIs），使用过程中既不能剂量太低，无法满足需要量要求，又不能过量摄入，对机体造成毒副作用。

（3）**特医食品**：特医食品是特殊医学用途配方食品的简称，是指为了满足进食受限、消化吸收障碍、代谢紊乱或特定疾病状态人群对营养素或膳食的特殊需要，专门加工配制而成的配方食品。该类产品必须在医生或临床营养师指导下，单独食用或与其他食品配合食用。我国目前特医食品分为三大类：①全营养配方食品，可作为单一营养来源满足目标人群营养需求的特殊医学用途配方食品；②特定全营养配方食品，可作为单一营养来源，能够满足目标人群在特定疾病或医学状况下营养需求的特殊医学用途配方食品；③非全营养配方食品，可满足目标人群部分营养需求的特殊医学用途配方食品，不适用于作为单一营养来源。

选择特医食品时，标准整蛋白配方适合大多数老年人的需要；氨基酸和短肽类的特医食品适合少部分胃肠功能不全（如重症胰腺炎等）的老年人；高能量密度配方利于实现老年人营养充足性；不含乳糖的特医食品适合乳糖不耐受易出现腹泻的老年人。添加膳食纤维的特医食品可改善老年人的肠道功能，减少腹泻和便秘的发生。

使用特医食品的常用方式之一是口服营养补充（ONS），使用量 400 ~ 600 千卡 / 天，含蛋白质 15 ~ 30 克，分 2 ~ 3 次，至少连续使用 4 周以上。口服营养补充（ONS）应在两餐间使用，这样既可以达到营养补充目的，又不影响正餐进餐。对不能摄入普通食物的老年人，建议啜饮（50 ~ 100 毫升 / 小时），以改善营养状况，维护身体功能，提高生活质量。

（4）认真对待身体反应：当发现身体不适，疼痛等情况，无法找出原因时，需要及时就医。体检可以及时发现身体的疾病，可以针对性地给予积极的处理，如改善营养，适当运动，调节生活状态，改善睡眠等，提早干预或者是及早的药物治疗，可以防止身体进一步的恶化，或者是出现其他的并发症。

④ 生命八要素

美国心脏学会（AHA）有一个著名的促进心血管健康的指南——生命八要素（Life's Essential 8），包括 4 种行为（规律运动、健康饮食、不吸烟和健康睡眠）及 4 项检查指标（维持健康体重、理想的胆固醇、血糖和血压水平）。意思是说，做好这 8 件事，就能在很大程度上预防心脏病，降低死亡风险。每项指标的最佳标准如下：

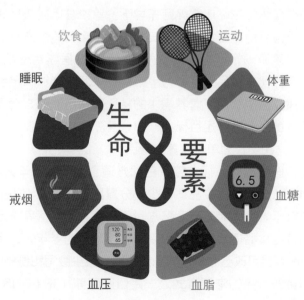

（1）规律运动，指一周中等强度运动不少于 150 分钟或高强度运动不少于 75 分钟；

（2）健康饮食，指遵循目前膳食指南的饮食建议，比如，多吃蔬菜水果、全谷物、奶类和大豆制品；少吃红肉或加工肉类；低盐、控糖、少油，少吃超加工食品等；购买食品时仔细阅读食品标签；限制饮酒；

（3）不吸烟，指从不吸烟或者戒烟超过 5 年；

（4）健康睡眠，成年人的理想夜间睡眠时长为 7 ~ 9 小时；

（5）维持健康体重，是指体重指数（BMI）维持在 18.5 ~ 24.9 kg/m^2；（国内建议），≥ 65 岁老年人应维持在 20.0 ~ 26.9 kg/m^2；

（6）理想的胆固醇水平，指非高密度脂蛋白胆固醇（非 HDL-C）< 3.36 毫摩尔 / 升；

（7）理想的血糖水平，指空腹血糖 < 5.6 毫摩尔 / 升或糖化血红蛋白（HbA1c）< 5.7%；

（8）理想的血压水平，指血压低于 120/80 毫米汞柱（mmHg）。

在现实生活中，完全能达到上述最佳标准的人是很少的，有调查显示还不到 0.5%。但所有成年人都应该从以上几个方面入手，改进生活方式，管理自己的健康。

5 *存在吞咽障碍的老年人膳食*

（1）**吞咽障碍定义**：吞咽障碍是指由于下颌、双唇、舌、软腭、咽喉、食管等器官结构和（或）功能受损，不能安全有效地把食物输送到胃内的过程。吞咽障碍常见并发症有误吸、肺炎、营养不良、脱水以及由此导致的心理与社会交往障碍，增加患者的病死率和不良预后。

（2）**吞咽障碍评估**：通过饮水试验可以筛查患者有无吞咽障碍，且安全快捷。饮水试验方法为患者端坐，喝下 30 毫升温开水，观察所需时间和呛咳情况。判断结果见表 6-3。

表 6-3　饮水试验及结果判断

分级	表现
1 级（优）	能顺利地 1 次将水咽下
2 级（良）	分 2 次以上，能不呛咳地咽下
3 级（中）	能 1 次咽下，但有呛咳
4 级（可）	分 2 次以上咽下，但有呛咳
5 级（差）	频繁呛咳，不能全部咽下

结果判断：

正常：1 级，5 秒之内；

可疑：1 级，5 秒以上或 2 级；

异常：3，4，5 级。

（3）**食物选择**：有吞咽障碍的老年人，要调整食物质构，流体食品黏度适当，固态食品不易松散、密度均匀顺滑，减少进食引起呛咳误吸的风险。吞咽障碍食品在制作时应遵循以下原则：①硬的变软，将较硬的食品搅拌粉碎，可便于其咀嚼和吞咽；②稀的增稠，在液体如水、饮料、果汁、牛奶中加入增稠剂，增加食物的黏稠度，

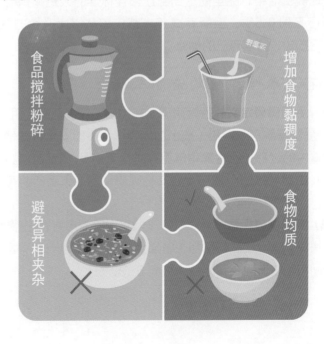

降低食物在咽和食管中流动的速度；③避免异相夹杂，避免固体和液体混合在一起食用，以及容易液固分相的食物；④食物均质、顺滑。食物性状的选择根据吞咽功能评估的结果确定，因地制宜地选择适当食物并进行合理配制。

十、健康长寿

所有人从中年开始就应该关注身体健康。人到中年后，身体健康情况不乐观。调查表明，我国35～64岁中年人的超重率为38.8%，肥胖率为20.2%，其中女性高于男性，城市人群高于农村，北方居民高于南方。上海交通大学附属瑞金医院宁光院士及其团队对全国范围内20万人（40岁及以上）的调查发现，高血糖者占77.7%（其中糖尿病占23.1%，糖尿病前期占54.6%），血糖完全正常者仅占22.3%，还不到1/4。根据国家癌症中心发布的全国癌症统计数据，40岁以后（40～44岁）人群的恶性肿瘤发病率大约是40岁以前（35～39岁）人群的2倍！换言之，人到40岁以后患癌症的风险马上翻倍。恶性肿瘤发病的80%以上为50岁以上人群。随着年龄增长，在老年阶段身体健康问题会愈加明显，这既是人体正常的衰老过程，又与生活方式有关。

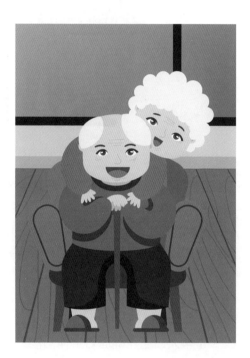

249

1 *成功老龄化的定义*

老年到来之时，如何做到尽量健康地老化，少生病、不生病，

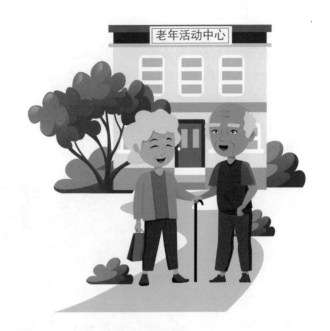

或病情较轻，生活质量较高，积极面对，实现成功老化，是每一个人都应该提前思考并有所准备的重要问题。简单地说，成功老化（successful aging）是指老年人的日常生活功能正常，认知功能正常，无抑郁症状以及有良好的社会支持。成功老化以身体健康为基础，认识、情感、社交、经济等其他方面也要健康，把随着年龄增加出现的生理、心理、认知和社会功能的下降减轻到最低，尽量避免疾病或功能障碍状态。

老年人应当正确面对身体功能衰退的现实，承认自己的缺失和不足，相应地，应当减少自己的工作和活动范围，要有所取舍，把有限的时间和精力更多地用于做自己喜爱的事情上，并通过更多的实践把这些事做好。另外，老年人不要一味地放弃，当发现自己与周围环境的要求有较大距离时，要积极主动地进行补偿，增加自己的知识和能力，以适应社会的要求。

 坚持健康生活方式

良好的生活方式是身体健康和成功老化的基础，任何时候开始都很有必要。注重饮食有节、起居有常、动静结合、心态平和。讲究个人卫生、环境卫生、饮食卫生，勤洗手、常洗澡、早晚刷牙、饭后漱口，不共用毛巾和洗漱用品，不随地吐痰，咳嗽、打喷嚏时用胳膊或纸巾遮掩口鼻。没有不良嗜好，不吸烟，吸烟者尽早戒烟，少喝酒，不酗酒。积极参加健康有益的文体活动和社会活动。关注并记录自身健康状况，定期健康体检。遇到健康问题时，积极主动获取健康相关信息。提高理解、甄别、应用健康信息的能力，优先选择从卫生健康行政部门等政府部门及医疗卫生专业机构等正规途径获取健康知识。

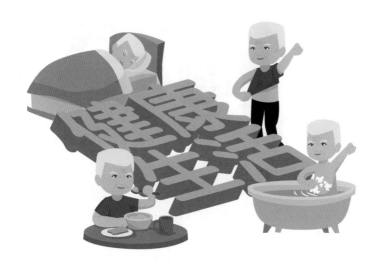

③ 掌握必备的健康技能

　　会测量体温、脉搏；能够看懂食品、药品、化妆品、保健品的标签和说明书；学会识别常见的危险标识，如高压、易燃、易爆、剧毒、放射性、生物安全等，远离危险物。积极参加逃生与急救培训，学会基本逃生技能与急救技能；需要紧急医疗救助时拨打120急救电话；发生创伤出血量较多时，立即止血、包扎；对怀疑骨折的伤员不要轻易搬动；遇到呼吸、心脏骤停的伤病员，会进行心肺复苏；抢救触电者时，首先切断电源，不能直接接触触电者；发生火灾时，会拨打火警电话119，会隔离烟雾、用湿毛巾捂住口鼻、低姿逃生。

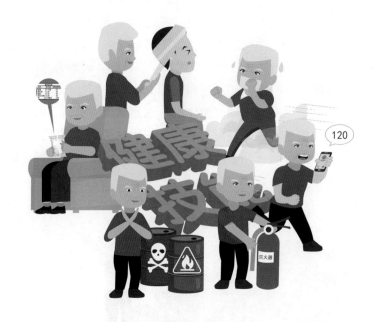

④ 科学就医，合理用药

平时主动与全科医生、家庭医生联系，遇到健康问题时，及时到医疗机构就诊，早诊断、早治疗，避免延误最佳治疗时机。遵医嘱治疗，不轻信偏方，不相信"神医神药"。遵医嘱按时、按量使用药物，用药过程中如有不适及时咨询医生或药师。每次就诊时向医生或药师主动出示正在使用的药物记录和药物过敏史，避免重复用药或者药物的相互作用等不良事件的发生。服药前检查药品有效期，不使用过期药品，及时清理家庭中的过期药品。妥善存放药品，谨防儿童接触和误食。保健食品不是药品，正确选用保健食品。有家族病史的家庭，有针对性地做好预防保健。配备家用急救包（含急救药品、急救设备和急救耗材等）。

第 7 章

疾病相关问题

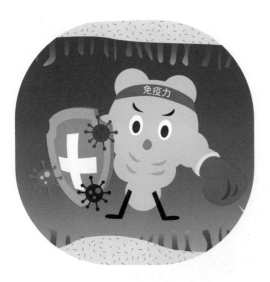

历史上，天花、麻疹、白喉、猩红热、破伤风、鼠疫、霍乱、伤寒、脊髓灰质炎等病毒都曾肆虐一时，夺去无数人的生命。为了战胜各种病毒，世界各地的科学家们研制了各种疫苗，将人类从病毒的魔爪中拯救出来。免疫为疾病而生，免疫力为抗病而往。除了传染类疾病，慢性病和癌症也同样不能离开免疫力。

当我们自己身体内免疫力强的时候，是不容易生病也不容易患癌的。患有艾滋病的病人，其体内免疫力遭到艾滋病病毒的破坏，因此观察到，这些人约有1/3会患癌症。又如接受肾移植的病人，要使用抑制免疫的药物来维护移植肾的正常存活。这类患者在他们的一生中，患癌症的机会比正常人高10倍或更多。

一、疾病——免疫学的经典历史

16 世纪人痘苗预防天花的伟大实践，掀开了免疫学方法预防传染病的历史。从 20 世纪 60 年代起便进入了现代免疫学的发展阶段。但是在有些情况下，免疫系统会发生异常，误将身体的某些成分当成侵入物，造成脏器损害，导致疾病。

 人类免疫系统的疾病有哪些？

免疫系统疾病包括以下三种类型。

（**1**）**自身免疫病**：主要包括器官特异性自身免疫病以及非器官特异性自身免疫病，比如强直性脊柱炎、银屑病关节炎、重症肌无力、银屑病（"牛皮癣"）、脉管炎、炎症性肠病（溃疡性结肠炎、克罗恩病）、天疱疮、白癜风、视神经脊髓炎、原发性胆汁性胆管炎、自身免疫性胃炎、1 型糖尿病、格雷夫斯病（Graves 病）、桥本甲状腺炎、乳糜泻、自身免疫性肝炎、自身免疫性卵巢炎、自身免疫性睾丸炎、狼疮性肾炎等。

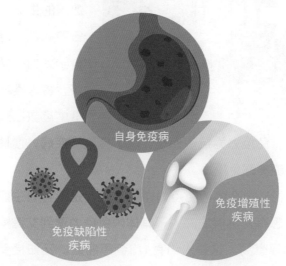

自身免疫病

免疫缺陷性疾病

免疫增殖性疾病

（**2**）**免疫缺陷性疾病**：又分为原发性免疫缺陷病和继发性免疫缺陷病，前者如 T 细胞免疫缺陷病、B 细胞免疫缺陷病、白细胞免疫缺陷、补体免疫缺陷等；后者主要是艾滋病，以及由于化疗、放疗等引起的免疫系统缺陷。

（3）**免疫增殖性疾病**：主要指免疫球蛋白增多，以及免疫功能增强等，包括多发性骨髓瘤、巨细胞病毒感染、淋巴系统增生性疾病等、系统性红斑狼疮、类风湿关节炎、干燥综合征、硬皮病、皮肌炎等。

2 **免疫力可以通过哪些手段获得？**

人体获得免疫力的主要方式有主动和被动两种，前者是指使用抗原，如疫苗和类毒素等；后者是指使用抗体，如免疫球蛋白、抗毒素等。

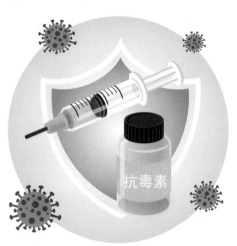

疫苗是一种由完整的（活的或灭活的）细菌或病毒，或者细菌或病毒的某些成分（如 DNA、mRNA 等）制成的非致病性混悬液。目前可使用的疫苗有很多。20 世纪初是免疫接种的标志性年代，各种疫苗如雨后春笋般应运而生。这一阶段疫苗发展的标志性人物是法国科学家巴斯德（Pasteur），他选用免疫原性强的病原微生物，经培养并用物理或化学方法将其灭活或减毒后，再经纯化制成疫苗，先后发明了炭疽疫苗、鸡霍乱疫苗、狂犬减毒疫苗，巴斯德被誉为"疫苗之父"。在这一阶段他还成功研制了卡介苗、白喉疫苗、破伤风类毒素、鼠疫疫苗、伤寒疫苗和黄热病疫苗等 30 多种疫苗。

类毒素是一种细菌外毒素，被减毒后丧失了毒性但仍能刺激机体产生抗体。

3 **疫苗是机体的保护盾牌**

我们中间有许多人在幼年时接种了预防天花的疫苗，叫种"牛痘"，目的就是要加强对天花病毒的抵抗力，有了这种免疫力，终身

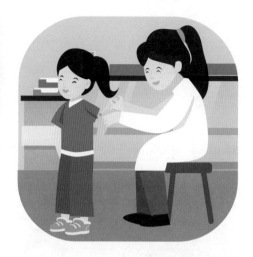

不患天花。自使用疫苗预防疾病以来，人类的平均寿命延长了数十年，可以说，疫苗为人类筑起了一道预防疾病的绿色屏障，成为人类健康的保护伞和抵御疾病的武器弹药库。

人痘苗是最早使用的疫苗，但牛痘苗的发明是免疫学发展的一个里程碑。牛痘苗不但弥补了人痘苗的不足，并且可在实验室大量生产，于 1804 年传入我国后很快代替了人痘苗。牛痘苗的发明应归功于英国医生詹纳（Jenner），他观察到挤奶女工在患过牛痘后不易得天花病的事实后，通过对牛痘苗人体的长期实验，确证接种牛痘苗后可以预防天花，并对人体无害。在 1793 年发表了他的牛痘苗著作，为人类传染病的预防开创了人工免疫的先河。

（1）**减毒疫苗的发明**：进入 19 世纪后，微生物学在法国科学家 Pasteur 和德国细菌学家科赫（Koch）等人的努力下得到了迅速发展。其中，Pasteur 更加有意识地研究了获得减毒菌株的方法。1881 年，Pasteur 应用高温培养法获得了减毒株，从而制备了炭疽菌苗。其后他又将狂犬病毒在兔体内经连续传代获得了减毒株。巴氏减毒菌苗的发明为实验免疫学建立了基础。

（2）**抗毒素的发明**：德国学者贝林（Behring）和日本学者北里于 1890 年在 Koch 研究所应用白喉外毒素给动物免疫，发现在其血清中有一种能中和外毒素的物质，称为抗毒素。将这种免疫血清转移给正常动物也有中和外毒素的作用。这种被动免疫法很快应用于临床治疗。Behring 于 1891 年应用来自动物的免疫血清成功地治疗了一位白喉患者。为此，他于 1901 年获得了诺贝尔生理学奖。

（3）**基因时代的核酸疫苗**：重组基因疫苗是指使用 DNA（脱氧核糖核酸）重组生物技术，把病原体外壳蛋白质中能诱发机体免疫应答的天然或人工合成的遗传物质定向插入细菌、酵母或哺乳动物细胞中，经表达、纯化后而制得的疫苗，如重组乙型肝炎疫苗、卡介苗等。我国的重组核酸技术应用主要是乙肝疫苗，我国完成了重组中国仓鼠卵巢细胞乙肝疫苗和重组痘苗乙肝疫苗的研制。当前针对新冠病毒最先进的疫苗是信使核糖核酸（mRNA）疫苗。这些核酸疫苗通过肌内注射，能获得较长时间的抗原表达，诱发机体产生细胞免疫和体液免疫应答，在抗肿瘤、抗病毒及清除胞内寄生物感染方面起着重要作用。

（4）**联合疫苗**：新技术促进了新疫苗的研制和开发、疫苗品种和接种次数的增多，如白喉、破伤风、百日咳、脊髓灰质炎和 B 型流感的五联疫苗。未来，儿童联合疫苗的发展方向是对破伤风、肺炎球菌等十几种病菌产生保护，成人联合疫苗则可预防巨细胞病毒、沙眼衣原体、乳头瘤病毒等。开发新的联合疫苗是疫苗发展的主要方向之一。

另外，免疫学研究的发展使疫苗在已发病个体中的治疗成为可能。它们通过诱导特异性免疫应答，治疗或防止疾病恶化，这类疫苗产品称为治疗性疫苗。如目前正在研究的高血压、1 型糖尿病、肿瘤疫苗等。

257

二、我有高血压，常常吃药，对免疫力有影响吗？

高血压是最常见的疾病之一。根据国家卫生健康委员会《中国居民营养与慢性病状况报告（2020 年）》，我国 18 岁及以上成年人高血压患病率为 27.5%，60 岁以上老年人高血压患病率为 59.3%。因为高血压通常是无症状的，你无法知道血压是否升高，故每年至少测量 2 ～ 3 次血压，如果正服用降压药，测血压的次数应遵医嘱。

正常血压是收缩压低于 120 mmHg，舒张压低于 80 mmHg。血压超出这个范围就不太正常了，如果收缩压 ≥ 140 mmHg 和（或）舒张压 ≥ 90 mmHg，那就可以诊断为高血压了。根据国家心血管病中心《国家基层高血压防治管理指南 2020 版》，一般

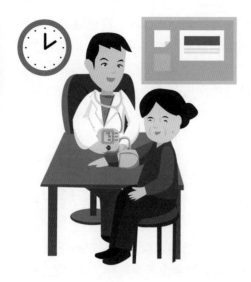

高血压患者要求血压降至 140/90 mmHg 以下。合并糖尿病、冠心病、心力衰竭、慢性肾脏疾病伴有蛋白尿的患者，如能耐受，血压应降至 130/80 mmHg 以下。65～79 岁的患者血压应降至 150/90 mmHg 以下，如能耐受，血压可进一步降至 140/90 mmHg 以下；80 岁及以上的患者血压降至 150/90 mmHg 以下。

【改进饮食，降压药减量】

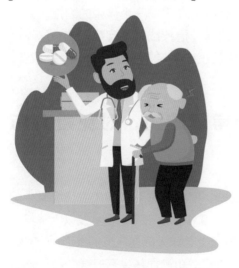

一位 65 岁老年男性高血压患者，高血压病史 12 年，肥胖，长期服用降压药硝苯地平控释片（拜新同）和氯沙坦。血压控制得还行，但总觉得头晕、不舒服。心内科医生怀疑这与降压药不良反应有关，给调整了降压药用量，但改善不明显，建议他采取一些饮食干预手段，减少对降压药的依赖。

★ ★ ★

1 常见的降压药有哪些？

临床用于治疗高血压的降压药有很多种，常见的包括噻嗪类利尿剂（如氢氯噻嗪、吲达帕胺）、钙通道阻滞剂（如氨氯地平、非洛地平、硝苯地平等各种"地平"类）、血管紧张素转换酶抑制剂（如依那普利、贝那普利、培哚普利等各种"普利"类）、血管紧张素Ⅱ受体拮抗剂（如氯沙坦、缬沙坦、厄贝沙坦等各种"沙坦"类）和β受体阻滞剂（如美托洛尔、比索洛尔等各种"洛尔"类）。不同降压药的作用特点和不良反应不同，比如噻嗪类利尿剂引起高尿酸，"地平"类导致脚踝部水肿和牙龈增生，"普利"类引起持续的干咳，"沙坦"类引起背痛或关节痛，"洛尔"类导致脉搏心跳减慢等。不论哪种降压药都得长期服用，不能轻易停药，所以对身体健康，尤其是免疫力的影响不容忽视。高血压患者不能单纯依靠药物控制血压，还必须结合非药物疗法，尤其是健康生活方式调整来控制血压，减少降压药物的使用，保护身体健康。Banner 大学心脏病专家 R. Todd Hurst 的观点是，生活方式的改变可以减少 50% ～ 90% 的高血压药物依赖。

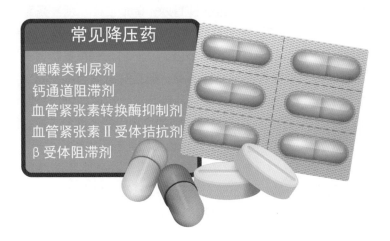

常见降压药

噻嗪类利尿剂
钙通道阻滞剂
血管紧张素转换酶抑制剂
血管紧张素Ⅱ受体拮抗剂
β受体阻滞剂

259

2 高血压的非药物疗法有哪些？

高血压非药物疗法主要包括 6 个方面，即低盐高钾饮食、减重、多运动、戒烟、戒酒和放平心态。其中低盐高钾饮食更为重要，低盐高钾饮食是指减少饮食中钠的摄入，增加钾的摄入，具体要求如下：

每天食盐不超过 5 克，建议家庭烹调时使用小盐勺控盐，外出就餐时把偏咸的菜肴用清水"洗"过再吃，尽可能吃淡一些；少用酱油、大酱、味精、鸡精、蒜蓉辣酱等咸味调料，少吃榨菜、咸菜、酱菜、腌菜等，一定要用要吃时应代替一部分食盐。少吃高钠加工食品，钠含量会标注在加工食品的营养成分表上。另外，高血压患者要选用低钠盐，低钠盐也叫低钠高钾盐，既减少钠，又增加钾，一举两得。高血压患者饮食摄入充足的钾有助于降低血压。新鲜蔬菜水果是钾的主要来源，高血压患者最好每天吃 1000 克（2 斤）新鲜蔬菜和 500 克水果。高血压患者争取做到：一日三餐每餐都有高钾蔬菜；每餐的每一个菜肴都有新鲜蔬菜；把新鲜蔬菜当零食吃；芹菜汁、胡萝卜汁、小白菜汁、油麦菜汁等蔬菜汁也能很好地补钾；用马铃薯（土豆）、芋头、莲藕等富含钾的食物代替一部分主食。除新鲜蔬菜水果外，豆类、瘦肉、禽类、鱼类和乳制品也能提供一些钾。

肥胖是导致高血压的一个重要危险因素。身体脂肪含量与血压水平呈正相关，即体内脂肪越多，血压越高。肥胖的高血压患者减重后血压会下降。高血压指南建议所有超重和肥胖患者减重，将体重维持在健康范围内，即体重指数（BMI）为 18.5 ~ 23.9 kg/m^2，男性腰围 < 90 厘米，女性腰围 < 85 厘米。美国心脏协会（AHA）、美国高血压学会（ASH）、欧洲高血压学会（ESH）、中华医学会心血管病学分会均建议，肥胖相关性高血压患者应在 6 个月内减轻体重 5%，体重下降越多，则血压改善越明显。

运动也是降低血压的好办法。美国心脏协会（AHA）在 2021 年发表的科学声明强调，对于血压或血脂轻中度升高的人群，少坐多动是降压、降脂的最佳首选治疗选择。每周累计进行至少 150 分钟的中等强度有氧运动，或每周进行至少 75 分钟的剧烈有氧运动，或两者相当量的组合；针对主要肌群，每周进行至少 2 次中等或更高强度的肌肉强化训练。单次有氧运动会产生持续 4 ~ 16 小时的短暂降压效应，因此，更频繁和更多的活动，可以改善高血压患者的 24 小时血压和疾病进展风险。

3 **为何推荐高血压患者吃低钠盐？**

顾名思义，低钠盐就是指盐中的钠含量比较低的食盐。一般是用一部分氯化钾代替氯化钠制成的，钾含量明显增加，所以低钠盐又叫低钠高钾盐。低钠盐钠含量比普通食盐少 30%，但其咸度和普通盐差不多，所以烹饪时添加盐量不变，却可以减少钠的摄入量，达到低盐饮食的目的。钾是人体

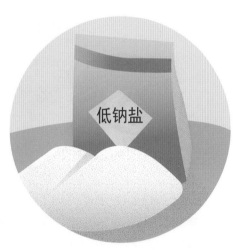

低钠盐

所需的重要矿物质之一，对血压和心血管健康十分有益，但肾功能不全、高血钾的患者不宜摄入这种高钾盐。

强烈推荐糖尿病患者选用低钠盐，高血压患者尤其适宜，低钠高钾一举两得。低钠盐通常也是加了碘的，完全可以代替普通加碘盐食用，普通人亦推荐食用低钠高钾盐。

4 **高钠的加工食品有哪些？**

低盐饮食不但要严格限制食盐、酱油、大酱、味精（谷氨酸钠）、鸡精、面碱（碳酸钠）、小苏打（碳酸氢钠）等调味品的摄入，还要限制高钠加工食品的摄入，常见的高钠食品大致可分成三类：一是咸味食品，如香肠、火腿肠、熏肠、蒜味肠、咸味面包、苏打饼干、虾皮、海米、熏鸡、咸鸭蛋、盐水鸭、鲮鱼（罐头）、素鸡、腐乳等；二是油炸食品，如方便面、油条、油饼、炸素虾、炸鸡等；

三是高盐零食，如咸干花生、五香瓜子、海苔、牛肉干、烤鱼片、鱿鱼丝、肉松、起酥面包、桃酥等。

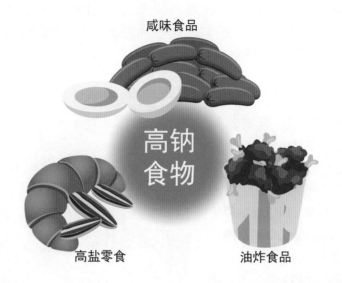

咸味食品

高钠食物

高盐零食　　　　油炸食品

按照国家标准的要求，加工食品的钠含量会标注在营养成分表中，购买加工食品时一定要留意，如果固体食物中钠含量超过600毫克/100克或高于30%NRV（营养素参考数值），或者液体食物中钠含量超过300毫克/100克或高于15%NRV，那么该食品就是高钠食品，不适合高血压患者食用。

5 高钾食物有哪些？

高血压患者应该吃多少钾呢？根据世界卫生组织（WHO）建议，每天摄入钾3510～4680毫克时，降低血压的幅度最大。中国营养学会钾的建议摄入量（PI）是每日3600毫克。要达到这一推荐量并不容易，必须要多吃新鲜蔬菜和水果。

钾含量较高的食物主要有绿叶蔬菜（油菜、菠菜、菜心、茼蒿、红苋菜、空心菜、蒜苗、韭菜、芹菜、小白菜等）、鲜豆类（豆角、油豆角、毛豆、蚕豆、扁豆、豌豆等）、甜椒、番茄、苦瓜、鲜蘑菇、海带、马铃薯、莲藕、芋头等。新鲜水果也是饮食钾的重要来源。含钾最高的十种蔬菜和水果见下表。此外，豆类、瘦肉、禽类、鱼类和乳制品也是钾的良好来源。常见的高钾食物见表 7-1 ~ 表 7-3。

表 7-1 钾含量最高的 10 种蔬菜（以可食部计）

蔬菜排名	食物名称	钾（毫克 /100 克）
1	蛇豆（大豆角）	763
2	榛蘑（水发）	732
3	慈姑	707
4	百合	510
5	鱼腥草	494
6	毛豆	478
7	竹笋	389
8	红心萝卜	385
9	红苋菜	340
10	豌豆	332

表 7-2 钾含量最高的 10 种水果（以可食部计）

水果排名	食物名称	钾（毫克 /100 克）
1	牛油果（鳄梨）	599
2	椰子	475
3	枣	375
4	沙棘	359
5	芭蕉	330
6	菠萝蜜	330
7	红果（"山里红"，大山楂）	299
8	海棠果	263
9	榴莲	261
10	香蕉	256

表 7-3　一些日常高钾食物的钾含量（以 100 克可食部计）

食物	含量（毫克）	食物	含量（毫克）	食物	含量（毫克）
油菜	210	菠菜	311	小白菜	178
菜心	236	萝卜缨	424	芹菜	154
生菜	170	红苋菜	340	茼蒿	220
空心菜	243	蒜苗	226	韭菜	247
蚕豆（鲜）	391	扁豆（鲜）	178	豆角	209
毛豆	478	豌豆（鲜）	332	油豆角	240
鲜蘑菇	312	榛蘑（水发）	732	海带	246
金针菇	195	木耳（水发）	52	香菇（鲜）	20
甜椒	142	番茄	163	茄子	142
苦瓜	256	黄瓜	102	南瓜	145
马铃薯	342	荸荠	306	芋头	378
红薯	130	木薯	764	莲藕	243
白萝卜	173	洋葱	147	竹笋	389
红心萝卜	385	菜花	200	西蓝花	17
苹果	119	鲜枣	375	桃	166
梨	92	葡萄	104	石榴	231
橙	159	菠萝蜜	330	香蕉	256
草莓	131	猕猴桃	144	柑橘	154
木瓜	18	哈密瓜	190	西瓜	87
标准粉	190	富强粉	128	粳米	97
黄玉米面	249	小米	284	荞麦	401
黄豆	1503	豆腐	125	豆浆	48
豆腐皮	536	豆腐干	140	腐竹	553
绿豆	787	红豆	860	红芸豆	1215
里脊肉	317	牛奶	109	鸡蛋	154
草鱼	312	鲅鱼	370	海虾	228

注：引自《中国食物成分表》（中国疾病预防控制中心营养与食品安全所编著，北京大学医学出版社 2002 年出版）。

三、打胰岛素2年了，该如何保持营养？

老年人是糖尿病的高发人群，中国老年人糖尿病患病率为30%，是糖尿病的主要患病人群，糖尿病前期患病率为45%～47%，需要高度关注。根据中国老年医学学会《中国老年2型糖尿病防治临床指南（2022年版）》，老年糖尿病总体血糖控制不理想，因糖尿病并发症及合并症所致病死率、病残率较高。

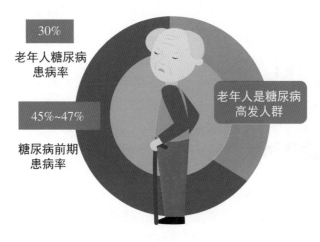

30%
老年人糖尿病
患病率

45%~47%
糖尿病前期
患病率

老年人是糖尿病
高发人群

【左右为难的张老师】

张老师，73岁，2型糖尿病病史十多年，近两年用胰岛素，血糖控制尚可。最近因自觉消瘦（体重下降了好几千克）、体力下降来营养门诊咨询。营养师用微型营养评定简表（附录十）评价张老师的营养状况，了解到她近来进食量减少，虽然还是跟家人一起吃三餐，但吃得少，连胰岛素都减了4个单位，出现了几次低血糖反应。身高1.59米，体重47千克（去掉衣物重量），体质指数（BMI）是18.6 kg/m^2。张老师每天出去走大约1小时，生活很规律、平稳，没有得过急性疾病，也没有遭遇意外变故。根据这些情况，营养师用微型营养评定简表计算她的得分情况。

营养师计算出张老师的微型营养评定的分值为7，说明张老师存在营养不良。

★ ★ ★

❶ 饮食治疗是糖尿病的一线治疗措施

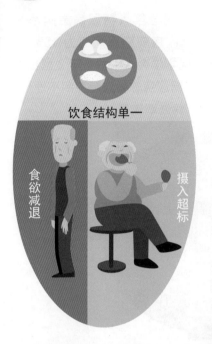

饮食结构单一

食欲减退

摄入超标

对糖尿病的治疗应采取综合治疗措施，包括饮食治疗、运动治疗、患者自我管理和血糖监测、糖尿病教育和降糖药物治疗。其中，饮食治疗是最基础的治疗措施之一。造成血糖波动大、餐后高血糖的不良饮食习惯包括饮食结构单一，白米饭、白馒头、白面条等精制碳水化合物比例过大，进食方式不合理等。而不恰当的限制饮食也会给老年糖尿病患者带来额外的风险。老年糖尿病饮食营养常见问题有两个，一部分老年糖尿病患者能量摄入超标，腰腹部脂肪或内脏脂肪存储过多，发生腹型肥胖，尤其是一些注射胰岛素的老年人，对饮食管理过度放宽控制标准，腰围增长提示饮食过量；另有部分老年糖尿病患者由于各种原因合并食欲减退、味觉或嗅觉异常、吞咽困难、牙齿问题等影响食物摄入、消化和吸收，导致体重过低、营养不良和肌少症等。

❷ 老年糖尿病患者要重视体重管理

老年糖尿病患者的饮食能量摄入应以维持适宜的体重为标准，既不要超重或肥胖，也不要太瘦，一般建议体重指数（BMI）在 20 ~ 25 kg/m^2 为宜。在实践中，也不能只看体重或 BMI，还要测量腰围。因为腰围更能反映体脂沉积和胰岛素抵抗情况。老年糖尿病患者腰围不要超过 85 厘米（女性）和 90 厘米（男性），一旦超过这个限值就要减少饮食能量摄入，增加身体活动，还可能要遵医嘱调整使用可以减轻体重的降糖药物。

3 老年糖尿病患者要摄入充足的蛋白质

根据《中国老年 2 型糖尿病防治临床指南（2022 年版）》的建议，营养不良的老年糖尿病患者每天蛋白摄入量要达到每千克体重 1.5 克。这里的体重是指标准体重，标准体重的计算公式：

（女性）标准体重（千克）=［身高（厘米）-100］× 0.9-2.5;

（男性）标准体重（千克）=［身高（厘米）-100］× 0.9;

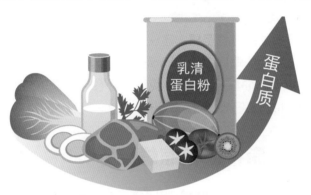

以上述张老师为例，她的标准体重是 50.6 千克，每天应摄入 76 克蛋白质。换算成日常食物大致相当于每天喝一斤（500 克）牛奶（蛋白质 15 克）、一个鸡蛋（蛋白质 6 克）、100 克瘦肉或鱼虾（蛋白质 20 克）、100 克豆腐（蛋白质 8 克）、200 克主食（蛋白质 20 克）和 500 克蔬菜水果（2 ~ 3 克蛋白质）。这些食物的蛋白质合计约为 70 克蛋白质。

如果蛋白质食物摄入量不足，老年糖尿病患者可以通过乳清蛋白质粉来额外补充蛋白质。不过，最好还是通过鱼、肉、蛋、奶这些蛋白质食物来补充蛋白质，因为它们不仅仅提供蛋白质，还提供维生素 A、B 族维生素、钙、铁、锌等多种营养素，对改善整体营养状况益处很大。

4 疫情期间，糖尿病患者的免疫力如何维持

科学合理饮食能有效改善营养状况、控制血糖、增强抵抗力，有助于新冠的防控及糖尿病患者血糖的管理。血糖控制不佳的糖尿

病患者抵抗力相对较差，容易并发感染性疾病，也属于易感人群。因此，糖尿病患者在做好个人卫生防护、注意食品安全的前提下，在饮食方面注意以下几点：①主食定量，粗杂粮占 1/3 以上。主食摄入量可控制在每餐 50 ~ 100 克（生重）之间，不宜低于 50 克；②适当增加蛋白质的摄入量。中餐和晚餐每餐应包括 75 克左右的瘦肉类、鱼虾和（或）大豆及其制品；③多吃新鲜蔬菜，水果适量摄入。全天蔬菜可按照绿色叶菜 300 克（如油菜、菠菜等）、其他种类蔬菜 200 克（如青椒、白萝卜等）、菌藻类 100 克安排；④奶类天天有，零食加餐可选坚果。建议每天吃 300 毫升液态奶或相当量奶制品，坚果建议每日 10 ~ 15 克；⑤清淡饮食，足量饮水，不饮酒。每日烹调用油量控制在 30 克以内，食盐用量不超过 5 克。不建议饮酒，特别是白酒。

四、高血脂，应该怎样吃?

高脂血症一般是指血中总胆固醇、低密度脂蛋白胆固醇、甘油三酯超过正常范围和（或）高密度脂蛋白胆固醇低下，也称为血脂异常。我国成年人群血脂异常类型以高总胆固醇和低高密度脂蛋白胆固醇血症为主，血脂异常总体患病率高达 40.40%，约 4.3 亿人。高血脂从多方面促进慢性疾病的发生，其直接危害是加速全身动脉粥样硬化，使血流变慢，严重时阻断血流，导致组织缺血缺氧。高脂血症是脑卒中、冠心病以及缺血性心肌梗死等疾病发生、发展首要的危险因素。防控高脂血症对降低心血管疾病风险具有重要意义。

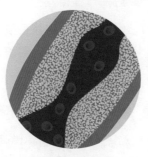

血脂高

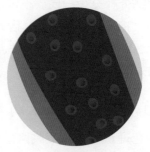

血脂正常

1 常见血脂指标的意义

临床上血脂检测的基本项目为甘油三酯（TG）、总胆固醇（TC）（TC）、低密度脂蛋白胆固醇（LDL-C）、高密度脂蛋白胆固醇（HDL-C）（表7-4）。其中，大家最需要，最值得关注的是低密度脂蛋白胆固醇的数值，因为它是造成动脉粥样硬化的首要危险因素。

表 7-4　常见血脂指标的临床意义

指标	意义
甘油三酯（TG）	轻中度升高时，增加患冠心病的危险性；重度升高时，常可伴发胰腺炎
胆固醇（TC）	TC 增高是动脉粥样硬化发生、发展的危险因素，TC 对动脉粥样硬化性疾病的危险评估和预测价值不及 LDL-C 精准
低密度脂蛋白胆固醇（LDL-C）	LDL-C 增高是动脉粥样硬化发生、发展的主要危险因素
高密度脂蛋白胆固醇（HDL-C）	血清 HDL-C 水平与动脉粥样硬化性心血管疾病发病危险呈负相关

269

高密度脂蛋白胆固醇（HDL-C）是将肝外组织细胞中（包括动脉粥样硬化斑块）的胆固醇转运到肝，进而代谢转化并被排出体外的形式。所以 HDL-C 是"好"胆固醇，具有抗动脉粥样硬化的作用。

2 血脂异常怎么判断？

低密度脂蛋白胆固醇是造成动脉粥样硬化的首要危险因素，根据《中国成人血脂异常防治指南（2016年修订版）》，低密度脂蛋白胆固醇小于 2.6 毫摩尔/升（mmol/L）为理想水平，小于 3.4 mmol/L 为合适水平，3.4 ～ 4.1 mmol/L 为边缘升高，≥ 4.1 mmol/L 为升高。总胆固醇也是动脉粥样硬化的危险因素，正常 < 5.2 mmol/L。总胆固醇既包括 HDL-C，还包括非高密度脂蛋白胆固醇（non-HDL-C），根据《中国成人血脂异常防治指南（2016 年修订版）》，HDL-C ≥ 1.0 mmmol/L 为正常，non-HDL-C < 4.1 mmol/L 为正常。甘油三酯（TG）也会增加动脉粥样硬化的患病风险；TG < 1.7 mmol/L 为正常。

表 7-5　中国动脉粥样硬化归心血管疾病一级预防人群血脂合适水平和异常分层标准

单位：mmol/L（mg/dl）

分层	TC	LDL-C	HDL-C	non -HDL-C	TG
理想水平		< 2.6（100）		< 3.4（130）	
合适水平	< 5.2（200）	< 3.4（130）		< 4.1（160）	< 1.7（150）
边缘升高	≥ 5.2（200）且 < 6.2（240）	≥ 3.4（130）且 < 4.1（160）		≥ 4.1（160）且 < 4.9（190）	≥ 1.7（150）且 < 2.3（200）
升高	≥ 6.2（240）	≥ 4.1（160）		≥ 4.9（190）	≥ 2.3（200）
降低			< 1.0（40）		

❸ 合理膳食，防治血脂异常

（1）**减少脂肪的摄入**。膳食脂肪是影响血脂最重要的营养因素，脂肪摄入不应超过总能量的 20% ~ 30%。优先选择富含 n-3 多不饱和脂肪酸的食物（如深海鱼、植物油和坚果）。避免摄入高脂肪食品（如肥肉、油炸食品、全脂奶制品以及糕点）。

（2）**每日摄入胆固醇 < 300 毫克**。每天可摄入一个全蛋（胆固醇 141 ~ 234 mg），减少动物内脏的摄入。

（3）**使用富含膳食纤维和低血糖生成指数（GI）的碳水化合物**。每日饮食应包含 35 ~ 45 克膳食纤维。碳水化合物摄入以全谷物为主。限制含糖饮料和高糖食品的摄入。

（4）**多摄入蔬菜水果等**。提倡多次摄入水果、蔬菜，这类食物富含钾、镁、维生素、膳食纤维、抗氧化物质、植物化学物。多摄入豆类和坚果等食物，这些食物不饱和脂肪酸含量高，而饱和脂肪酸含量低。

4 吃"好"油

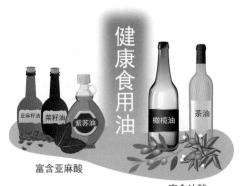

对于高血脂患者来说，一方面要控制脂肪的摄入量，另一方面要注意脂肪酸的种类，优先选择富含 n-3 多不饱和脂肪酸的食物。高血脂患者日常使用烹调油可以选择两大类植物油，一类是富含油酸的橄榄油、茶油等；另一类是富含亚麻酸的亚麻籽油和紫苏油。与其他植物油不同，橄榄油、茶油中油酸的比例很高，占 50% ~ 80%。油酸是单不饱和脂肪酸，能降低血胆固醇（TC）、甘油三酯（TG）以及低密度脂蛋白胆固醇（LDL-C）的水平，与此同时，却不会降低高密度脂蛋白胆固醇（HDL-C）的水平。亚麻籽油和紫苏油含有 50% ~ 60% 的亚麻酸。亚麻酸在体内可以代谢转化为 DHA 和 EPA 等 n-3 多不饱和脂肪酸。这些多不饱和脂肪酸具有降低血液胆固醇和甘油三酯的作用。

五、高尿酸或痛风患者饮食怎么安排?

尿酸是人体内的一种代谢产物，由嘌呤转化而来，随尿液由肾排出体外。如果代谢转化尿酸太多，或肾脏排泄尿酸太少，则尿酸在血液中堆积形成高尿酸血症。根据中华医学会《中国高尿酸血症与痛风诊疗指南（2019）》，不论男女，在正常饮食情况下，（非同日 2 次检测）血液中尿酸浓度超过 420 μmol/L，即为高尿酸血症。

血液中尿酸浓度升高到一定程度，或在特定条件下（如受累、挨冻、挨饿、脱水、喝酒等），尿酸呈"过饱和"状态，会从微循环血管里渗出来，沉积到关节附近软组织中，并引起炎症性剧痛，此为痛风。高尿酸血症是痛风的病理基础，没有高尿酸血症一般就没有痛风。降低血液尿酸浓度，也是治疗痛风的关键。

　　痛风反复发作会导致肾损害、肾结石等严重问题。除此之外，高尿酸血症还增加高血压、心血管疾病和糖尿病的患病风险。因此，高尿酸血症应引起足够的重视，主动采取措施避免痛风发作，已有痛风发作的要积极治疗，扼制病情进展。高尿酸血症以及痛风发作均与饮食有很大关系。除适时服用降低尿酸的治疗药物之外，高尿酸血症与痛风患者要控制体重、规律运动；限制酒精及高嘌呤、高果糖饮食摄入；鼓励摄入奶制品和新鲜蔬菜，适量饮水；不推荐也不限制大豆制品的摄入。

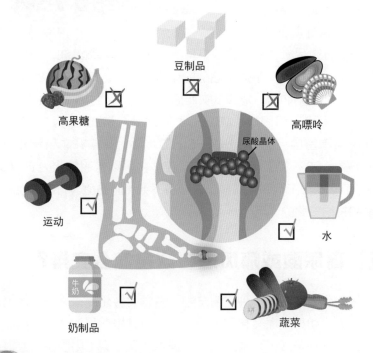

避免高嘌呤饮食

　　几乎所有食物都不含尿酸，但大多数食物都或多或少含有嘌呤，嘌呤在人体内会转化为尿酸，所以高嘌呤食物（含很多嘌呤的食物）会使血尿酸升高。日常食物可以按嘌呤含量分为高嘌呤食物（嘌呤含量＞150毫克/100克）、中等嘌呤食物（嘌呤含量50～150毫克/100克）和低嘌呤食物（＜50毫克/100克），具体见表7-6。

表 7-6 高、中等和低嘌呤食物列表

分类	嘌呤含量 （毫克/100克）	举例	备注
高嘌呤 食物	150～1000	猪肝、牛肝、牛肾、猪小肠、猪脑、猪胰脏、白带鱼、白鲈鱼、沙丁鱼、凤尾鱼、鲢鱼、鲱鱼、鲭鱼、小鱼干、牡蛎、蛤蜊、浓肉汁、浓鸡汁、肉汤、火锅汤、酵母粉	主要是内脏，某些鱼类和贝类、浓汤（包括火锅）、酵母等
中等嘌 呤食物	50～150	麦麸、麦胚、粗粮、绿豆、红豆、花豆、豌豆、菜豆、豆腐干、豆腐、青豆、豌豆、黑豆、猪肉、牛肉、小牛肉、羊肉、鸡肉、兔肉、鸭、鹅、鸽、火鸡、火腿、牛舌、鳝鱼、鳗鱼、鲤鱼、草鱼、鳕鱼、鲑鱼、黑鲳鱼、大比目鱼、梭鱼、鱼丸、虾、龙虾、乌贼、螃蟹、鲜蘑菇、芦笋、四季豆、鲜豌豆、海带、菠菜	粗粮、豆类、菌藻类和菠菜嘌呤含量不低
低嘌呤 食物	＜50	**谷薯类：** 大米、米粉、小米、糯米、大麦、小麦、荞麦、富强粉、面粉、通心粉、挂面、面包、馒头、麦片、白薯、马铃薯、芋头 **蔬菜类：** 白菜、卷心菜、芥菜、芹菜、青菜叶、空心菜、芥蓝菜、茼蒿菜、韭菜、黄瓜、苦瓜、冬瓜、南瓜、丝瓜、西葫芦、菜花、茄子、豆芽菜、青椒、萝卜、胡萝卜、洋葱、番茄、莴苣、泡菜、咸菜、葱、姜、蒜头、荸荠 **水果类：** 橙、橘、苹果、梨、桃、西瓜、哈密瓜、香蕉、苹果汁 **蛋类：** 鸡蛋、鸭蛋、鹌鹑蛋 **奶类：** 牛奶、奶粉、酸奶、炼乳 **其他：** 猪血、猪皮、海参、海蜇皮、红枣、葡萄干、木耳、瓜子、杏仁、栗子、莲子、花生、核桃仁、花生酱、枸杞、茶、咖啡、巧克力、可可	在高蛋白食物中，只有蛋类和奶类是低嘌呤食物，其他如肉类、鱼虾和大豆制品均非低嘌呤食物

一般来说，痛风发作期要忌食所有高嘌呤和中等嘌呤食物，只能选低嘌呤食物，争取把每日嘌呤摄入总量控制在150毫克以下。但无症状的高尿酸者不必如此严格，只需避免食用高嘌呤食物，而中等嘌呤食物是可以吃的。当然，摄入量十分关键，那些属于中等嘌呤食物的鱼虾也只能少吃，每天不超过一次，每次不超过100克

（生重）。

动物内脏几乎都是高嘌呤的，红肉和加工肉类大都是中等嘌呤食物。这些食物本来就不是推荐的健康食物，高尿酸者更应该少吃。有研究发现，摄入禽肉类对血尿酸水平影响较小（相对红肉和海鲜）。奶制品和蛋类嘌呤含量极少，可以适当增加食用量。多吃新鲜蔬菜和全谷物/粗杂粮，即使嘌呤含量稍高一些也不要紧。

要明确一点，即使完全不吃鱼虾、肉类等含嘌呤较多的食物，也难以让血尿酸明显降低。因为除了饮食摄入嘌呤之外，人体细胞也会合成很多嘌呤，且远超过饮食摄入的嘌呤。

 少吃或不吃甜食和糖

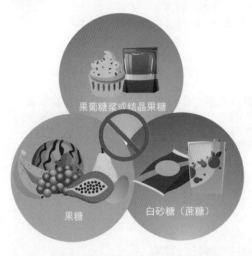

关注食物对血尿酸的影响，只看嘌呤含量高低是不行的，还有另外一种成分对血尿酸影响很大，那就是果糖。果糖在体内代谢时，会促使更多嘌呤转化为尿酸，从而推高血尿酸水平。

饮食果糖有三大来源：其一是饮料、甜食、糕点、小零食等加工食品中直接添加的果葡糖浆或结晶果糖（看配料表可知）；其二是饮料、甜食、糕点、小零食等加工食品和烹调时添加的白砂糖（蔗糖），白砂糖在肠道内消化分解为果糖和葡萄糖；其三是水果、果汁、蜂蜜中天然含有的果糖。因此，高尿酸者应少吃或不吃甜食、糕点饮料、小零食等加工食品，也不要吃蜂蜜。

水果有点复杂，要区别对待。苹果、梨、西瓜、哈密瓜、枣、芒果、荔枝、香蕉、木瓜、葡萄等水果的果糖含量尤其多。有研究表明，富含果糖的水果的确会使血尿酸升高。但水果营养丰富，是健康饮食重要的组成部分，整体而言，水果对高尿酸者的利大于弊，所以推荐高尿酸者正常摄入新鲜水果，每天 200 ~ 350 克。

③ 不喝酒，多喝水

饮酒会使血尿酸升高，大量饮酒是诱发痛风发作最常见的原因之一。高尿酸患者不要饮酒，痛风患者必须戒酒。

酒精对血尿酸升高的作用是很"综合"的，酒精一方面促进嘌呤合成，使尿酸生成量增加；另一方面抑制尿酸排泄，推高血尿酸水平；酒类

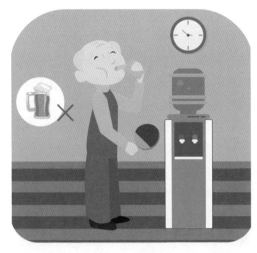

（尤其是啤酒），本身还含有较多嘌呤。此外，饮酒时常伴食高嘌呤食物。总之，饮酒对高尿酸者既有急性害处（诱发痛风），也有慢性危害（使血尿酸继续升高），千万不要以为喝一次没关系，或者每次少喝点就没关系。

饮酒对血尿酸的不良作用主要与酒精摄入量有关，不论啤酒、白酒，还是红酒，酒精摄入多都是有害的。不过，有研究说，与白酒和啤酒相比，红酒升高血尿酸的作用较弱，所以如果高尿酸者一定要饮酒，那么建议饮少量红酒（100 ~ 200 毫升），并且不要伴食鱼虾、肉类、火锅等高嘌呤食物。

高尿酸者应该多喝水（比如每天饮水 2500 ~ 3000 毫升），多排尿，促进尿酸排泄，有助于降低血尿酸，尤其是在进食高嘌呤食物之后，作用更加明显。白开水或白水（指瓶装纯净水、矿泉水等）是最佳选择，少量多次，均匀饮用。苏打水（这里特指配料中有碳酸氢钠，又不添加糖的）也值得推荐，可以使尿液轻度碱化，pH 值升高，有助于肾排泄更多尿酸。柠檬水、淡茶水（绿茶、红茶均可）和咖啡（不加糖）也是适合高尿酸者的补水方式。

六、现在是癌症康复阶段，如何提高免疫力？

肿瘤是机体在内、外各种致瘤因素的长期协同作用下，局部组织细胞在基因水平上失去对其生长的正常调控，导致细胞异常增殖而形成的新生物。肿瘤分为三大类型，即良性肿瘤（如子宫肌瘤）、恶性肿瘤（包括癌症和肉瘤）和交界性肿瘤（如大肠腺瘤）。导致肿瘤的内在因素有遗传、年龄、免疫状态和营养状态等，导致肿瘤的外在因素包括化学致癌因素、物理致癌因素、生物致癌因素和生活方式危险因素（不健康饮食习惯、吸烟和被动吸烟、饮酒、肥胖、久坐）等。根据中国国家癌症中心（NCC）2022 年 2 月发布的数据，我国每年新发癌症病例超过 400 万，平均每天超过 1.1 万人被诊断为癌症。我国最常见的癌症包括肺癌、乳腺癌、胃癌、结直肠癌、食道癌、肝癌和甲状腺癌等。大部分癌症是人体细胞在外界因素长期作用下，基因损伤和改变长期积累的结果，是一个多因素、多阶段、复杂渐进的过程，也可以归入常见慢性病范畴。世界卫生组织（WHO）认为肿瘤是一种生活方式疾病，通过改进生活方式可以预防肿瘤，并促进肿瘤患者康复。

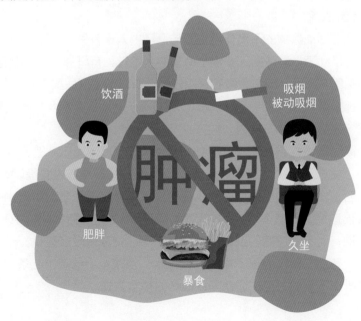

① 癌症患者容易发生营养不良

根据中国抗癌协会肿瘤营养专业委员会2019年发布的报告,中国肿瘤患者营养不良的发生率为58%,晚期患者营养不良的发生率甚至超过80%。肿瘤患者易发生营养不良的原因是多方面的,包括肿瘤疾病本身导致代谢异常、抗肿瘤治疗不良反应和患者的其他疾病等。不论营养不良的原因是什么,都会导致肿瘤患者免疫力下降、体重下降甚至产生恶病质,从而进一步导致患者伤口愈合缓慢、感染风险增加、同时更易出现放化疗相关不良反应。

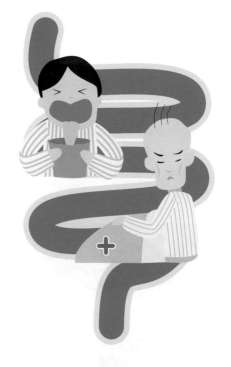

癌症患者要合理饮食,保证全面的、充足的营养摄入。有传言说,癌症患者如果吃得太营养,会加速癌细胞生长,反而不好。其实完全不是这样,大量的研究证据表明,有效地提供营养支持,并不会改变肿瘤增殖的特性、增加肿瘤复发率或转移率,反而会改善癌症患者的营养状态和脏器功能,提高抗肿瘤治疗的耐受性,减少并发症,提高患者的救治率、降低病死率,对大部分营养不良癌症患者具有积极意义。

② 癌症康复期饮食一般原则

癌症患者饮食要做到食物多样化,多吃新鲜蔬果和全谷物,摄入充足的鱼、禽、蛋、乳和豆类,并减少红肉,限制加工肉类摄入;适当增加亚麻籽油(富含 n-3 多不饱和脂肪酸)、橄榄油、茶油、芥花油(富含单不饱和脂肪酸)等食用油;限制添加糖、腌渍、烟熏、烘烤、陈腐类食物以及酒精摄入。如存在早饱、纳差等症状，建议少量多餐，减少餐时液体摄入，餐间补充水分。烹调方式不推荐水煮、烧烤和高温煎炒，以减少营养素流失。

在饮食总量方面，应以维持适宜体重为准，避免出现体重下降（肥胖者除外）。一方面要经常称体重，每 2 周称 1 次（晨起排便空腹时）；另一方面要保证饮食能量和营养素摄入，一般每日总能量为 25 ~ 35 千卡 / 千克体重，碳水化合物供能应占总能量的 50% ~ 65%，但如果有胰岛素抵抗时，碳水化合物供能比应减少至 40% 或更低；脂肪供能应占总能量的 20% ~ 35%（有胰岛素抵抗时可增加至 40%）；蛋白质数量应达到每千克体重 1.0 ~ 2.0 克（肝肾功能有明显异常者除外）。

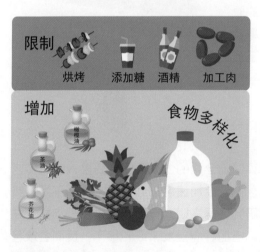

当发现体重下降时要及时干预，包括调整食物种类，增加蛋白质食物、食用油和主食；增加餐次，多选固体食物、少选粥汤；改变烹调方法或调味刺激食欲；可以在日常食物之外，口服营养补充（ONS），即服用一些专门的、肿瘤患者专用的特殊医学用途配方食品（FSMP）。

 ③ 癌症康复期要保证蛋白质摄入

癌症康复期患者饮食首先要保证蛋白质摄入。根据中国营养学会肿瘤营养管理分会《肿瘤患者康复期营养管理专家共识（2022版）》，对肝肾功能无明显异常的肿瘤康复期患者，每天蛋白质摄入量应达到每千克体重 1.0 ~ 2.0 克，其中优质蛋白质应占总蛋白质的 50% 以上。以 60 千克体重为例，每天摄入的蛋白质可在 60 ~ 120 克。一般营养状态越差、病情越重、身体越不好，蛋白质的摄入量应该越大（在上述范围内），以防止骨骼或肌肉质量减少或血细胞计数低可能导致的虚弱。但如果患者有明显的肝肾功能异常，则蛋白质摄入量应遵医嘱。这里仅以 80 克蛋白质的一日食谱为例，说明康复期癌症患者应适当多吃奶类、蛋类、大豆制品、鱼虾和瘦肉类等蛋白质食物：

500 毫升奶类（优质蛋白质 16 克，约 3%）；

1 个鸡蛋（优质蛋白质 6 克）；

100 克鱼虾（优质蛋白质 15 克，约 15%）；

60 克禽畜肉类（优质蛋白质 10 克，约 16%）；

100 克豆腐（优质蛋白质 8 克，约 8%）；

500 克蔬菜（蛋白质 5 克，约 1%）；

200 克主食（蛋白质 20 克，约 10% 干重）。

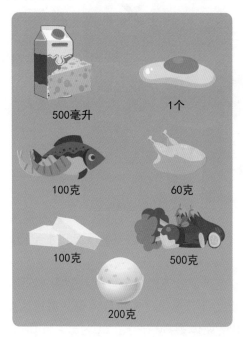

由上述食谱可以看出，奶类、蛋类、鱼虾、畜禽肉类和大豆制品提供优质蛋白，癌症康复期饮食要一应俱全。如果缺一种，则其他种类要加量。如果这些高蛋白的食物摄入量不够，可以额外服用乳清蛋白粉，补足蛋白质摄入量。购买乳清蛋白粉时，要注意蛋白质含量的数值，建议选用蛋白质含量 ≥ 80% 的产品。

4 癌症康复期要适度控制主食摄入量

一般癌症康复期患者饮食中碳水化合物供能比为 50% ~ 65%，这个推荐比例与健康成年人差不多，但研究证据表明，癌症可显著增加胰岛素抵抗，在存在胰岛素抵抗的情况下，康复期应减少碳水化合物摄入，碳水化合物供能比减少为 40% 或更低，即适度的低碳水化合物饮食（简称低碳饮食）。适度的低碳饮食有助于减轻胰岛素抵抗，避免过量的糖促进癌细胞生长。

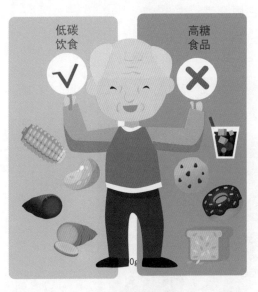

低碳饮食首先要尽量少吃或不吃添加糖，包括含糖饮料、甜食、糕点、饼干、糖果等加糖食品。其次是限制白米饭、白馒头、白面包、白面条和白粥等精制谷物摄入，适当增加燕麦片、二米饭、杂粮米饭、荞麦面、糙米、玉米等全谷物 / 粗杂粮比例；也可以适量吃土豆、红薯、芋头、藕、紫薯等薯类（作为主食）。最后是摄入较多的蔬菜、水果和其他富含膳食纤维的食物。

总体而言，低碳饮食要限制主食摄入总量，这里以 60 千克体重的癌症患者为例，计算其每日主食摄入量。每日饮食能量摄入应为 1800 千卡（每千克体重 30 千卡，60×30=1800），其中 40% 由碳水化合物提供，也就是 180 克碳水化合物（每克碳水化合物提供 4 千卡能量，1800×40%÷4=180）。鱼肉蛋奶和蔬菜水果中含有一些碳水化合物，可以按每天 50 克来估计，剩下的 130 克碳水化合物由全天的主食提供，130 克碳水化合物大致相当于 175 克主食

（谷类中碳水化合物含量为 75%，130÷75%=173），这是指大米或面粉的干重，做成米饭大约为 400 克。也就是说，60 千克体重癌症康复期患者每天的主食总量大致相当于 400 克米饭或杂粮饭，差不多是一大碗（再无其他主食类）。

　　值得注意的是，这里说的适度低碳饮食并不是当下较流行的生酮饮食，生酮饮食是一种极端的低碳饮食，每日碳水化合物摄入量少于 50 克，几乎不能吃任何主食类食物。生酮饮食对癌症康复并无额外的益处，长期生酮饮食会降低身体免疫力，不利于癌症康复。

⑤ 癌症康复期应该多吃哪些食物

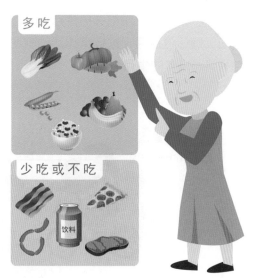

　　美国癌症协会（ACS）在 2022 年 3 月发布的《癌症幸存者营养和身体活动指南》建议所有癌症患者都要注意饮食营养，遵循健康的饮食模式，多吃营养丰富的食物，保持适宜体重；多吃各种蔬菜，包括深绿色（如菠菜、油菜、菜心、芹菜、苋菜、空心菜、青椒等）、红色和橙色蔬菜（如西红柿、胡萝卜、南瓜、彩椒等），富含膳食纤维的豆类等（如豆角、四季豆、荷兰豆、豇豆、豌豆等）；多吃水果，尤其是各种颜色的完整水果，而不是果汁；多吃全谷物（如糙米、燕麦、全麦粉、玉米、小米、青稞、荞麦等），限制或减少精制谷物（如白米饭、白馒头、白粥、白面条、白面包、小零食等）；少吃红肉和加工肉类（如香肠、火腿、培根、肉罐头等）；避免饮用含糖饮料；尽量不吃超加工食品；限制或尽量少吃腌制或烟熏类的食物（如咸菜、腌菜、腊肠、腊肉、烤肉等）；不要害怕吃新食物，一些以前从未吃过或喜欢过的食物，在治疗期间可能味道更香、营养更好。

此外，在接受治疗期间，患者可能会出现一些饮食问题，如食欲不振、咀嚼或吞咽困难、消化不良、疲倦等，这些问题会影响营养的吸收和利用，对治疗和健康产生危害。此时，应及时咨询医务人员或营养师，采取措施（如调整食谱、口服补充、使用特殊医疗用途配方食品等），避免出现营养缺乏。

 6 癌症康复期的身体活动建议

美国癌症协会（ACS）上述指南建议，癌症患者应少坐多动。大多数癌症患者在癌症治疗前、治疗期间和治疗后都可以进行适当的身体活动，这有助于改善焦虑、抑郁症状，疲劳、身体功能、淋巴水肿，以及与健康相关的生活质量、骨骼健康和睡眠等。有研究发现，确诊癌症后，进行身体活动有助于提高乳腺癌、结直肠癌和前列腺癌患者的生存率。

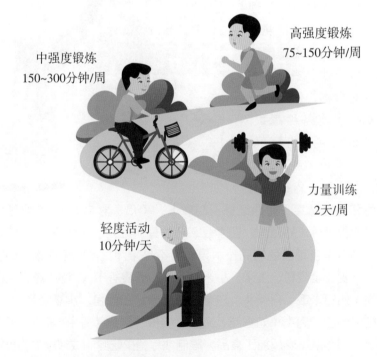

当然，每个癌症患者的情况或有不同，要先评估身体状况，如果允许再开展运动锻炼。当可以安全地进行身体活动时，癌症患

者每周要进行 150 ~ 300 分钟的中等强度（可以说话，但不能唱歌）的身体活动，如快走、健身操、游泳、骑车等；或者每周进行 75 ~ 150 分钟的高强度（不能说话，或感觉气喘吁吁）身体活动，如跑步、打球等；又或者是中等强度和高强度身体活动量的组合。在此基础上，每周至少有 2 天进行力量训练或抗阻力运动，如举重、运动带、俯卧撑、仰卧起坐、平板支撑、深蹲等。

　　癌症患者在治疗期间和治疗后进行身体活动时，要循序渐进，慢慢增加身体活动的频率和时间，即使每天只能活动几分钟，也会对健康和生存产生有益影响；不要一开始就强迫自己进行大量的身体活动，尤其是感到非常疲倦的时候，可以从每天进行 10 分钟的轻度身体活动开始，然后逐渐增加；要选择平坦的路面，防止跌倒；如果感到头晕或双脚不稳，应立即停止身体活动；户外活动要注意防晒；免疫力低下时要避免在健身房和人群多的地方进行身体活动，以防感染。

　　总之，癌症患者要通过饮食和身体活动来保持健康体重，避免超重或肥胖，并维持或增加肌肉量。

七、食欲下降，吃不下怎么办？

　　食欲是人们摄取食物的内在动力，其形成机制非常复杂，既可以是饥饿引起的主观感觉，也可以是由食物的色、香、味等刺激引起的进食欲望。因为受到生理状态、疾病、心理因素和外部环境的复杂影响，感到饥饿但不想进食（厌食）、长时间未

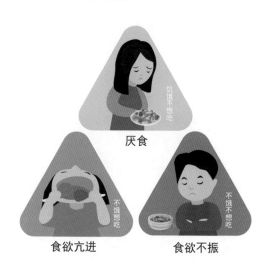

厌食　饥饿不想吃

食欲亢进　不饿想吃

食欲不振　不饿不想吃

进食、既不觉得饥饿也不想吃东西（食欲不振），以及一点不饿但很

想吃东西（食欲亢进）都是比较常见的问题。食欲不振或食欲下降，在老年患者群体中尤其常见，应该引起重视。

【吃不下饭的陈老伯】

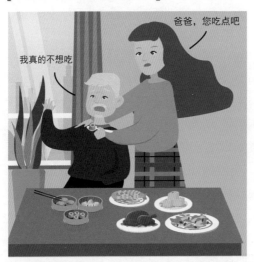

75岁陈老伯身体还算健康，血压、血糖和心脏都没什么大毛病，但最近一个多月总是不爱吃饭，说没胃口，看上去比之前瘦了一些。他在女儿陪伴下来营养咨询门诊，称量体重是54千克，身高是1.68米，计算一下体重指数（BMI）为19.1 kg/m^2，有些偏瘦，老年人的体重指数（BMI）应该达到20 kg/m^{2}以上。

营养师：老人家的进食量不够。最近一日三餐都吃些什么？平时谁照顾他的饮食？

女儿：他和我母亲两个人一起生活，我只是在周末或假期才能过去陪一下他们。平时都是我母亲做饭，老两口吃得很清淡。

陈老伯：早晨一般会喝点牛奶或酸奶，有时候吃鸡蛋，有时候不吃，通常还有米粥什么的；午餐主要是米饭和炒蔬菜，有时有肉有时没有；晚餐比较简单，主要是面条、包子什么的，晚餐后还有水果。我老伴不怎么瘦，不知为何我近来没什么胃口，吃不下多少。

营养师：这饮食习惯过于清淡，肉类、蛋类、鱼虾和大豆制品等蛋白质食物摄入不足，能量和营养素可能都不够。老人家你说吃不下，是因为吃一点就饱了，还是说根本没食欲不想吃？另外，不吃饭的时候，你有上腹胀、腹痛或者烧心的症状吗？大便正常吗？

陈老伯：有时候老伴做好饭了我也不想吃，有时候想吃但吃几口就觉得饱了，吃不下了。我没觉得腹胀、疼痛、烧心什么的，排便有点干但基本正常。睡眠也还好，日常活动也行，要不是我女儿担心，我都没想来医院看病。

营养师：没胃口，食欲下降，会影响食物的摄入量，直接影响营养素的摄入，对身体的影响很大，一定要引起重视，我们先评估一下您的食欲情况吧。

★ ★ ★

❶ 怎么评估食欲下降？

食欲下降表面上看是对食物或进食的态度不积极，表现为进食量少、到了该吃饭的时间也不吃、对食物的色香味等不满意，但是要评估食欲下降的严重程度不能只看这些表面问题，更要看它对体重的影响，即是否有体重下降或消瘦（营养不良），以及是否伴随其他症状，比如恶心、腹胀、腹部不适、嗳气、反酸、腹泻等消化道症状，或者焦虑、抑郁、失眠等精神心理症状。如果患有糖尿病、心血管疾病、肿瘤等慢性疾病，还要评估这些疾病及各种治疗措施对进食的影响，才能全面地了解食欲下降的性质。一旦发现这些伴随问题，就需要进一步就医诊治，针对食欲下降的原因采取措施。总之，食欲下降很可能是其他严重问题的伴随表现，而非一个独立的问题。

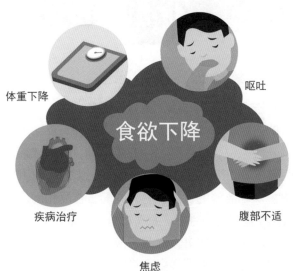

② 食欲下降与营养不良

如果只是患者本人或照料者主观感觉食欲下降，但患者的体重并没有下降，也不属于消瘦或营养不良，说明其进食量并没有减少，或者刚刚开始减少，总之并不严重。也就是说，体重变化是衡量患者进食量是否充足的客观指标，比主观感受更可靠、更值得重视。因此，密切观察食欲下降者的体重变化是非常重要的。当每天进食量明显减少，体重下降超过 2% 时，就应该引起重视，采取措施，包括但不限于尽快就医、调整食谱、增加进食次数、口服补充营养制剂等。

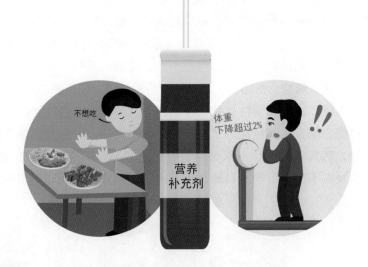

③ 改善食欲的饮食方法

调整食物选择和烹调方法，用食物的色、香、味、形来刺激食欲是最基本的方法。毕竟，除了生理因素之外，食物感官性状也会影响食欲。一般来说，色彩鲜艳、外观精美、味道浓郁、风味独特的菜肴更刺激食欲，不过这也要因人而异，以个体的口味偏好为准，比如有人更喜欢吃清淡的食物。另外，加工食品和厨房烹制的菜肴往往具有截然不同的感官性状，都可以分别尝试一下，以调动食欲。

在食欲下降时，增加进食次数，即少食多餐是增加进食量的有效方法。食欲不好时，看到很多食物容易产生心理压力，结果很可能是更不想吃了。推荐少量多次用餐，每天5餐或6餐，或者每隔2～3个小时就吃一点东西，不必定时每日三餐，甚至也不必定量，随意吃一些，尽量吃多一点儿即可。这就要求准备好一些方便且营养丰富的食物，如牛奶、酸奶、煮蛋、水饺、包子、水果、果蔬汁、坚果粉、面包等，放在伸手可及之处，不必每次都是厨房现炒现做。另外，要减少蔬菜、水果和杂粮的比例，这些食物能量较少或不易消化，还很容易饱。主食和菜肴尽量是固体的，而不是粥、汤等液体食物，后者的营养和能量均不足，不利于维持体重。

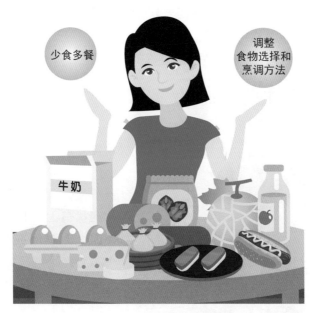

无论如何，食欲下降者不能等肚子饿了再吃。一方面，没有食欲的时候不会觉得饿，也就想不起吃东西；另一方面，很多时候要靠吃的过程激发食欲，实际上进食本身就有刺激食欲的作用。这就要求患者改变认知，要认识到饮食营养对身体健康或疾病康复的重要性，不能因为不想吃就不吃，多摄入一些营养丰富的食物是提高免疫力、对抗疾病的物质基础。没食欲、进食不足导致的体重持续下降会引起严重后果，将使原有病情加重，或增加新的健康问题。这种认知可以起到心理暗示的作用，从而提高食欲。可以尝试给自己定闹钟，每3个小时就提醒自己吃一点东西。

在进食量较少的情况下，优先保证蛋白质食物，即奶类、蛋类、肉类、鱼虾和大豆制品的摄入量是非常明智的。蛋白质不但是人体所需最重要的营养素，而且蛋白质食物还会提供丰富的维生素和矿物质。食欲不好吃得少时，能吃下去的每一口都要优化组合，尽量带有奶类、蛋类、肉类或鱼虾、大豆制品和坚果等食物。如果实在吃不下这些蛋白质食物，就要考虑额外补充蛋白质粉。乳清蛋白粉和大豆蛋白粉均可选择，一般认为前者营养价值更好。

当进食量无法通过上述日常饮食的方法改善，无法维持体重（体重持续下降）时，食欲下降者就有必要通过口服补充特殊医学用途配方食品（简称特医食品）来弥补营养摄入不足了，此类产品的具体选择要咨询有经验的医生或营养师。

 食欲下降有可能是消化不良的症状

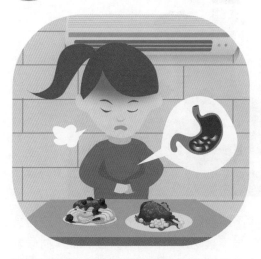

食欲下降经常是由胃肠道疾病引起的，临床上比较多见的是消化不良。消化不良的常见症状有上腹胀、进餐早饱、上腹痛或烧灼感、恶心、嗳气、食欲下降等，其中只有少部分是由胃和十二指肠疾病引发的，需要做进一步检查，比如抽血化验或胃肠镜检查等，而大部分是功能性消化不良，并没有相应的胃肠道器质性疾病，临床只能对症治疗，缓解或消除消化不良的症状。

幽门螺杆菌感染会引起消化不良，造成食欲下降等症状。胃镜检查及活检可以明确是否有幽门螺杆菌感染。一旦明确有幽门螺杆菌感染，应尽量进行根除治疗，因为成功根除幽门螺杆菌感染后，与之相关的消化不良症状会得到长期的缓解。

有胃酸过多的消化不良患者可用抑酸药（如雷尼替丁、奥美拉唑等）治疗；有胆汁反流者可用中和胆汁酸的药物（如铝镁制剂）；餐后饱胀明显或伴随便秘的患者可用促进胃肠动力的药物（如多潘立酮、莫沙必利等）；伴有粪便稀烂、消化吸收不良者可随餐补充消化酶制剂（如多酶片、胰酶肠溶胶囊等）。益生菌对调节肠道功能亦有帮助。

精神心理因素对消化不良的症状有明显影响。易激惹、焦虑往往使胃肠对伤害性刺激反应的敏感性升高，伴随腹痛、烧灼感、反酸、腹鸣、腹泻等胃肠道功能不协调增强的表现；而抑郁往往使胃肠道调节功能下降，伴随餐后不适、饱胀、食欲下降、便秘等紊乱症状。因此，消化不良患者要保持平和的心情，积极但不苛求的生活态度，善于规划、注重实施、不担心和不纠结结果的工作作风。还要避免对健康状态和症状的过度关注和担忧，以及投入过多的时间和精力。

5 食欲下降或暗藏危机

食欲受到很多因素的影响。偶发的、短暂的食欲下降和不想吃东西可能很多人都经历过，尤其是有明确的原因时，如年老衰弱、精神心理事件、过于疲惫、运动量不足、便秘、服用某些药物等，这些情形一般并不严重。但比较明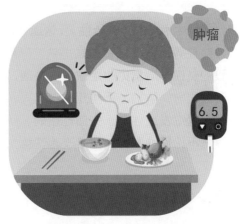
显的食欲下降就要高度重视，消化不良、慢性胃炎、胃溃疡等胃肠疾病是引起食欲下降最常见的原因。肝病引发的食欲下降通常呈极端化，严重时根本没有任何食欲。无缘无故的食欲下降并伴随体重减轻有可能是由恶性肿瘤或糖尿病引起的。

总之，食欲下降有可能是其他严重问题的"警报"，需要排查和关注伴随出现的症状，除体重减轻外，还有不明原因的贫血、消瘦；

腹痛、腹胀；腹部包块；吞咽困难；严重腹泻；焦虑或抑郁等。当出现这些症状时，应尽快就医诊治。

八、贫血的饮食疗法

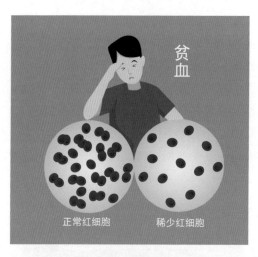

正常红细胞　　稀少红细胞

贫血是指人体血液中红细胞容量减少，低于正常范围下限，在临床上用血红蛋白（Hb）浓度低于正常范围来诊断。贫血会损害身体功能，出现疲乏无力、心慌气短、头晕、活动和劳动耐力下降、抗寒能力降低和免疫力下降等问题。贫血的原因有很多，如地中海贫血（遗传性）、溶血性贫血、造血障碍性贫血以及营养性贫血等。营养性贫血是指铁、叶酸、维生素 B_{12} 等营养素缺乏导致的贫血，最常见的是缺铁性贫血。饮食不当是营养性贫血的常见原因之一，孕妇、婴幼儿、老年人、素食者是易患人群。更常见的原因是继发或伴发于失血性疾病、胃切除、胃肠道疾病、肾脏疾病等。不论何种原因，都应改善饮食，增加相应营养素摄入，促进其吸收，标本兼治。

 食物"铁三角"

瘦肉（瘦猪肉、瘦牛肉、瘦羊肉等）、动物肝脏（猪肝、羊肝、鸡肝等）和动物血液（猪血、鸭血、羊血等）是补铁补血的最佳食物，堪称补血食物"铁三角"。缺铁性贫血的人应每天吃 100 克瘦肉，每周吃 2 次动物肝脏或血液（合计 100 克）。

首先，瘦肉、动物肝脏和血液富含铁，鸭血、猪肝、羊肝等含铁尤其多，鸭血每 100 克含铁 30.5 毫克，堪称高铁食物之最。常见食物铁含量见下表。

表 7-7 常见食物的铁含量（以 100 克可食部计）

食物名称	含量（毫克）	食物名称	含量（毫克）	食物名称	含量（毫克）
猪瘦肉	3.0	鸭血	30.5	猪小排	1.40
猪血	8.70	猪肝	22.60	牛肉（里脊）	4.4
羊肉（瘦）	3.90	山羊肉（冻）	13.70	羊血	18.3
鸡肉	1.40	带鱼	1.20	鲳鱼	1.10
小黄花鱼	0.90	蛋黄	6.50	鸡蛋	2.30
对虾	1.50	牛乳	0.30	黄豆	8.20
豆腐皮	13.9	豆腐干	4.90	绿豆	6.50
扁豆	19.20	黑木耳	5.50	冬菇（干）	10.5
紫菜（干）	54.90	香菇（干）	10.50	豆腐	1.90
粳米	1.10	标准粉	3.50	稻米（红）	5.50
籼米	1.20	糯米	1.40	藕粉	17.9
小米	5.10	莜麦面	13.60	荠菜	5.40
辣椒	6.00	土豆	0.80	菠菜	2.90
油菜	1.20	茄子	0.50	白菜	0.50
苹果	0.70	红枣（干）	2.30	番茄	0.40
草莓	2.10	葡萄	0.40	花生	2.10

注：数据引自《中国食物成分表》（中国疾病预防控制中心营养与食品安全所编著，北京大学医学出版社出版）。

其次，瘦肉、动物肝脏和血液中铁的吸收率较高。铁是所有营养素中最难吸收的一个，一般食物中的铁只有 1% ~ 10% 能被吸收进入血液，但"铁三角"的铁吸收率能达到 20% 以上，更容易吸收。因为这些食物中的铁大部分是以一种特殊形式——"血红素铁"存在的。血红素铁吸收率较稳定，不受干扰因素影响，是补铁的最佳选择。

最后，肉类与果蔬、豆类和谷类等植物性食物一起食用时，还促进这些食物中铁的吸收，一举两得。例如，大枣、桂圆、菠菜、木耳、枸杞子、红糖等植物性食物单独食用时铁吸收率很低，补铁效果较差，但与肉类一起吃，铁的吸收率明显提高。

另外，"铁三角"还含有优质蛋白、锌、铜、维生素A、维生素B_{12}、叶酸等营养物质，它们改善贫血的作用是综合性的。

② 多吃新鲜蔬菜和水果

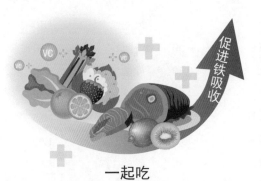

一起吃

富含维生素C的新鲜蔬菜和水果对防治缺铁性贫血很有帮助，如青椒、油菜、菜花、小白菜、芹菜、茼蒿等蔬菜，以及柑橘、猕猴桃、草莓、鲜大枣等。维生素C可以促进铁吸收，提高铁的吸收率。因为维生素C具有很强的还原性和酸性，在胃肠内有助于使食物中铁保持易吸收状态（Fe^{2+}）。除维生素C外，水果中的有机酸（苹果酸、柠檬酸等）也能促进铁吸收，因为它们会加强胃酸的作用。

不过，需要指出的是，新鲜蔬菜水果必须与其他食物一起吃，或者随餐饮一杯鲜榨果蔬汁，才能较好地发挥促进铁吸收的作用。因为蔬菜水果本身含铁很少，主要发挥促进其他食物中铁的吸收的作用。单独吃蔬菜水果（维生素C）很难起到促进铁吸收的作用。

③ 随餐服用维生素C

临床实践表明，轻度缺铁性贫血通过单纯补充维生素C即可治愈。这是因为维生素C促进食物铁吸收的作用非常明显。比如，吃米饭时口服60毫克维生素C，可使米饭中铁的吸收率提高3倍；吃含强化铁的燕麦时，若口服100毫克维生素C，铁的吸收率提高4.6倍。

简单地说，大部分食物中不是没有铁，而是很难吸收，只有一

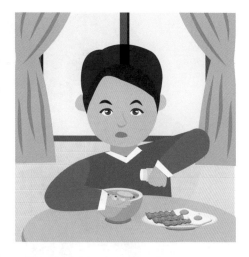

小部分铁能被吸收。维生素C 与这些食物一起服用后，极大提高了铁的吸收率。因此，建议缺铁性贫血者每餐服用 100 ~ 200 毫克维生素 C。实际上，临床上很多补铁药物也要跟维生素 C 一起服用，治疗效果才会好，道理是一样的。

有人担心每餐服用维生素 C 100 ~ 200 毫克会不会过量？根据中国营养学会 2013 年发布的《膳食营养素参考摄入量（DRIs）》，每天摄入维生素 C 总量不超过 2000 毫克就是安全的，不用担心过量或者有副作用。

4　老年人要补充维生素 B_{12}

维生素 B_{12} 缺乏会导致虚弱、没有食欲、便秘、消瘦，严重时导致贫血，还会导致记忆力下降、抑郁、四肢震颤等神经系统损害的症状。食物中维生素 B_{12} 吸收时必须有足够的胃酸（胃酸中一种叫"内因子"的物质起关键作用）帮忙，胃酸不足导致维生素 B_{12} 吸收率下降，并进而引起维生素 B_{12} 缺乏。

50 岁以后很多人胃酸分泌减少，随年龄增长，胃酸不足的比例和程度都会增加。很多老年人将难以从日常食物中吸收足够的维生素 B_{12}，应该额外补充才行。美国膳食指南就建议，50 岁以上的中老年人每天通过口服维生素补充剂或营养强化食品来补充维生素 B_{12}。建议每日补充 5 微克维生素 B_{12}。

鱼、肉、蛋、奶等动物性食物均含有维生素 B_{12}，但谷类、蔬菜、水果、大豆等植物性食物几乎均不含有维生素 B_{12}。因此，素食者缺乏维生素 B_{12} 的风险更大，应该注意补充。胃切除、萎缩性胃炎、消化吸收不良等疾病患者也容易缺乏维生素 B_{12}。

膳食摄入不足或搭配不好的老年人，除维生素 B_{12} 之外，还容

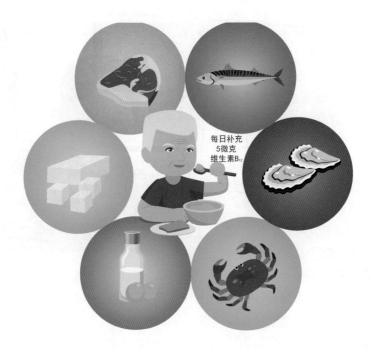

每日补充
5微克
维生素B₁₂

易缺乏铁、叶酸、维生素 B$_2$ 等，故建议补充维生素及矿物质的复合制剂。

九、脱发

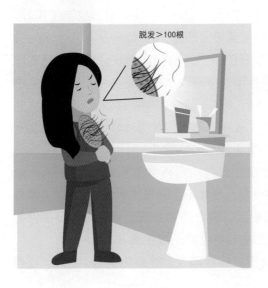

脱发>100根

头发每天会不断脱落，头发脱落可分为正常性脱发与病理性脱发两种情形。正常性脱发，是处于退行期及休止期的毛发与新生期的毛发处于动态平衡，故发量维持正常。在日常生活中，每天脱发 100 根属于正常现象。如果脱发数量持续超过 100 根，提示可能出现病理性脱发。病理性脱发是指头发异常或过度脱落。脱发不仅会影响美观，还会对心理和自尊心产生极大的负面影响，严重时会造成抑郁。据国家卫生健康委员会发布的数据显示，我国有超过 2.5 亿人正饱受脱发的困扰，且逐渐年轻化，我国脱发群体中 30 岁以下人群占到总数的 69.8%，其中占比最大的是 26 ~ 30 岁的青年，高达 41.9%。

【 头发"秃"然就没了 】

为了遮盖日渐裸露的头顶，"90后"的李凯春节回家前给自己买了顶假发。"网上花几百元买的，看着不错，就是戴上后怎么都觉得别扭"。2014 年大学毕业后，李凯一直在北京从事计算机软件开发工作，经常熬夜、高强度工作让他也成为脱发大军中的一员。看着自己

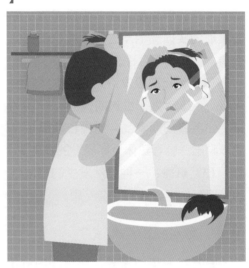

日渐呈"M"形后退的发际线，想着几年后可能就会成为别人口中的"地中海"，刚满 30 岁的他有点不能接受。在朋友的介绍下，李凯找到口碑不错的医生咨询："我这属于什么类型的脱发呢？还有救吗？"

★ ★ ★

1 脱发的类型

脱发的常见类型主要包括雄激素性秃发、休止期脱发和斑秃。

（1）**雄激素性秃发**：既往称为脂溢性脱发或早秃，是一种发生于青春期和青春期后的毛发进行性减少性疾病，在男性主要表现为

雄激素性秃发　　　休止期脱发　　　斑秃

前额发际线后移和（或）头顶部毛发进行性减少和变细，在女性主要表现为头顶部毛发进行性减少和变细，少部分表现为弥漫性头发变稀，发际线不后移。

（2）**休止期脱发**：人的头皮共有约 10 万个毛囊，正常情况下，90% ~ 95% 处于生长期，5% ~ 10% 处于休止期，而且不停地循环。如毛囊周期紊乱，如生长期缩短，休止期延长，毛干在休止期同步脱出，会导致休止期脱发的发生。

（3）**斑秃**：一种突然发生的局限性斑片状脱发，为遗传与环境因素相互作用导致的复杂疾病。

② 怎样预防脱发？

脱发与遗传、营养、作息、内分泌代谢、压力、外力（染烫、拉扯）、药物等有关。怎样通过营养来预防脱发？

（1）**摄入充足的蛋白质**：蛋白质是头发的主要成分，缺乏蛋白质会导致发质变差（干枯、易断裂）、掉发增多。《中国居民膳食营养素参考摄入量（2013 版）》建议，成年女性每天应摄入 55 克蛋白质，成年男性每天应摄入 65 克蛋白质。建议三餐都安排优质蛋白质，如早餐吃点鸡蛋、牛奶，午晚餐适量吃鸡鸭肉、鱼虾、豆制品等。

（2）**注重维生素和矿物质的补充**：研究发现，体内的铁、B 族维生素（尤其是维生素 B_2 和维生素 B_6）、维生素 D、维生素 C 等不足，都会直接或间接地影响头发的健康。

①铁和维生素 C：含铁丰富的食物有瘦肉、牛肉、猪肝、动物

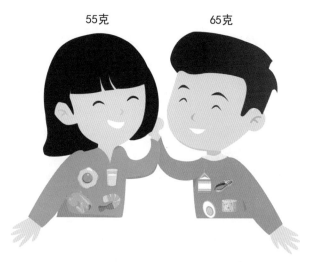

55克　　　　65克

血制品等，同时多吃富含维生素 C 的蔬果，如橙子、冬枣、西红柿、猕猴桃、青红椒等，不仅能促进铁的吸收，还能强韧发质。

　　②维生素 B 族：主要来源于杂豆类、全谷物、绿叶菜和各种动物性食物，饮食要保持均衡营养。

　　③维生素 D：可时不时地吃点三文鱼、沙丁鱼等富含油脂的海鱼，适当晒太阳，进行户外活动，增加皮肤将紫外线转化为内源性

铁和维生素C

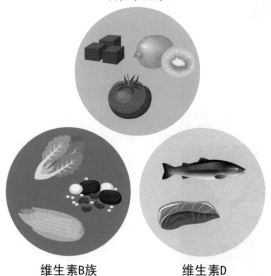

维生素B族　　　　维生素D

维生素 D 的机会。

（3）**调整脂肪摄入的比例**：脂肪总量摄入过多或过少都跟脱发有关，我国膳食指南推荐脂肪供能占总能量的 20% ~ 30% 为宜。

在不饱和脂肪酸中，ω-3（n-3）和 ω-6（n-6）的配比平衡对头发健康很重要。日常生活中，我们往往出现 ω-6 脂肪酸（如花生油、大豆油、玉米油）吃太多，而 ω-3 脂肪酸（如亚麻籽油、深海鱼）摄入偏少的情况。

建议将一部分花生油、大豆油改成橄榄油、亚麻籽油，适当吃点核桃、深海鱼，使脂肪酸配比更平衡。

（4）**减少精制糖类食物**：精制糖摄入过多会刺激皮脂腺分泌大量的油脂，加重掉发问题，甚至导致脂溢性脱发。减少食用精制糖、各种甜食和含糖饮料。主食以全谷物、薯类、杂豆类代替一部分精制米面，例如糙米、红豆、红薯、玉米等，以改善皮脂分泌旺盛的情况。有些人盲目采用低碳水饮食来减肥，碳水量吃太少，同样会导致脱发。建议减肥期间碳水摄入占总能量不低于 40%，进行极低碳水饮食时需寻找专业营养医师的帮助。

3 预防脱发小贴士

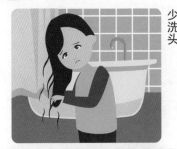

少洗头

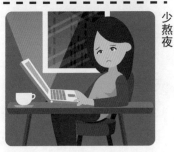

少熬夜

（1）**科学护理头发**：清洗头发的频率不易过高，勤于洗发会把皮脂腺分泌的油脂洗掉，让头皮和头发都失去天然的保护膜，头发会脱落得更多更快。洗完头发后，最好是自然晾干，如果使用电吹风机，距离不要过近，以免伤发。

（2）**改善生活习惯**：头发脱落和人们的生活习惯有很大关系。在日常生活中，少食油炸、油腻食物，不吸烟，不酗酒；要调节好心态和精神压力，可通过运动、深呼吸、冥想来减压；日常需保持充足的睡眠，不熬夜，劳逸结合。

十、易疲劳怎么办？

【疲劳的年轻人】

26 岁的小青是一名护士，工作经常需要加班，时间长达一年之久。最近开始经常感觉到疲劳，记忆力下降，睡眠不佳，工作能力也大不如前。虽进行了自我调节，但休息后疲劳仍不能缓解。后来小青在医院进行了血、尿、便、肝、肾功能等检查，结果均未发现异常。体检后医生初步诊断为慢性疲劳综合征。经过生活方式干预等综合治疗，2 个月后，小青的疲劳症状减轻，体力和精力得以逐渐恢复。那什么是慢性疲劳综合征呢？如何判断自己的疲劳程度呢？以及如何预防呢？

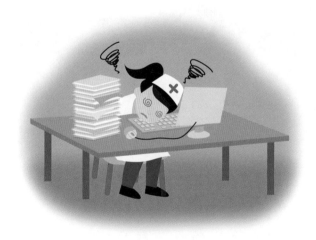

★ ★ ★

一般来说，当身体感觉疲劳时，好好休息就可以恢复精力了。但如果休息了几天以后仍然疲惫不堪，并且持续了半年以上，那就需要注意，有可能患上了慢性疲劳综合征。

① 何谓慢性疲劳综合征？

慢性疲劳综合征是一种在健康人群中发生的、以体力和脑力疲劳为特征的综合征，常常伴随着睡眠紊乱、身体乏力、低热、咽炎、头痛、肌肉痛和抑郁等症状。

在快节奏、高压力的环境下，越来越多的人出现了慢性疲劳综合征，尤其是一线城市的白领，考试期间的学生，因长期处于高负荷状态下，出现疲劳综合征的概率较大。

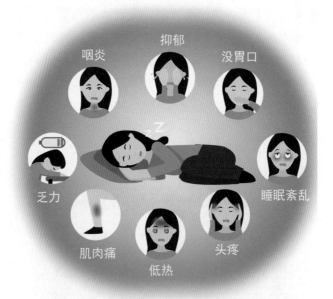

② 如何判断自己的疲劳程度呢？

在日常生活中，对需要自我检测的人群，可通过以下简易自测法对照自己评估疲劳程度。

① 早晨懒得起床，即使勉强起来，也有倦意。

② 上班后不愿向上级汇报，更不愿意多与人见面。

③ 看书易开小差，写文章老出错。

④ 说话少气无力，声细音短。

⑤ 不愿与同事谈话，回家后也默不作声。

⑥ 总是不由自主地托着下巴呆想，或直眼想别的事，精力不能集中。

⑦ 喜欢喝浓茶或咖啡，喝茶或咖啡后似乎轻松些。

⑧ 眼睛睁不开，无精打采。

⑨ 总是伸懒腰、打哈欠，充满睡意。

⑩ 懒得爬楼，上楼时常常绊脚。

⑪ 电车、汽车开过来了，也不想抢步赶上。

⑫ 躺在沙发上，把腿抬高，才感舒服些。

⑬ 四肢发硬，两腿沉重，双手易颤抖。

⑭ 缺乏食欲、无饥饿感，厌油、恶心。

⑮ 经常腹胀，夜间更甚。

⑯ 喜欢在饭菜中放辣椒，借口刺激胃口。

⑰ 容易腹泻或便秘，2、3 天不大便。

⑱ 特别易忘事，越是眼前的事就越易忘记。

⑲ 过度吸烟、饮酒以麻痹自己。

⑳ 不易入睡或者早醒，夜里梦境连绵。

㉑ 经常头痛、头晕、耳鸣。

㉒ 时常心悸、胸闷，厌烦，有说不出的滋味。

㉓ 常患感冒或感冒后迟迟不愈。

㉔ 不明原因的消瘦，体重逐渐下降。

㉕ 身体某一部位（肌肉、关节）隐痛，时好时坏。

㉖ 下肢出现轻度水肿，晚上明显，按之凹陷。

㉗ 尿少或尿多。

㉘ 好发脾气，烦躁不安。

㉙ 性生活不正常，性欲减退。

㉚ 女性月经不调或提早闭经。

在上述 30 项中若有 2 ~ 3 项，则表示轻度疲劳；若有 4 ~ 5 项，则表示中度疲劳；若有 6 ~ 8 项，则表示重度疲劳并提示有潜在疾病；若有 9 ~ 10 项或以上，则可能已患慢性疲劳综合征，建

301

议寻求专业人员帮助或去医院就诊。

③ 如何预防和消除疲劳？

（1）**合理膳食，能量充足**：很多年轻人为了减肥，长期不吃主食，人体缺少主食供应能量，大脑工作效率会下降，体能也会变差，时间长了，人会变得乏力、没劲儿。另外，很多年轻人喜欢吃垃圾食品，长期食用会引起血糖水平大幅波动，导致疲劳。平衡膳食宝塔推荐成年人需每人每天摄入谷类食物 200 ~ 300 克，多吃富含复合碳水化合物的食物，如全谷物。

（2）**睡眠和饮水充足**：规律作息，减少熬夜，避免睡前玩手机、平板电脑等电子产品，电子产品的显示屏所发出的蓝光会抑制褪黑素的分泌，扰乱人体自然的生理节奏，从而造成疲劳。

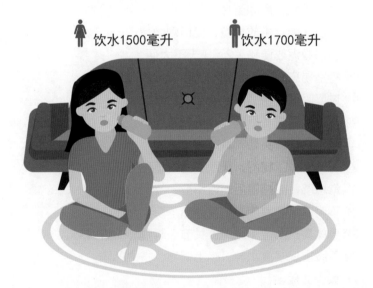

饮水1500毫升　　　饮水1700毫升

饮水不足会降低机体的身体活动能力和认知能力，产生疲劳感。另外，饮水不及时也会影响能量代谢水平，脱水更会降低心脏向各个组织器官输送氧气和营养物质的效率。因此，应做到保持每天足量、主动饮水，少量多次，低身体活动水平成年男性每天喝水 1700 毫升，成年女性每天喝水 1500 毫升。

（3）**补充矿物质**：缺铁会影响氧气向肌肉和细胞的输送，导致迟钝、易怒、身体虚弱和无法集中注意力。此外，缺镁也可能导致疲劳。每天适当吃些香蕉、土豆补充镁，有助于改善疲劳。

（4）**运动适当**：适量的运动有助于预防和消除疲劳，推荐成年人积极进行日常活动和运动，每周至少进行 5 天中等强度身体活动，累计 150 分钟以上；每周进行主动身体活动 6000 步以上，鼓励适当进行高强度有氧运动，加强抗阻运动，减少久坐时间。研究发现，习惯于久坐但身体健康的成年人每周进行 3 次锻炼，每次 20 分钟，6 周后他们就不再感觉疲劳了，变得更有精力。经常运动能增强身体力量和耐力，有助于心血管系统将氧气和营养物质输送到身体各处。

预防和消除疲劳也不要忘记保护免疫力，免疫力最怕的几件事，包括过度消毒、滥用抗生素、熬夜缺觉、过度劳累、过度思虑、节食减肥、脏腑功能不佳等。慢性病会导致身体某些功能缺陷，引发炎症集聚，导致身体免疫力快速降低。

读到这里，我们可能知道，90% 的疾病靠免疫力预防或自愈，我们每个人，都应该认真对待和爱护自己，平时，可依据《中国居民膳食指南》平衡膳食。膳食和营养对疾病的控制和体力的恢复都有极大的帮助。咨询和寻求膳食、运动、疾病康复等的指导，调整饮食以适应身体需要，做自我健康的主导人。

附 录

附录一 《中国居民膳食营养素参考摄入量》

附表 1-1 儿童、成人、老人和孕妇乳母膳食能量需要量（EER）

人群	能量（MJ/d）						能量（kcal/d）					
	男			女			男			女		
	身体活动水平（轻）	身体活动水平（中）	身体活动水平（重）	身体活动水平（轻）	身体活动水平（中）	身体活动水平（重）	身体活动水平（轻）	身体活动水平（中）	身体活动水平（重）	身体活动水平（轻）	身体活动水平（中）	身体活动水平（重）
6 岁~	5.86	6.69	7.53	5.23	6.07	6.90	1400	1600	1800	1250	1450	1650
7 岁~	6.28	7.11	7.95	5.65	6.49	7.32	1500	1700	1900	1350	1550	1750
8 岁~	6.90	7.74	8.79	6.07	7.11	7.95	1650	1850	2100	1450	1700	1900
9 岁~	7.32	8.37	9.41	6.49	7.53	8.37	1750	2000	2250	1550	1800	2000
10 岁~	7.53	8.58	9.62	6.90	7.95	9.00	1800	2050	2300	1650	1900	2150
11 岁~	8.58	9.83	10.88	7.53	8.58	9.62	2050	2350	2600	1800	2050	2300
14 岁~	10.46	11.92	13.39	8.37	9.62	10.67	2500	2850	3200	2000	2300	2550

人群	能量 (MJ/d)						能量 (kcal/d)					
	男			女			男			女		
	身体活动水平(轻)	身体活动水平(中)	身体活动水平(重)	身体活动水平(轻)	身体活动水平(中)	身体活动水平(重)	身体活动水平(轻)	身体活动水平(中)	身体活动水平(重)	身体活动水平(轻)	身体活动水平(中)	身体活动水平(重)
18岁~	9.41	10.88	12.55	7.53	8.79	10.04	2250	2600	3000	1800	2100	2400
50岁~	8.79	10.25	11.72	7.32	8.58	9.83	2100	2450	2800	1750	2050	2350
65岁~	8.58	9.83	—[a]	7.11	8.16	—	2050	2350	—	1700	1950	—
80岁~	7.95	9.20	—	6.28	7.32	—	1900	2200	—	1500	1750	—
孕妇(早)	—	—	—	+0[b]	+0	+0	—	—	—	+0	+0	+0
孕妇(中)	—	—	—	+1.26	+1.26	+1.26	—	—	—	+300	+300	+300
孕妇(晚)	—	—	—	+1.88	+1.88	+1.88	—	—	—	+450	+450	+450
乳母	—	—	—	+2.09	+2.09	+2.09	—	—	—	+500	+500	+500

注：2013年版。
a: 未制定参考值者用 "—" 表示；b: "+" 表示在同龄人群参考值基础上的额外增加量。

附表 1-2 儿童、成人、老人和孕妇乳母膳食碳水化合物、蛋白质脂肪酸参考摄入量（DRIs）

人群	总碳水化合物 (g/d) EAR	蛋白质 (g/d) 男	蛋白质 (g/d) 女	亚油酸 (%E[b]) AI	α-亚麻酸 (%E) AI	EPA+DHA (g/d) AI
7 岁~	120	40 (9 岁 45, 10 岁 50)		4.0	0.60	—
11 岁~	150	60	55	4.0	0.60	—
14 岁~	150	75	60	4.0	0.60	—
18 岁~	120	65	55	4.0	0.60	—
50 岁~	120	65	55	4.0	0.60	—
65 岁~	—[a]	65	55	4.0	0.60	—
80 岁~	—	65	55	4.0	0.60	—
孕妇（早）	130	—	+0	4.0	0.60	0.25 (0.20[c])
孕妇（中）	130	—	+15	4.0	0.60	0.25 (0.20[c])
孕妇（晚）	130	—	+30	4.0	0.60	0.25 (0.20[c])
乳母	160	—	+25	4.0	0.60	0.25 (0.20[c])

a: 未制定参考值者用 "—" 表示；b: %E 为占能量的百分比；c: DHA。

注：我国 2 岁以上儿童及成人膳食中来源于食品工业加工产生的反式脂肪酸的可耐受最高摄入量（UL）< 1%E。

附表 1-3 儿童、成人和孕妇乳母膳食矿物质推荐摄入量（RNI）或适宜摄入量（AI）

人群	钙 (mg/d) RNI	磷 (mg/d) RNI	钾 (mg/d) AI	钠 (mg/d) AI	镁 (mg/d) RNI	氯 (mg/d) AI	铁 (mg/d) RNI 男	铁 女	碘 (μg/d) RNI	锌 (mg/d) RNI 男	锌 女	硒 (μg/d) RNI	铜 (mg/d) RNI	氟 (mg/d) AI	铬 (μg/d) AI	锰 (mg/d) AI	钼 (μg/d) RNI
7 岁~	1000	470	1500	1200	220	1900	13	13	90	7.0	7.0	40	0.5	1.0	25	3.0	65
11 岁~	1200	640	1900	1400	300	2200	15	18	110	10	9.0	55	0.7	1.3	30	4.0	90
14 岁~	1000	710	2200	1600	320	2500	16	18	120	11.5	8.5	60	0.8	1.5	35	4.5	100
18 岁~	800	720	2000	1500	330	2300	12	20	120	12.5	7.5	60	0.8	1.5	30	4.5	100
50 岁~	1000	720	2000	1400	330	2200	12	12	120	12.5	7.5	60	0.8	1.5	30	4.5	100
65 岁~	1000	700	2000	1400	320	2200	12	12	120	12.5	7.5	60	0.8	1.5	30	4.5	100
80 岁~	1000	670	2000	1300	310	2000	12	12	120	12.5	7.5	60	0.8	1.5	30	4.5	100
孕妇 (早)	+0ᵇ	+0	+0	+0	+40	+0	—ᵃ	+0	+110	—	+2.0	+5	+0.1	+0	+1.0	+0.4	+10
孕妇 (中)	+200	+0	+0	+0	+40	+0	—	+4	+110	—	+2.0	+5	+0.1	+0	+4.0	+0.4	+10
孕妇 (晚)	+200	+0	+0	+0	+40	+0	—	+9	+110	—	+2.0	+5	+0.1	+0	+6.0	+0.4	+10
乳母	+200	+0	+400	+0	+0	+0	—	+4	+120	—	+4.5	+18	+0.6	+0	+7.0	+0.3	+3

a：未制定参考值者用"—"表示；b："+"表示在同龄人群参考值基础上额外增加量。

附表 1-4　儿童、成人、孕妇乳母膳食维生素推荐摄入量 (RNI) 或适宜摄入量 (AI)

人群	维生素 A (μg RAE/d) c		维生素 D (μg/d)	维生素 E (mgα TE/d) d	维生素 K (μg/d)	维生素 B1 (mg/d)		维生素 B2 (mg/d)		维生素 B6 (mg/d)	维生素 B12 (μg/d)	泛酸 (mg/d)	叶酸 (μg DFE/d) e	烟酸 (mg NE/d) f		胆碱 (mg/d)		生物素 (μg/d)	维生素 C (mg/d)
	RNI 男	女	RNI	AI	AI	RNI 男	女	RNI 男	女	RNI	RNI	AI	RNI	RNI 男	女	AI 男	女	AI	RNI
7 岁~	500	500	10	9	50	1.0	1.0	1.0	1.0	1.0	1.6	3.5	250	11	10	300	300	25	65
11 岁~	670	630	10	13	70	1.3	1.1	1.3	1.1	1.3	2.1	4.5	350	14	12	400	400	35	90
14 岁~	820	630	10	14	75	1.6	1.3	1.5	1.2	1.4	2.4	5.0	400	16	13	500	400	40	100
18 岁~	800	700	10	14	80	1.4	1.2	1.4	1.2	1.4	2.4	5.0	400	15	12	500	400	40	100
50 岁~	800	700	10	14	80	1.4	1.2	1.4	1.2	1.6	2.4	5.0	400	14	12	500	400	40	100
65 岁~	800	700	15	14	80	1.4	1.2	1.4	1.2	1.6	2.4	5.0	400	14	11	500	400	40	100
80 岁~	800	700	15	14	80	1.4	1.2	1.4	1.2	1.6	2.4	5.0	400	13	10	500	400	40	100
孕妇 (早)	—a	+0b	+0	+0	+0	—	+0	—	+0	+0.8	+0.5	+1.0	+200	—	+0	—	+20	+0	+0
孕妇 (中)	—	+70	+0	+0	+0	—	+0.2	—	+0.2	+0.8	+0.5	+1.0	+200	—	+0	—	+20	+0	+15
孕妇 (晚)	—	+70	+0	+0	+0	—	+0.3	—	+0.3	+0.8	+0.5	+1.0	+200	—	+0	—	+20	+0	+15
乳母	—	+600	+0	+3	+5	—	+0.3	—	+0.3	+0.3	+0.8	+2.0	+150	—	+3	—	+120	+10	+50

a: 未制定参考值者用 "—" 表示；b: "+" 表示在同龄人群参考值基础上额外增加量；c: 视黄醇活性当量 (RAE, μg) = 膳食或补充剂来源全反式视黄醇 (μg) + 1/2 补充剂纯品β-胡萝卜素 (μg) + 1/12膳食全反式β-胡萝卜素 (μg) + 1/24 其他膳食维生素 A 原类胡萝卜素 (μg)；d: α生育酚当量 (αTE)，膳食中总αTE 当量 (mg) = 1×α生育酚 (mg) + 0.5×β生育酚 (mg) + 0.1×γ生育酚 (mg) + 0.3×α三烯生育酚 (mg)；e: 膳食叶酸当量 (DFE, μg) = 天然食物来源叶酸 (μg) +1.7×合成叶酸 (μg)；f: 烟酸当量 (NE, mg) = 烟酸 (mg) + 1/60 色氨酸 (mg)。

附录二 常见身体活动强度和能量消耗表

活动项目		身体活动强度 /MET		能量消耗量 (kcal·标准体重$^{-1}$·10 min^{-1})	
		< 3 低强度；3 ~ 6 中强度；7 ~ 9 高强度；10 ~ 11 极高强度		男 (66 kg)	女 (56 kg)
家务活动	整理床铺，站立	低强度	2.0	22.0	18.7
	洗碗，熨烫衣物	低强度	2.3	25.3	21.5
	收拾餐桌，做饭或准备食物	低强度	2.5	27.5	23.3
	擦窗户	低强度	2.8	30.8	26.1
	手洗衣服	中强度	3.3	36.3	30.8
	扫地、扫院子、拖地板、吸尘	中强度	3.5	38.5	32.7
步行	慢速（3 km/h）	低强度	2.5	27.5	23.3
	中速（5 km/h）	中强度	3.5	38.5	32.7
	快速（5.5 ~ 6 km/h）	中强度	4.0	44.0	37.3
	很快（7 km/h）	中强度	4.5	49.5	42.0
	下楼	中强度	3.0	33.0	28.0
	上楼	高强度	8.0	88.0	74.7
	上下楼	中强度	4.5	49.5	42.0
跑步	走跑结合（慢跑成分不超过 10 min）	中强度	6.0	66.0	56.0
	慢跑，一般	高强度	7.0	77.0	65.3
	8 km/h，原地	高强度	8.0	88.0	74.7
	9 km/h	极高强度	10.0	110.0	93.3
	跑，上楼	极高强度	15.0	165.0	140.0
自行车	12 ~ 16 km/h	中强度	4.0	44.0	37.3
	16 ~ 19 km/h	中强度	6.0	66.0	56.0
球类	保龄球	中强度	3.0	33.0	28.0
	高尔夫球	中强度	5.0	55.0	47.0

附录三 我国儿童青少年体格发育标准

附表 3-1　6 ～ 18 岁男女学龄儿童青少年分年龄身高筛查生长迟缓界值范围

单位：cm

年龄（岁）	男生	女生
6.0 ～	≤ 106.3	≤ 105.7
6.5 ～	≤ 109.5	≤ 108.0
7.0 ～	≤ 111.3	≤ 110.2
7.5 ～	≤ 112.8	≤ 111.8
8.0 ～	≤ 115.4	≤ 114.5
8.5 ～	≤ 117.5	≤ 116.8
9.0 ～	≤ 120.6	≤ 119.5
9.5 ～	≤ 123.0	≤ 121.7
10.0 ～	≤ 125.2	≤ 123.9
10.5 ～	≤ 127.0	≤ 125.7
11.0 ～	≤ 129.1	≤ 128.6
11.5 ～	≤ 130.8	≤ 131.0
12.0 ～	≤ 133.1	≤ 133.6
12.5 ～	≤ 134.9	≤ 135.7
13.0 ～	≤ 136.9	≤ 138.8
13.5 ～	≤ 138.6	≤ 141.4
14.0 ～	≤ 141.9	≤ 142.9
14.5 ～	≤ 144.7	≤ 144.1
15.0 ～	≤ 149.6	≤ 145.4
15.5 ～	≤ 153.6	≤ 146.5
16.0	≤ 155.1	≤ 146.8
16.5 ～	≤ 156.4	≤ 147.0
17.0 ～	≤ 156.8	≤ 147.3
17.5 ～ 18.0	≤ 157.1	≤ 147.5

资料来源：《学龄儿童青少年营养不良筛查》（WS/T456-2014）。

附表 3-2　6 ～ 18 岁男女学龄儿童青少年分年龄 BMI 筛查消瘦界值范围

单位：kg/m²

年龄（岁）	男生		女生	
	中重度消瘦	轻度消瘦	中重度消瘦	轻度消瘦
6.0 ~	≤ 13.2	13.3 ~ 13.4	≤ 12.8	12.9 ~ 13.1
6.5 ~	≤ 13.4	13.5 ~ 13.8	≤ 12.9	13.0 ~ 13.3
7.0 ~	≤ 13.5	13.6 ~ 13.9	≤ 13.0	13.1 ~ 13.4
7.5 ~	≤ 13.5	13.6 ~ 13.9	≤ 13.0	13.1 ~ 13.5
8.0 ~	≤ 13.6	13.7 ~ 14.0	≤ 13.1	13.2 ~ 13.6
8.5 ~	≤ 13.6	13.7 ~ 14.0	≤ 13.1	13.2 ~ 13.7
9.0 ~	≤ 13.7	13.8 ~ 14.1	≤ 13.2	13.3 ~ 13.8
9.5 ~	≤ 13.8	13.9 ~ 14.2	≤ 13.2	13.3 ~ 13.9
10.0 ~	≤ 13.9	14.0 ~ 14.4	≤ 13.3	13.4 ~ 14.0
10.5 ~	≤ 14.0	14.1 ~ 14.6	≤ 13.4	13.5 ~ 14.1
11.0 ~	≤ 14.2	14.3 ~ 14.9	≤ 13.7	13.8 ~ 14.3
11.5 ~	≤ 14.3	14.4 ~ 15.1	≤ 13.9	14.0 ~ 14.5
12.0 ~	≤ 14.4	14.5 ~ 15.4	≤ 14.1	14.2 ~ 14.7
12.5 ~	≤ 14.5	14.6 ~ 15.6	≤ 14.3	14.4 ~ 14.9
13.0 ~	≤ 14.8	14.9 ~ 15.9	≤ 14.6	14.7 ~ 15.3
13.5 ~	≤ 1.5.0	15.1 ~ 16.1	≤ 14.9	15.0 ~ 15.6
14.0 ~	≤ 15.3	15.4 ~ 16.4	≤ 15.3	15.4 ~ 16.0
14.5 ~	≤ 15.5	15.6 ~ 16.7	≤ 15.7	15.8 ~ 16.3
15.0 ~	≤ 15.8	15.9 ~ 16.9	≤ 16.0	16.1 ~ 16.6
15.5 ~	≤ 16.0	16.1 ~ 17.0	≤ 16.2	16.3 ~ 16.8
16.0 ~	≤ 16.2	16.3 ~ 17.3	≤ 16.4	16.5 ~ 17.0
16.5 ~	≤ 16.4	16.5 ~ 17.5	≤ 16.5	16.6 ~ 17.1
17.0 ~	≤ 16.6	16.7 ~ 17.7	≤ 16.6	16.7 ~ 17.2
17.5 ~ 18.0	≤ 16.8	16.9 ~ 17.9	≤ 16.7	16.8 ~ 17.3

资料来源：《学龄儿童青少年营养不良筛查》（WS/T456-2014）。

附录四　雌激素的自我检测

请回答下面 20 个问题，如果有此类情况，则记录相应分数，如没有，则不得分。

1. 睡眠不好，质量差？（4分）

2. 感觉自己开始变老？（4分）

3. 体力和耐力不如从前，容易疲劳？（6分）

4. 性欲减退？（4分）

5. 记忆力衰退？（6分）

6. 身体某部位常有疼痛，颈椎、腰椎出现问题？（4分）

7. 面部松弛有皱纹，晦暗起斑？（6分）

8. 血压不正常？（4分）

9. 伤口愈合慢？（4分）

10. 血糖低，食欲亢奋，有强烈饥饿感？（4分）

11. 免疫力降低，经常感冒？（4分）

12. 夜间潮热、出汗？（6分）

13. 经常烦躁，情绪不稳定？（4分）

14. 每次月经来临都有不适感，如痛经、月经不规则等？（6分）

15. 体态臃肿，小肚腩出现？（6分）

16. 经常头痛、头晕？（4分）

17. 行动时易骨折，有驼背、身高变矮的现象发生？（6分）

18. 绝经，月经量少？（6分）

19. 阴道干燥松弛，性交疼痛？（6分）

20. 乳房下垂？（6分）

如果你的得分在 20 分以下，表明你的雌激素正常；20 ~ 40 分，表明你轻度缺乏雌激素；40 ~ 60 分，表明你缺乏雌激素；60 ~ 80 分，表明你已严重缺乏雌激素；80 ~ 100 分，表明你已极度缺乏雌激素。

附录五　骨质疏松症高危人群的自我检测

提示：高危人群应当尽早到正规医院进行骨质疏松检测，做到早诊断、早预防、早治疗。

以下问题可以帮助进行骨质疏松症高危情况的自我检测，任意一项回答为"是"者，则为高危人群，应当到骨质疏松专科门诊就诊。

1. 您是否曾经因为轻微的碰撞或者跌倒伤到自己的骨骼？

2. 您连续 3 个月以上服用激素类药品吗？

3. 您的身高是否比年轻时降低了 3 厘米？

4. 您经常过度饮酒吗？（每天饮酒 2 次，或一周中只有 1 ~ 2 天不饮酒）

5. 您每天吸烟超过 20 支吗？

6. 您经常腹泻吗？（由于腹腔疾病或者肠炎而引起）

7. 父母有没有轻微碰撞或跌倒就会发生髋部骨折的情况？

8. 女士请回答：您是否在 45 岁之前就绝经了？

9. 您是否曾经有过连续 12 个月以上没有月经（除了怀孕期间）？

10. 男士请回答：您是否患有阳痿或者缺乏性欲？

提示：高龄、低体重女性尤其需要注意骨质疏松症，医生常用"瘦小老太太"来形容这类高危人群。此外，缺乏运动、缺乏光照对年轻人来讲同样是造成骨质疏松症的危险因素。

附录六　衰弱评估自我检查

序号	检测项目	男性	女性
1	体重下降	过去 1 年中，意外出现体重过下降 > 4.5 kg 或体重下降 > 5%	
2	行走时间 (4.57 m)	身高 ≤ 173 cm：≥ 7 s	身高 ≤ 159 cm：> 7 s
		身高 < 173 cm：≥ 6 s	身高 > 159 cm：≥ 6 s
3	握力 (kg)	BMI ≤ 24.0 kg/m²：≤ 29	BMI < 23.0 kg/m²：≤ 17
		BMI 24.1 ~ 26.0 kg/m²：≤ 30	BMI 23.1 ~ 26.0 kg/m²：≤ 17.3
		BMI 26.1 ~ 28.0 kg/m²：≤ 30	BMI 26.1 ~ 29.0 kg/m²：≤ 18
		BMI > 28.0 kg/m²：≤ 32	BMI > 29.0 kg/m²：≤ 21
4	体力活动 (MLTA)	383 kcal/w（约散步 2.5 h）	< 270 kcal/w（约散步 2.0 h）
5	疲乏	CES-D 的任一问题得分 2 ~ 3 分。 您过去的 1 周内以下现象发生了几天？ （1）我感觉我做每一件事都需要经过努力； （2）我不能向前行走。 0 分：< 1 d；1 分：1 ~ 2 d； 2 分：3 ~ 4 d；3 分：> 4 d	

注：① BMI：体重指数；② MLTA：明尼苏达州休闲时间体力活动问卷；③ CES-D：流行病学调查用抑郁自评量表；④散步 60 min 约消耗 150 千卡能量。

评分标准：具备表中 5 条中 3 条及以上被诊断为衰弱综合征；不足 3 条为衰弱前期；0 条为无衰弱健康老人。

附录七 睡眠状态自我检查

下面一些问题是源于您最近1个月的睡眠状况，请选择或填写最符合您近1个月实际情况的答案。

条目	项目	评分			
		0分	1分	2分	3分
1	近1个月，晚上上床睡觉通常在（ ）点钟（24小时制）				
2	近1个月，从上床到入睡通常需要（ ）分钟	□0~15分钟	□16~30分钟	□31~60分钟	□大于60分钟
3	近1个月，通常早上（ ）点起床				
4	近1个月，每夜通常实际睡眠（ ）小时（不等于卧床时间）				
5	近1个月，因下列情况影响睡眠而烦恼				
	a. 入睡困难（30分钟内不能入睡）	□无	□<1次/周	□1~2次/周	□≥3次/周
	b. 夜间易醒或早醒	□无	□<1次/周	□1~2次/周	□≥3次/周
	c. 夜间上厕所	□无	□<1次/周	□1~2次/周	□≥3次/周
	d. 出现呼吸不畅	□无	□<1次/周	□1~2次/周	□≥3次/周
	e. 咳嗽或鼾声高	□无	□<1次/周	□1~2次/周	□≥3次/周
	f. 感觉冷	□无	□<1次/周	□1~2次/周	□≥3次/周
	g. 感觉热	□无	□<1次/周	□1~2次/周	□≥3次/周
	h. 做噩梦	□无	□<1次/周	□1~2次/周	□≥3次/周
	i. 疼痛不适	□无	□<1次/周	□1~2次/周	□≥3次/周
	j. 其他影响睡眠的事情，如果有，请说明：	□无	□<1次/周	□1~2次/周	□≥3次/周
6	近1个月，总的来说，您认为自己的睡眠质量	□很好	□较好	□较差	□很差
7	近1个月，您用药物催眠的情况	□无	□<1次/周	□1~2次/周	□≥3次/周
8	近1个月，您常感到困倦吗？	□没有	□偶尔有	□有时有	□经常有
9	近1个月，您做事情的精力不足吗				

附录八 肌少症的自我检查

[又名简易五项评分问卷（SARC-F）]

序号	检测项目	询问方式
①	S（Strength）：力量	搬运10磅（约10斤或5千克）重物是否困难？ 无困难记0分，偶尔有困难记1分，经常或完全搬不动记2分
②	A（Assistance in walking）：辅助行走	步行走过房间是否有困难？ 无困难记0分，偶尔有困难记1分，经常或完全不能记2分
③	R（Rise from a chair）起身	从床上或椅子上起身是否困难？ 无困难记0分，偶尔有困难记1分，经常或完全不能记2分
④	C（Climb stairs）爬楼梯	爬10层楼梯是否有困难？ 无困难记0分，偶尔有困难记1分，经常或完全不能记2分
⑤	F（Falls）跌倒	过去一年里跌倒多少次？ 从没跌倒记0分，跌倒1～3次记1分，跌倒≥4次记2分

注：本表包含5项评估内容，每项0～2分，总分范围为0～10分。
分数越高则肌少症的风险越高。总分≥4分为筛查阳性。

附录九　吞咽障碍简易筛查量表

问题	选项
1. 有发热吗？	A. 经常　B. 偶尔　C. 无
2. 有曾经诊断为肺炎吗？	A. 经常　B. 偶尔　C. 无
3. 体重有减轻吗？	A. 经常　B. 偶尔　C. 无
4. 觉得胸闷吗？	A. 经常　B. 偶尔　C. 无
5. 与以前相比，有难以下咽吗？	A. 经常　B. 偶尔　C. 无
6. 吃硬食物自觉有困难吗？	A. 经常　B. 偶尔　C. 无
7. 有反复吐口水吗？	A. 经常　B. 偶尔　C. 无
8. 进食时有哽噎感吗？	A. 经常　B. 偶尔　C. 无
9. 进食有呛咳吗？	A. 经常　B. 偶尔　C. 无
10. 喝水有呛咳吗？	A. 经常　B. 偶尔　C. 无
11. 不进食时有呛咳吗？	A. 经常　B. 偶尔　C. 无
12. 有食物从口中溢出吗？	A. 经常　B. 偶尔　C. 无
13. 进食时有呼吸困难吗？	A. 经常　B. 偶尔　C. 无
14. 餐后口腔内有残留物吗？	A. 经常　B. 偶尔　C. 无
15. 餐后说话声音有改变吗？	A. 经常　B. 偶尔　C. 无
16. 进食后有呕吐、反流吗？	A. 经常　B. 偶尔　C. 无
17. 有如下诊断吗？	脑卒中（尤其脑干部位）、脑外伤、痴呆、运动神经元病、重症肌无力、脑性瘫痪、吉兰-巴雷综合征、C_5以上脊髓损伤、帕金森病、口腔/咽喉/食管等肿瘤及喉部创伤、口腔/咽喉/食管/颈椎等手术后气管切开及使用呼吸机

注：以上若任何一项为 A 及多个 B 选项，即为高风险摄食 - 吞咽障碍患者，需要进一步进行诊断检查。

附录十 微型营养评定简表（MNA-SF）

1. 过去 3 个月内，是否因为食欲不振、消化问题、咀嚼或吞咽困难而减少食量？

☐ 0 分 = 食量严重减少
☐ 1 分 = 食量中度减少
☐ 2 分 = 食量没有改变

2. 过去 3 个月内体重下降情况

☐ 0 分 = 体重下降＞3 kg
☐ 1 分 = 不知道
☐ 2 分 = 体重下降 1～2 kg
☐ 3 分 = 体重没有下降

3. 活动能力？

☐ 0 分 = 需长期卧床或坐轮椅
☐ 1 分 = 可以下床或离开轮椅，但不能外出
☐ 2 分 = 可以外出

4. 过去 3 个月内，患者是否受到心理创伤或患上急性疾病？

☐ 0 分 = 是
☐ 2 分 = 否

5. 精神心理问题？

☐ 0 分 = 严重智力减退或抑郁
☐ 1 分 = 轻度智力减退
☐ 2 分 = 无问题

6. 体质指数（BMI）（kg/m²） BMI= 体重（kg）/ 身高 ²（m²）

☐ 0 分 =BMI＜19
☐ 1 分 =19≤BMI＜21
☐ 2 分 =21≤BMI＜23
☐ 3 分 =BMI≥23

7. 如果无法得到体质指数，用小腿围（CC）代替小腿围，由皮尺测定腓肠肌中点周径获得

☐ 0 分 =CC＜31cm
☐ 3 分 =CC≥31cm

总评分：_____分　　　　　结论：
☐正常营养状态（12～14 分）
☐营养不良风险（8～11 分）
☐营养不良（0～7 分）

附录十一 患者参与的主观整体评估表

（patient-generated subjective global assessment，PG-SGA）

附表 11-1 体重丢失的评分

评分使用过去 1 月内的体重数据，若无此数据则使用 6 个月内的体重数据。使用以下分数积分，若过去 2 周内有体重丢失则额外增加 1 分。

1 月内体重丢失	分数	6 月内体重丢失
10% 或更大	4	20% 或更大
5 ~ 9.9%	3	10 ~ 19.9%
3 ~ 4.9%	2	6 ~ 9.9%
2 ~ 2.9%	1	2 ~ 5.9%
0 ~ 1.9%	0	0 ~ 1.9%

附表 11-2 疾病和年龄的评分标准

分类	分数
癌症	1
艾滋病	1
肺性或心脏性恶病质	1
压疮、开放性伤口或瘘	1
创伤	1
年龄 ≥ 65 岁	1

附表 11-3 代谢应激状态的评分

应激状态	无（0）	轻度（1）	中度（2）	高度（3）
发热	无	37.2 ~ 38.3 ℃	38.3 ~ 38.8 ℃	≥ 38.8 ℃
发热持续时间	无	< 72 h	72 h	>72 h
糖皮质激素用量（泼尼松 /d）	无	< 10 mg	10 ~ 30 mg	≥ 30 mg

附表 11-4　体格检查

	无消耗：0	轻度消耗：1+	中度消耗：2+	重度消耗：3+
脂肪				
眼窝脂肪垫	0	1+	2+	3+
三头肌皮褶厚度	0	1+	2+	3+
肋下脂肪	0	1+	2+	3+
肌肉				
颞肌	0	1+	2+	3+
肩背部	0	1+	2+	3+
胸腹部	0	1+	2+	3+
四肢	0	1+	2+	3+
体液				
踝部水肿	0	1+	2+	3+
骶部水肿	0	1+	2+	3+
腹水	0	1+	2+	3+
总体消耗的主观评估	0	1	2	3

附表 11-5　PG-SGA 整体评估分级（定性评价）

类别	A 级 营养良好	B 级 中度或可疑营养不良	C 级 严重营养不良
体重	无丢失或近期增加	1 个月内丢失 > 5%（或 6 个月内丢失 > 10%）或不稳定或不增加	1 个月内 >5%（或 6 个月 >10%）或不稳定或不增加
营养摄入	无不足或近期明显改善	明确的摄入减少	严重摄入不足
营养相关的症状	无或近期明显改善摄入充分	存在营养相关的症状 → Box 3	存在营养相关的症状 → Box 3
功能	无不足或近期明显改善	中度功能减退或近期加重→Box 4	严重功能减退或近期明显加重→ Box 4
体格检查	无消耗或慢性消耗但近期有临床改善	轻至中度皮下脂肪和肌肉消耗	明显营养不良体征，如严重的皮下组织消耗、水肿

附表 11-6　PG-SGA 病史问卷表

PG-SGA 设计中的 Box 1 ～ Box 4 由病人来完成，其中 Box 1 和 Box 3 的积分为每项得分的累加，Box 2 和 Box 4 的积分基于病人核查所得的最高分。

1.体重（见附表 11-1）

我现在的体重是_____公斤

我的身高是_____米

1 个月前我的体重是_____公斤

6 个月前我的体重是_____公斤

最近 2 周内我的体重：

□ 下降（1）　□ 无改变（0）

□ 增加（0）

Box 1 评分：_____

2.膳食摄入（饭量）

与我的正常饮食相比，上个月的饭量：

□ 无改变（0）

□ 大于平常（0）

□ 小于平常（1）

我现在进食：

□ 普食但少于正常饭量（1）

□ 固体食物很少（2）

□ 流食（3）

□ 仅为营养添加剂（4）

□ 各种食物都很少（5）

□ 仅依赖管饲或静脉营养（6）

Box 2 评分：_____

3.症状

最近 2 周我存在以下问题影响我的饭量：

□ 没有饮食问题（0）

□ 无食欲，不想吃饭（3）

□ 恶心（1）　□ 呕吐（3）

□ 便秘（1）　□ 腹泻（3）

□ 口腔疼痛（2）　□ 口腔干燥（1）

□ 味觉异常或无（1）　□ 食物气味干扰（1）

□ 吞咽障碍（2）　□ 早饱（1）

□ 疼痛（3）部位：

□ 其他（1）

如：情绪低落，金钱或牙齿问题

Box 3 评分：_____

4.活动和功能

上个月我的总体活动情况是：

□ 正常，无限制（0）

□ 与平常相比稍差，但尚能正常活动（1）

□ 多数事情不能胜任，但卧床或坐着的时间不超过 12 小时（2）

□ 活动很少，一天多数时间卧床或坐着（3）

□ 卧床不起，很少下床（3）

Box 4 评分：_____

Box 1 ～ Box4 的合计评分（A）：____

5. **疾病及其与营养需求的关系**（见附表 11-2）

   所有相关诊断（详细说明）：

   原发疾病分期：Ⅰ Ⅱ Ⅲ Ⅳ 其他

   年龄

   评分（B）：＿＿＿＿＿＿

6. **代谢需要量**（见附表 11-3）

   评分（C）：＿＿＿＿＿＿

7. **体格检查**（见附表 11-4）

   评分（D）：＿＿＿＿＿＿

总体评量（定性评价）（见附表 11-5）

A 级　营养良好

B 级　中度或可疑营养不良

C 级　严重营养不良

PG-SGA 总评分（定量评价）

评分 $A+B+C+D$

病人姓名：　　年龄：　　住院号：　　临床医生签名：　　记录日期：

营养支持的推荐方案

根据 PG-SGA 总评分确定相应的营养干预措施，其中包括对病人及家属的教育指导、针对症状的治疗手段如药物干预、恰当的营养支持。

0 ~ 1　此时无需干预，常规定期进行营养状况评分

2 ~ 3　由营养师、护士或临床医生对病人及家属的教育指导，并针对症状和实验室检查进行恰当的药物干预

4 ~ 8　需要营养干预及针对症状的治疗

≥ 9　迫切需要改善症状的治疗和恰当的营养支持

附录十二　常见食物、营养素与药物的相互作用表

食物 / 营养素	药物	潜在的相互作用
西柚汁	他汀类药物、胺碘酮、环孢素、卡马西平、西罗莫司、钙通道阻滞剂（氨氯地平、非洛地平等）	增加药物的生物学效应
含酪胺的食物（放置较长时间的乳酪、腌制较长时间的肉类）	单胺氧化酶抑制剂（苯乙肼，司来吉兰）	与单胺氧化酶抑制剂相互作用，可导致高血压危象
富含维生素 K 的食物（豆芽、菠菜、甘蓝、白菜）	华法林	凝血酶原国际标准化值水平降低
叶酸	苯妥英钠、考来烯胺*	降低叶酸浓度
盐	锂	增加盐的摄入量可降低锂水平，减少盐的摄入量可增加锂水平
钠	卡马西平、噻嗪类利尿剂、果糖	改变钠的平衡
钾	利尿剂、糖皮质激素、胰岛素、甲氧苄啶、肝素、两性霉素 B、抗假单胞菌青霉素、β_2 受体激动剂	改变钾的平衡
磷	抗酸剂、硫糖铝	低磷血症
镁	利尿剂、两性霉素 B、环孢素、氨基糖苷类	低镁血症
钙	膦甲酸钠、考来烯胺*	低钙血症
葡萄糖	蛋白酶抑制剂、皮质类激素	高血糖
维生素 D	苯妥英钠、苯巴比妥	降低维生素 D 浓度
维生素 B_{12}	质子泵抑制剂	减少维生素 B_{12} 吸收
吡哆醇	异烟肼	诱导吡哆醇的缺乏
钙或含钙食物	四环素	降低四环素吸收

食物 / 营养素	药物	潜在的相互作用
酒精	甲硝唑	恶心、呕吐、心悸、头痛、脸红
任何食物	双膦酸盐	降低药物吸收和生物学效应
高脂肪餐	茶碱	升高茶碱水平
高碳水化合物膳食	茶碱	降低茶碱水平
维生素 E	华法林	高剂量（＞ 400 IU，可以增加国际标准化比值和增加出血风险）

注：*考来烯胺可降低多种维生素和药物的吸收。